一起研讀字裡藏醫的《黃帝內經》

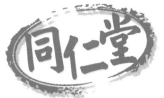

同仁堂 樂覺心 教你的無齡養生法。

Teaching you to stay young forever

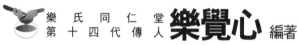

樂氏同仁堂第十四代傳人 **樂覺心** 編著

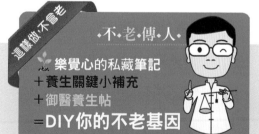

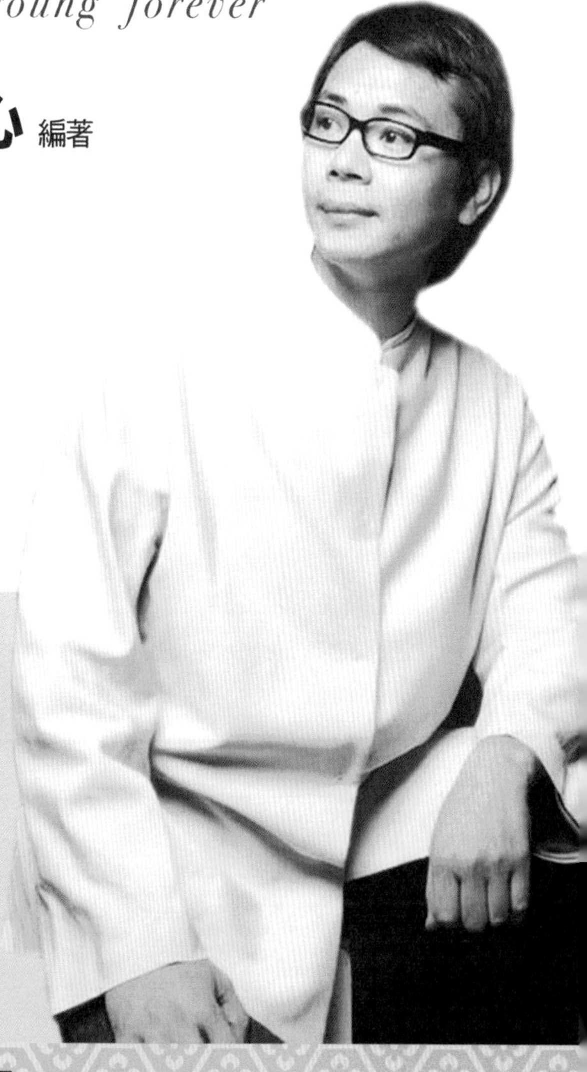

這樣做，不會老

·不·老·傳·人·

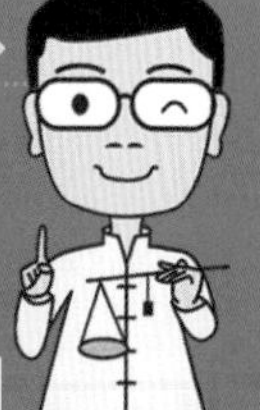

樂覺心的私藏筆記
＋養生關鍵小補充
＋御醫養生帖
＝DIY你的不老基因

自然的回春祕方

無齡的養生智慧

隱藏的長生密碼

御用的宮廷漢方

傾力推薦 台灣中醫皮膚科醫學會理事長 **賴鎮源**

【推薦序】

御醫傳人都在用的長生祕方

《黃帝內經》一直是炎黃子孫尋求健康、養生祛病的寶典，而近幾年來，市面上也出現越來越多針對這本醫學經典加以註解的書籍，但是卻很少看到提供運用此書具體方法的相關叢書。本書作者樂覺心先生將其對《黃帝內經》的研習心得，詳細寫出，希望讀者能夠從中找到適合自己的養生方法。

第一次看到樂覺心先生，認為他的年齡只有三十歲出頭，殊不知他已經年近半百了。當我讀完本書後，才知道作者長年實行《黃帝內經》裡的回春祕方，並且搭配「樂氏同仁堂祖傳漢方」，難怪從作者的外貌，無法看出真實的年紀。

此外，書中的設計極具巧思，內文加上【養生關鍵小補充】和【御醫養生帖】，讓讀者能夠增進長生智慧，而每一節的最後都會附上【樂覺心的私藏筆記】，為讀者解析每一節的重點，真的是一本相當實用且完善的保養祕笈，故在此推薦本書給全天下的讀者。

台灣中醫皮膚科醫學會理事長
賴鎮源

【作者序】

字裡藏醫的《黃帝內經》

近年來，隨著環境汙染的加劇，工作節奏的緊湊，以及生活水平的提升，現代人越來越重視養生觀念，因此，養生相關的書籍如雨後春筍般出現在市面上，其中最多的就是解說《黃帝內經》等健康叢書。本書將以不同於他人的解說方式，搭配老祖宗的養生之道——順應陰陽與天時，讓所有讀者都能從「一般人」轉變為「真人」。

《黃帝內經》是中國第一部中醫理論經典；第一部養生寶典；甚至是第一部生命百科全書。幾千年來，一直都是尋求健康、養生的寶典。《黃帝內經》由《素問》和《靈樞》構成，文字洗鍊、博大精深，可以說是養生祛病的智慧大全。

《黃帝內經》的核心思想不僅是教人如何自癒，更重要的是指導人們該如何防患於未然。其彙集了先秦諸子百家的養生之道、醫療之術、長壽之訣，並且運用生

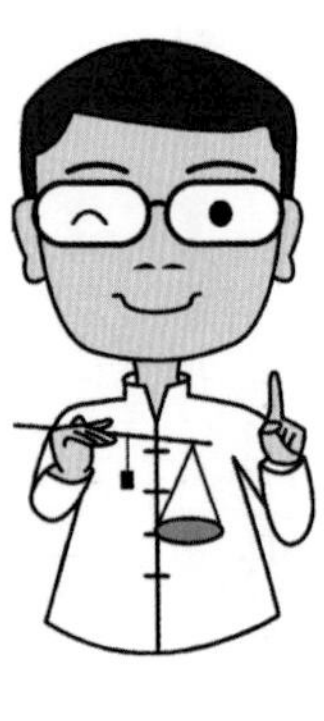

命科學、道家養生、天人合一、中國傳統文化的理論，以及解說對於人體疾病的診斷與治療，同時也確立了中醫學說獨特的理論體系，成為中國醫藥學發展的理論基礎與瑰寶。

有鑑於此，筆者特別列出：如何在不同的時辰與季節養生、陰陽五種人的識別與治法、順應自然界的陰陽變化並配合飲食及生活起居、十二經絡的病變與治療，讓第一次讀《黃帝內經》的讀者能夠立刻上手。

雖然《黃帝內經》聽起來似乎很困難，但是全文介紹的每一種方法，都是源自於《黃帝內經》的本意，此外，筆者在每一節的最後都會整理出【樂覺心的私藏筆記】並且搭配【養生關鍵小補充】，讓難讀的文言文，也能一讀就通。

筆者身為樂氏同仁堂第十四代嫡傳，就我所知，祖先們一直恪守著「選用道地藥材，精工炮製，療效顯著」的製藥品質，也秉持著以「治癒疾病為目的，絕不拿粗製濫造的劣質藥品害人」為其宗旨。在本書第七章，筆者特地從「樂氏同仁堂祖傳祕方」裡，精選出十四道適合普遍大眾身體狀況的精華漢方，讓讀者在日常飲食中，能夠有效調理體質。希望讀者能藉由本書尋得健康及長壽的真義。

樂覚心

E N T S

目錄

C O N T

第三章 陰陽調和為養生綱領。

第四章 五行是人體的盛衰規律。

第五章 臟腑氣血的養生關鍵。

E N T S

CONT

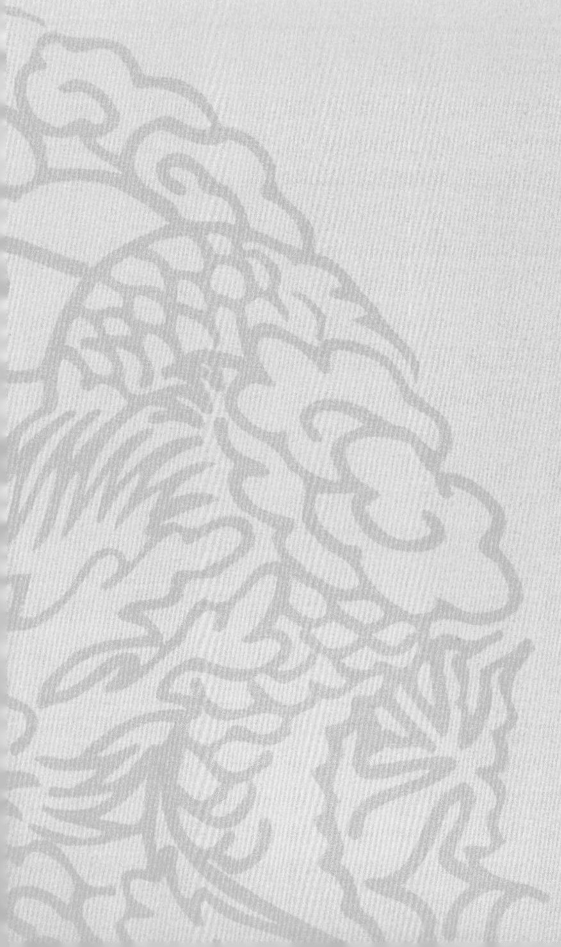

第一章

CHAPTER 1
《黃帝內經》的養生智慧

《黃帝內經》所蘊藏的智慧博大精深，不僅關注天地自然，甚至將之對應到人體的保健養生中。中醫養生講究「天人合一」，而且必須順天時、承地理，與《黃帝內經》的養生觀不謀而合，若能了解其中的道理，就能以自然之道，養長壽之身。

Chapter 1

第一節 反璞歸眞，養生王道

黃帝問岐伯：「聽說遠古時代的人們多能活過百歲，動作仍然靈活而不顯衰老，但是現代人通常年齡半百就顯露出衰老跡象。古代和現代人的健康與壽命差別，是由於時代和環境所導致的？還是因為現代人不善養生的緣故呢？」

岐伯回答：「由於古代人懂得養生之道，能按照天地間陰陽變化的規律來調整自身變化，也懂得使用正確的調理方法，飲食有節、生活規律、不過度懶散與勞累，使精神與形體相互協調，達到均衡狀態，所以他們多半身體健康，一百歲以後才去世的人比比皆是。不過，現在的人習慣貪杯，飲酒作樂，生活毫無規律，甚至酒後行房，縱欲過度而耗竭精氣，把體內的真氣用盡。只貪圖一時的快活而使作息紊亂，不知節制，不了解保持精氣盈滿的重要性，所以活到五十歲左右，人就顯得衰老、體虛。」

註：岐伯，為人名，相傳為黃帝之臣，精通醫道，黃帝曾與之論醫，更相問答，其語備載於內經。

想要的太多，體內累積過多負面能量

岐伯認為當時的人們精神與形體快速老化的原因，皆來自於縱欲過度及違背陰陽規律。就像商紂王「以酒為池、懸肉為林」，荒淫無道，過度沉迷酒色而神魂顛倒，終因荒廢國事招致「武王伐紂」，殷商走向滅亡。對比當時，現代人縱欲程度與紊亂作息有過之而無不及，例如：熬夜、抽菸、長時間上網、嗜吹冷氣而缺乏運動等，都將降低免疫力，使身體容易受到病毒侵襲，衰老速度將更迅速。

前面所談到的「欲」，不僅是「色慾」，還包括了「物欲」及「口腹之欲」等。由於現代人的欲望太多，加上生活環境的改善、社會風氣的改變，許多人總是過度操勞自己的身體，努力加班、拚命應酬、暴飲暴食或飲食過於精緻、情慾太盛等，導致未老先衰，體虛色衰，身體老化年齡超過實際年齡，衍生而來的病痛、焦慮、失眠等問題，便成為另一股殘害身心的負面能量。

◆「文明病」的產生

各種「文明病」的產生，如高血壓、糖尿病、視力病變、癌症等，多是飲食失調及作息不正常所致。《黃帝內經》裡，將十二時辰與生理時鐘相互對照，所以，每個時辰都會對應一條經脈，每條經脈又有相應的臟腑。

由於各經脈與臟腑運行的時辰不同，人體自然會調節適當的作息以順應五行。例如：子時是一天中最黑暗的時段，由「膽經」當令，此時陰氣最盛，而陰主「安靜」，睡眠是最「安靜」的方式，因此中醫才會有「二十三點以前必就寢」的說法，此外，《黃帝內經》又說：「凡十一臟皆取於膽。」意即所有臟器功能的發揮，皆須仰賴膽的陰氣作為基礎，故子時入睡又有藏陰之效，且能為隔日儲備精力，換言之，若因加班、熬夜而錯過子時的睡眠時段，隔日將會疲勞、頭昏腦脹。又如未時為「小腸經」當令，小腸的功能在於吸收脾胃消化過後的食物養分，所以未時（十三點至十五點）之前盡量將午餐食用完畢，才可以讓小腸發揮最大的吸收效能，這就

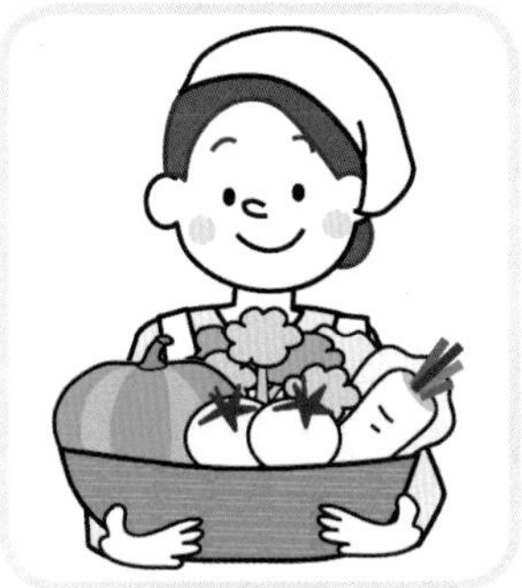

是為什麼人們習慣在中午十二點吃午餐的原因。因為不同的時辰就該搭配相對應的作息，才能使氣血順暢、臟腑健康。

《黃帝內經》裡蘊藏的智慧博大精深，不僅關注天地自然，甚至將之對應到人體的保健養生當中。中醫講究「天人合一」，主張養生必須順天時、承地理，與《黃帝內經》的養生觀不謀而合，由此可知，只要能夠了解《黃帝內經》的道理，就能以自然之道，養長壽之身。

《黃帝內經》認為，患病的主因在於不遵循「法於陰陽，和於術數」的道理，特別強調養生、養心的重要性及「食補重於藥補」的概念，強調精與氣調和，便能身心健康。此外，藥方也是毒方，只能解一時之困，消解陰陽失調等問題，如果需要調養身體還是應該回歸自然之道——飲食調養，而非藥物調理。因此，一般人應該在沒有生病的時候先保養、鍛鍊身體，提高抵抗力與免疫力，才能杜絕各類疾病的侵襲。《黃帝內經》提到：「四時陰陽者，萬物之根本也，所以聖人春夏養陽，秋冬養陰，以從其根。」由此可見，老祖先們早就懂得順應四時節氣，師法自然的養生之道。

十二時辰養生法

時辰	時間	經脈	作息
卯時	05:00~07:00	大腸經	排便、吸收水分
辰時	07:00~09:00	胃經	早餐、消化營養
巳時	09:00~11:00	脾經	運送養分
午時	11:00~13:00	心經	午餐、午休靜心
未時	13:00~15:00	小腸經	吸收養分
申時	15:00~17:00	膀胱經	學習、排尿
酉時	17:00~19:00	腎經	稍事休息、補腎固精
戌時	19:00~21:00	心包經	修練心性、保持愉悅
亥時	21:00~23:00	三焦經	享受性愛、準備就寢
子時	23:00~01:00	膽經	睡覺、養陰氣
丑時	01:00~03:00	肝經	睡覺、養肝血
寅時	03:00~05:00	肺經	熟睡、養肺氣

養生關鍵 小補充

何謂「候、氣、時、歲」

《黃帝內經》中，相當重視養氣與調神，養生原則首重順應四時變化，著重與四時有關的「氣」，而「氣」就是岐伯所說的「五日為之候，三候謂之氣，六氣謂之時，四時謂之歲」。前文所指的「候」是天地間自然的轉換，這種轉換多半五天出現一次；「氣」則是指節氣，就是中國人說的二十四節氣；「時」則是四時，春、夏、秋、冬；「歲」即為年，四時謂之年。

無欲則剛，身心均衡就健康

除了順應經脈運行的時辰調整作息外，最重要的養生王道，就是「降低欲望」。古代聖人認為，凡人要避開自然界各種致病因素的侵襲，在思想上，必須保持清心寡慾，如此一來，人體的真氣才

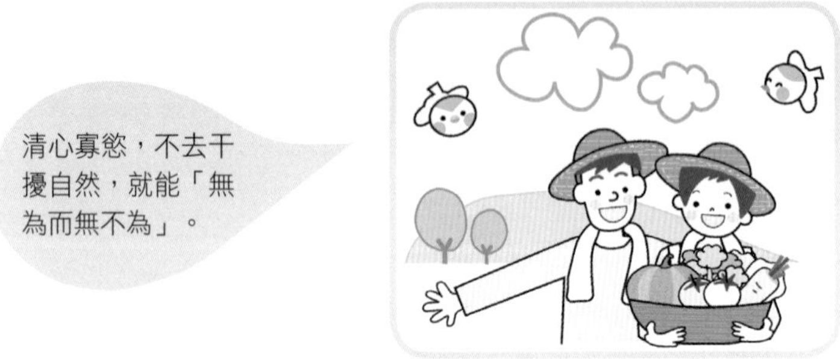

能正常運行，讓精、氣、神固守於體內，才能百病不生。這與道家所說的「清靜無為」不謀而合，關於欲望，老子提出「知足」，他說：「罪莫大於可欲，禍莫大於不知足，咎莫大於欲得。故知足之足，常足矣。」意思是說，罪過莫大於膨脹欲望，禍害莫大於不知道滿足，而最大的風險就是縱欲，因為，只有知足才能換得心理平衡，並且得到永遠的富足。其實，老子並不是要求人們摒除一切欲望，而是應該有所節制，分辨何為「必要」、何為「需要」，學習「捨需要而就必要」，將能體會「知足常樂」的道理。

關於養生，老子亦主張「清靜無為」，意即萬事萬物的運行皆與天有所對應，不可違逆，順天應人，清心寡慾，不去干擾自然，就能「無為而無不為」。古代人多能志意安閒而少嗜欲，心情安逸而少干擾，適度的身體勞動而不覺困倦，正所謂「無欲則剛」，因為欲望少，反而能夠達成各種願望，心靈也能獲得更大的滿足。

◆順應時序，降低口腹之欲

關於節制欲望，在飲食上盡量以當地、當令蔬果作物為主，不

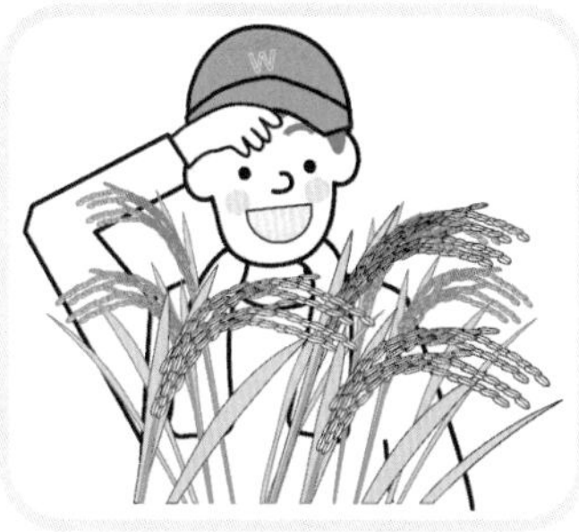

作過分的希冀，像是唐玄宗因為楊貴妃喜歡吃荔枝，而命人將荔枝由南海送至長安，就是為了口腹之欲，而違背自然的錯誤示範。

◆不同季節搭配不同養生食物

養生首重順應自然與時序，不同季節盛產及熟成的食物皆有差別，而氣候變化也會影響人體臟器運行，因此春、夏、秋、冬四時飲食亦有所不同，應該以當令食材為主，並且配合身體臟腑的盈虛來調養生息，例如：

★春季吃五穀雜糧類食物

春季萬物欣欣向榮，而種子都是春天開始發芽，這時的雜糧類食物多為前一年的種子，且具生發之氣，因此，春季可吃五穀雜糧類食物，例如：糯米、燕麥、豆芽等，這些食物可以補益人體生發之機，增進精神與活動力。

★夏季吃羹湯類食物

夏季氣溫燥熱，人體的陽氣容易浮散於外，此時五臟最為空虛，故辛辣、味重或難消化的食物對脾胃來說，負荷過重。這時飲

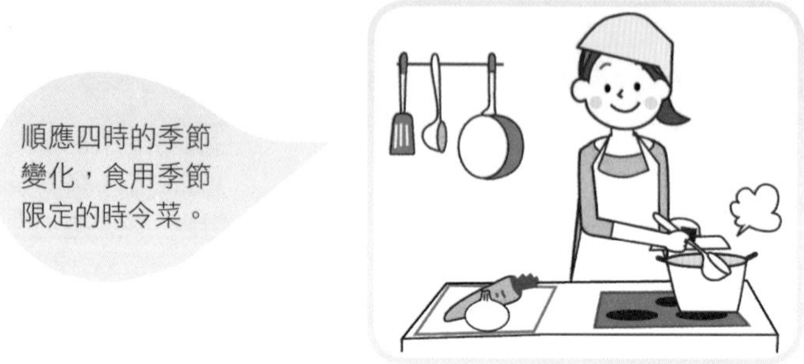

食當以清淡、軟爛為主，最好將食物烹煮成羹湯類，例如：冬瓜羹、白菜羹等，除了能增進食慾外，也能補充身體流失的水分，有助於消化與吸收。

★秋季吃營養易消化的食物

秋季為萬物熟成季節，辛辣類食物有助於消化及促進胃口，故飲食可搭配營養易消化的食物，有助於脾胃蠕動、吸收，例如：魚類、蛋類等，都是不錯的選擇。

★冬季吃潤燥的食物

冬季陽氣較弱，多食少動的情況下，體質較為虛弱、容易受寒，故飲食宜以補氣活血為主，可多食蘿蔔、紅豆、山藥等，有助於提高免疫力。

四季飲食養生法

正確的養生觀，應該不論粗糙還是精緻，都覺得美味可口；穿什麼樣的衣物都覺得滿意；生活順心，思想純淨，內心世界便無比

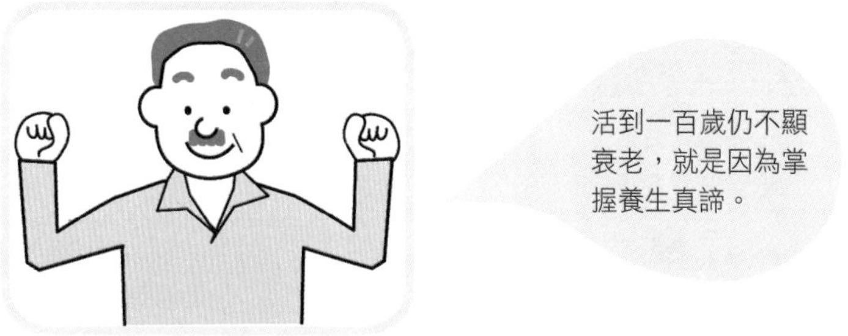
活到一百歲仍不顯
衰老，就是因為掌
握養生真諦。

平靜。內在的心理維持平衡，則外在的身體也能獲得均衡，無病無痛少煩惱。無論本身愚笨、聰明、賢能或無能，都不會處心積慮地追求物質享受，反而渴望精神層面的富足，這樣的思維與生活習慣十分符合養生之道。

古代人能夠活到一百歲仍然不顯衰老，就是因為講究天人合一，人秉天地四時之氣而生，飲食上也順應自然萬物的生長規律，所以他們的生命力才能綿延不絕。

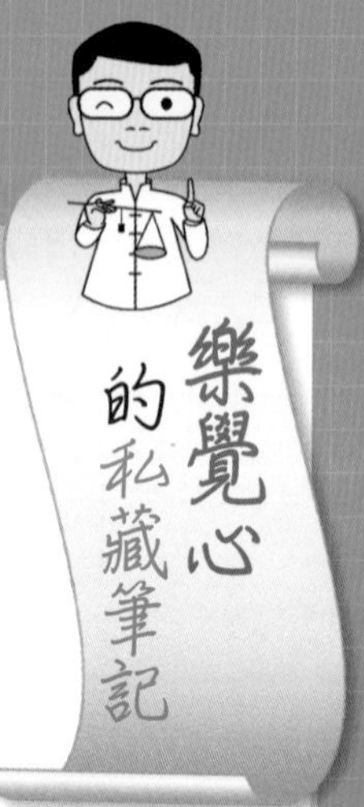

十二時辰的養生智慧

❶子時是一天最黑暗的時段，此時陰氣最盛，而陰主「安靜」，睡眠則是最「安靜」的方式，所以盡量在二十三點以前就寢。

❷未時為「小腸經」當令，小腸的功能在於吸收脾胃消化後的食物養分，所以未時之前最好將午餐食用完畢，才能讓小腸發揮最大的吸收效能，這就是為什麼人們習慣在中午十二點吃午餐的原因。

❸凡人要避開自然界當中，各種致病因素的侵襲，在思想上，必須保持清心寡慾，如此一來，人體真氣才能正常運行，讓精、氣、神固守於體內，無欲則剛，則百病不生。

❹春天養生吃五穀雜糧類食物，例如：糯米、燕麥、豆芽等。

❺夏天養生吃羹湯類食物，例如：冬瓜羹、白菜羹等。

❻秋天養生吃營養易消化的食物，例如：魚類、蛋類等。

❼冬天養生吃潤燥的食物，例如：蘿蔔、紅豆、山藥等。

Chapter 1

第二節 順四季，頤養自然之身

歷代許多養生專家們都會強調，健康的生活習慣應該是規律且順應四季變化而行，才能避免引發疾病，如果身體有任何不適產生，多半是體內各臟腑與經脈產生變化所導致。經脈、氣血與臟腑會隨著不同的節氣而有相異的運行變化，造成氣血不調，身體健康便生紊亂。

臟腑與氣血的分布

人體臟腑和經脈之氣會隨著四時氣候的變遷而產生相應變化。由此可知，春季時節，陽氣開始生發，陰氣逐漸衰弱，氣候變暖，河水流通，人體經脈中的血氣開始暢行，而血氣多分布在經脈中；夏季時節，血氣充盈，滿溢到孫絡（絡脈中的細小部分）中，當孫絡得到血氣的滋養，人體的皮膚開始變得豐滿、結實，這時血氣多分布在孫脈中；長夏時節，經脈和絡脈中的血氣充溢於肌肉中，使肌肉得到養分，這時血氣多分布在肌肉中；秋季時節，陽氣開始收斂，人體皮膚和肌理也開始閉合，毛細孔逐漸收縮，此時血氣多分布在皮膚中；冬季時節，萬物深伏潛藏，人身的血氣也藏伏於體內骨髓中，在五臟中流通，這時血氣多分布在骨髓中。

由此可知，自然界的致病邪氣將會隨著人體血氣的不同情況，侵襲人體不同的部位，進而引起病變。但這些變化不容易預測，必須依據四時當中，人體經氣的變化，採取適合的治療方法，以清邪氣，若邪氣清除則血氣調和，身體狀況就不會產生紊亂。

養生關鍵

小補充

邪氣為致病成因

邪氣和人體的正氣相對應，主要是指各種致病成因，如風、寒、暑、燥、火、溼（俗稱六淫）與疫厲之氣（外邪）。

岐伯認為：邪氣侵襲人體時，往往先由皮毛入侵，若逗留不去，便會進入孫脈，再逗留不去，就會進入絡脈、經脈，最終深入五臟、腸胃。此時身體內外皆受到邪氣侵襲，輕則感冒，重則中風。

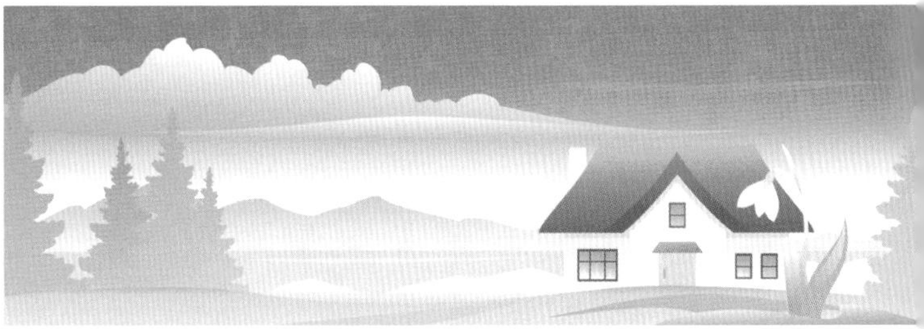

春天容易罹患感冒

春天的氣候狀況忽冷忽熱，十分容易感冒，如果發覺自己持續地咳嗽，就要留心是否為病毒所致。因為病毒在春天特別活躍，將是氣喘、咳嗽及肺炎的主要致病因素。

◆「春生」的養生之道

春季的三個月間，大地回春，萬物欣欣向榮，生機勃發。此時應該晚睡早起，起床後可以身穿寬鬆衣物散步，使身體不受拘束，並且藉由散步讓呼吸系統適應溫差，這是春季的養生方法，如果違背這項原則，較容易傷肝，夏天就會出現寒冷性病變。因此，春天溫暖的陽氣可以算是夏天陽氣「長」的基礎。

養生關鍵 小補充

春季養生四訣

晚睡早起、心情愉悅、積極樂觀、嚴禁殺生。

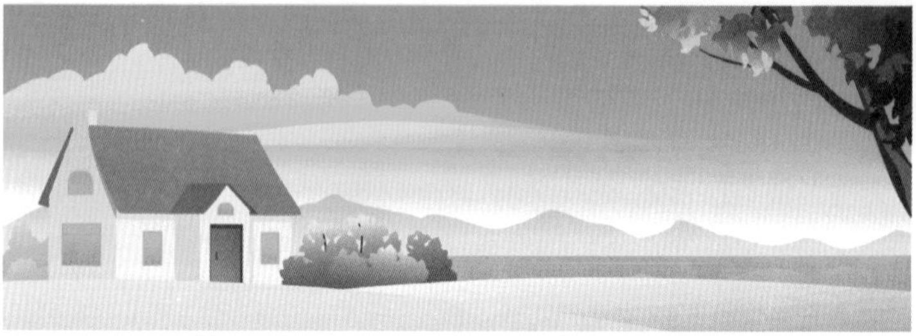

夏天容易中暑

夏天氣候炎熱，最好多喝水，因為多喝水可以補充流汗後身體流失的水分。此外，應該避免喝太冰冷的飲品，以免胃部痙攣；酒類、含咖啡因以及太甜的飲品都要少喝。

◆「夏長」的養生之道

夏季的三個月間，萬物生長茂盛，天地陰陽之氣互相協調，植物便開花、結果。此時應當晚睡早起，保持心情愉悅、舒坦，精神飽滿便能使陽氣通暢。而夏天的「長」是秋季「收」的基礎，若「長」氣不足，秋「收」能力就會變弱，容易產生瘧疾。

養生關鍵小補充

夏季養生四訣

晚睡早起、適量運動、抒發情緒、嚴禁壓抑。

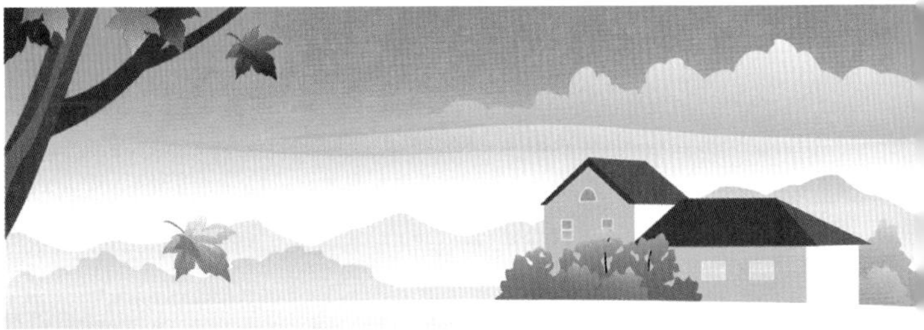

秋天容易體虛

夏末秋初之際，是「陽消陰長」的季節，陽氣不足會導致陰虛，因此，秋天最好針對天乾秋燥的特點，保養陰氣，才能預防呼吸道與皮膚方面的疾病。體質好的人無礙，體質虛弱的人，如果不善保養便會出現口乾、舌裂、便祕、皮膚乾燥或皮膚搔癢等症狀。

◆「秋收」時的養生之道

秋季的三個月間，秋高氣爽，萬物清明。這個季節應該早睡早起，使精神安寧，肺氣清肅。如果違背這項原則，容易傷肺，到了冬天，陽氣當藏而不能藏時，就會出現陽虛腹瀉等病症。

養生關鍵 小補充

秋季養生四訣

早睡早起、悠閒愜意、寧靜自持、嚴禁激動。

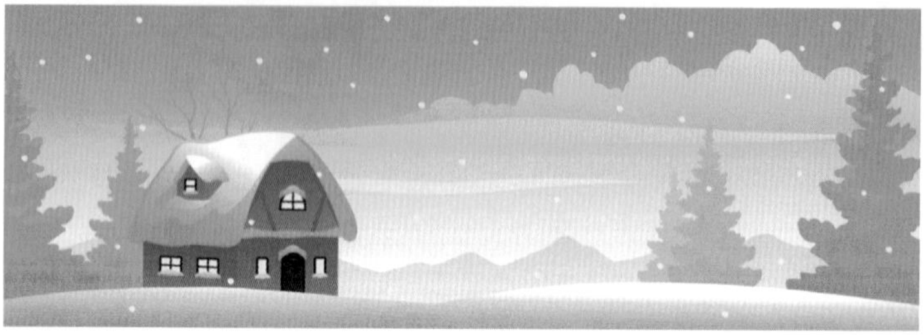

冬季容易罹患慢性病

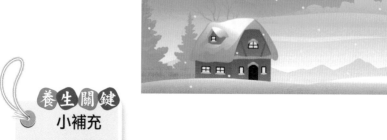

冬季是一年最為寒冷的季節，寒冷多變的氣候常誘發慢性疾病，如支氣管炎、哮喘等，也可能導致血壓上升、心肌梗塞和中風，更可能誘發胃和十二指腸潰瘍、風溼、青光眼等症狀。

◆「冬藏」的養生之道

冬季的三個月間，是萬物沉潛的季節，此時陽氣深藏而陰寒之氣很旺盛。此時應該早睡晚起，使精神安寧，盡量保暖而不多出汗，以免損傷正氣。如果違背了原則，容易傷腎，到了隔年春季，陽氣當生而不生時，便會出現抽筋、四肢冰冷等症狀。

養生關鍵 小補充

冬季養生四訣

早睡晚起、閒情逸性、安靜自適、嚴禁激動。

御醫養生帖

春生，指春天萬物萌發，此時不可扼殺生命；夏長，指生長、成長，此時萬物正在發展，應多活動；秋收，指收斂，秋天容易憂鬱，應收斂心性；冬藏，則指儲藏，冬天寒冷，必須保暖，並且儲藏精氣。

陰陽之道與養生

天地四時的變化若是失去秩序，等於違背了自然界的正常規律，萬物的生命便容易夭折。如果能夠順應自然界的變化，就不容易產生疾病，換句話說，只要萬物不違背養生之道，就能保有生氣。

若是違反春天的春生之道，少陽之氣就不能生發，容易引起肝臟病變；違反夏季的夏長之令，太陽之氣不能盛長，將導致心氣虛弱；違反秋季的秋收之道，太陰之氣不能收斂，容易感覺肺臟焦熱、脹滿；違反冬季的冬藏之令，少陰之氣不能潛藏，容易因為腎氣下洩而引起各類疾病。

《黃帝內經》首要強調的重點是：不論做任何事，都要順其自然。並且要不斷保持同樣的情志。而順其自然，也代表著「因天之序」。天的順序就是從春到夏，從夏到秋，從秋到冬，從冬再到秋，不斷周而復始。

中醫說明的「因天之序」，表示要依循天體本身的運動順序，若是違背了順序，就會生病；順應了順序，就能健康長壽。而現在人的文明病何其多，都是源自於不順應自然所致。事實上，很多事物會影響我們的健康，包括情緒和精神狀態，因此，只要在對的時節調理好自己的生活，就能調理好自己的健康。

由此可知，只要依循春生、夏長、秋收、冬藏的規律，就不會傷害人體的根本，損壞真氣，順從四時節氣就不會產生疾病，也等於掌握了養生之道。

養生關鍵

小補充

健康長壽的祕訣：順應陰陽

順從陰陽之道便能健康又長壽，逆勢而為就會導致混亂、生病甚至死亡。古代的聖人們不是等到疾病發生後再尋求治療，而是強調事先預防。換句話說，不是等到動亂發生再想辦法解決，而是在動亂尚未形成之前，就加以防治。

御醫養生帖

✦二十四節氣

古代將一年分為二十四個節氣，代表一年之中季節、氣候、天文與農業生產的關係，尤其中國人以農立本，二十四節氣正好成為指導農業生產的最佳參考指南，也是相當完整的農業氣候曆。

其中，立春、立夏、立秋、立冬稱為「四立」，代表四季的開始；小暑、大暑、處暑、小寒、大寒等五個節氣則反應溫度的變化；雨水、穀雨、白露、寒露、霜降、小雪、大雪等七個節氣則反應天氣現象；驚蟄、清明、小滿、芒種等四個節氣則反應物候現象。

季節／節氣	春季			夏季			秋季			冬季		
節	立春	驚蟄	清明	立夏	芒種	小暑	立秋	白露	寒露	立冬	大雪	小寒
氣	雨水	春分	穀雨	小滿	夏至	大暑	處暑	秋分	霜降	小雪	冬至	大寒

御醫養生帖

「三伏貼」是傳統中醫的治療法，結合針灸、經絡與中藥學，以中藥直接貼敷於穴位，經由中藥對穴位產生微面積化學性、熱性刺激，達到治病、防病的效果。

冬病夏治的「三伏貼」

不僅是日常養生須順應陰陽，疾病治療若能配合天時節氣，也會提升療效，而現代人最熟悉的「三伏貼」就是以時令節氣搭配適當穴位療法的最佳例證。

「三伏貼」又名「天灸」。所謂「三伏」即為「三伏日」，包括：夏至以後第三個庚日（初伏）、第四個庚日（中伏），以及立秋以後第一個庚日（末伏），這三天是一年當中，天氣最熱的日子，此時陽氣走體表，皮膚鬆弛而毛孔張開，此時，將「三伏貼」敷於患者的皮膚，藥性便能滲透皮膚到達適當的穴位（如肺俞、風門、膏肓、膈俞），在夏季先針對冬季較容易發病的氣喘、過敏性鼻炎、慢性呼吸道疾病、異位性皮膚炎等病症做預防性的治療，冬季就能夠降低相關疾病的發生率，而一般傳統的方法是連續敷貼三至五年，每次敷藥時間為六至八個小時，有助於改善過敏體質。

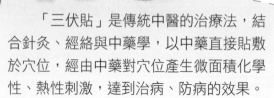

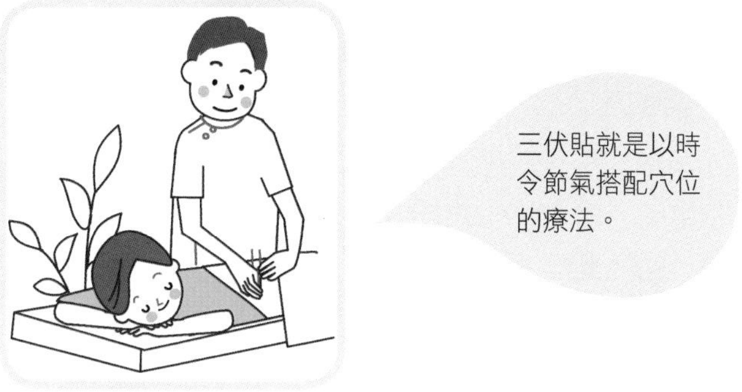

◆溫熱性質的「三伏貼」中藥

「三伏貼」的中藥材包括白芥子、細辛、甘遂與乾薑，白芥子、細辛、甘遂可溫肺散寒、止咳平喘、化痰散結、開竅通絡；細辛具有提升免疫力與抑制作用，可減少過敏體質患者的抗原體反應，降低過敏發生率，並能減輕過敏症狀；乾薑具有散寒、止咳的功效。不過，一歲以下的嬰兒、孕婦、糖尿病及心血管疾病患者，罹患感冒、發炎疾病患者不適合敷貼「三伏貼」。

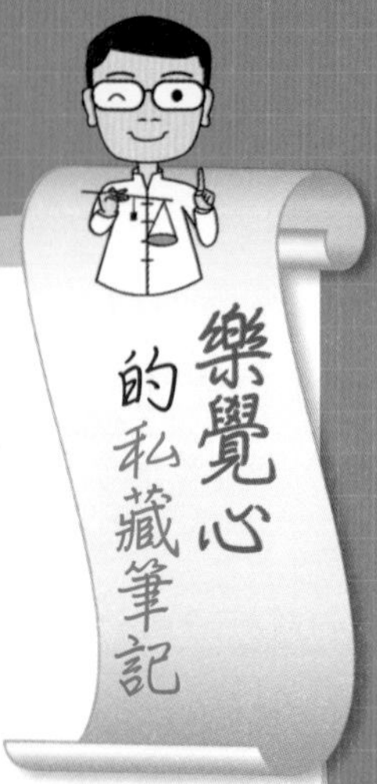

只要陽氣旺盛，就能百病不侵

❶依據四時人體經氣的不同變化，採取適合的治療方法，以清邪氣，如果邪氣清除則血氣調和，身體健康就不會產生紊亂。

❷春季起床後，記得穿著寬鬆衣物散步，並藉由散步讓呼吸系統適應溫差。

❸春季養生四訣：晚睡早起、心情愉悅、積極樂觀、嚴禁殺生。

❹夏季氣候炎熱，最好多喝水、避免過度勞累。

❺夏季養生四訣：晚睡早起、適量運動、抒發情緒、嚴禁壓抑。

❻秋季最好針對天乾秋燥的特點，保養陰氣，才能預防呼吸道與皮膚方面的疾病。

❼秋季養生四訣：早睡早起、悠閒愜意、寧靜自持、嚴禁激動。

❽冬季陽氣深藏，陰氣卻很旺盛，應該盡量保暖，以免損傷正氣。

❾冬季養生四訣：早睡晚起、閒情逸性、安靜自適、嚴禁激動。

Chapter 1

第三節 要長壽，先養腎

腎臟是人體重要的解毒器官，主要的功能是排泄廢物，如多餘的水分、電解質、尿毒素、藥物的代謝產物等，一旦腎臟出現問題，經由尿液排泄廢物的功能就會降低，廢物便停留在體內，容易變成毒。

經脈的當令時辰為排毒時辰

舉凡對身體有害之物皆為毒，如火氣大、發炎、熱毒、寒毒、蟲蛇毒、溼毒、化學毒素、魚蟹毒等都是毒。中醫的說法，排毒就是解毒，主要是運用食療或中藥調理為人體解毒；西醫則認為，所謂的毒素是病毒和細菌，而人體內的毒素與廢物主要由肝臟、腎臟排放出來，如糞便與尿液。一旦體內毒素累積過多，便可能產生口臭、皮膚暗沉、便祕、疲勞、失眠、頭痛、腸胃不適、放臭屁、強烈體臭、脹氣等。

其實，各經脈的當令時辰，亦為排毒時辰，如腎臟排毒時間為十七點至十九點，故此時應做適當運動以利腎臟排毒。要排出體內不必要的毒素，仍須順應陰陽與天時。

五臟六腑排毒時間表

時 間	主要排毒器官	養生重點
05:00～07:00	大腸	排便。
07:00～09:00	無	七點半前吃完早餐為宜。
09:00～11:00	脾臟	不宜吃冰。
11:00～13:00	心臟	中午一點前吃完午餐為宜。
13:00～15:00	小腸	過午後盡量不進食。
15:00～17:00	膀胱	運動有助於排尿。
17:00～19:00	腎臟	運動有助排除腎臟廢物。
19:00～21:00	無	晚上八點前吃完晚餐為宜。
21:00～23:00	食道、胃、腸	放鬆心情。
23:00～01:00	膽	進入熟睡狀態。
01:00～03:00	肝	進入熟睡狀態。
03:00～05:00	肺	肺有問題者，此時可能咳得較厲害。

御醫養生帖

現代人的養腎四「不」曲

1. 不抽菸：尼古丁容易導致血管硬化、血管收縮。
2. 不濫服藥物：慎選中草藥，不濫用偏方。
3. 不服抗生素、止痛藥：消炎類抗生素多半傷腎。
4. 不憋尿：憋尿會讓膀胱繁殖細菌，導致腎臟感染。

腎為藏精之所

《黃帝內經．素問．六節藏象論》中提到：「腎者主蟄，為封藏之本，精之處也。」這句話點出腎為精的儲藏地。

中醫所說的「腎」不單指腎臟而言，還包括膀胱、腰、下肢、子宮、卵巢、生殖系統等。中醫理論認為，腎臟為五臟的根本，也是生命之本，主藏精，而精是人體生長發育、五臟六腑機能活動的基礎物質。腎精足，則身強體健；腎精虛，則身弱體虛，抵抗力不足將引發各種疾病。

◆現代人養腎良方

現代人因為飲食習慣偏差，像是食用過多動物性高蛋白食物，產生過量尿酸；飲用酒、咖啡、汽水、冰冷飲料等，導致腎臟工作過量。不僅如此，生活習慣的改變，如過勞、壓力大、缺乏充分而適當的休閒活動，甚至濫用藥物等，都是導致腎臟功能失調的重要原因。

為了避免腎臟負荷過重導致精氣不藏，甚至腎臟病變，必須改

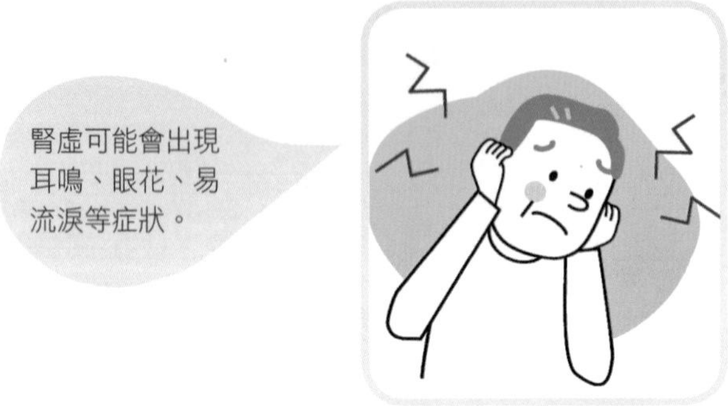

掉違反自然的不良習性，如抽菸、酗酒、濫用藥物及憋尿等，才能讓腎臟獲得足夠的休養以補精益氣。

腎虛的症狀

腎虛又分為腎陽虛與腎陰虛，腎陽虛可能出現的症狀為四肢冰冷、腰痛、頻尿、夜間多尿、水腫、膝軟無力、不孕、陽萎；腎陰虛則可能出現遺精、月事不調、不孕、急速消瘦等症狀，若本身有虛火，還會出現耳鳴、眼花、易流淚、健忘、失眠等症狀。

◆預防腎虛的注意事項

中年過後，應防「腎氣」衰退，與生殖、泌尿、內分泌、記憶、代謝等功能相關的症狀也需要多留意，不妨從均衡飲食、規律生活開始做起，最好能保持情緒穩定。

◆腎虛的治療藥物

★腎陽虛治療藥物

❶肉桂

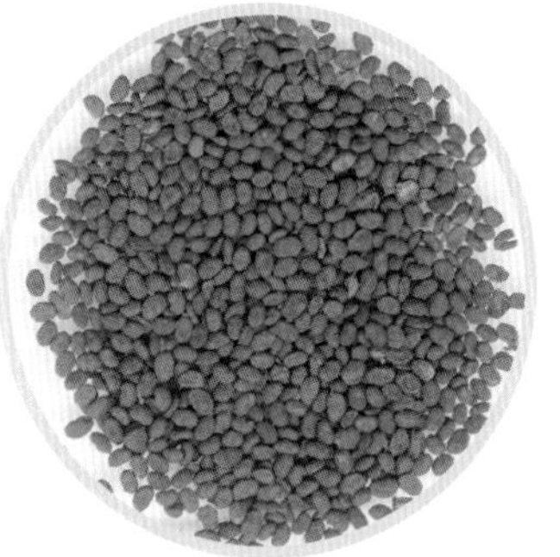
補骨脂：男女皆可服用，為補腎妙藥。

肉桂為珍貴中藥及調味品，具有溫腎補陽，散寒止痛的作用。

❷茴香

具有散寒止痛、理氣和胃、溫腎和中、行氣止痛的效果，還能治療寒疝腹痛與風溼性關節炎等症狀。

❸附子

能助心陽、溫脾陽、補腎陽，可治久病體虛、陽氣衰微、陰寒內盛等症。

❹補骨脂

為補腎扶火、助陽妙藥，男女皆可服用。主治五勞七傷、腎虛陽萎、骨髓傷敗、遺精、遺尿、腰膝冷痛、頻尿、腎虛、白帶、月經不調、子宮虛寒等症，其他如老年人常見的腰痛、斑禿等症也具有一定療效。

❺巴戟天

主要可做為補腎陽、強筋骨、祛風溼之用，有助於改善腎陽虛弱所引起的陽萎、不孕或月經不調等症，能溫腎、壯陽、益精。

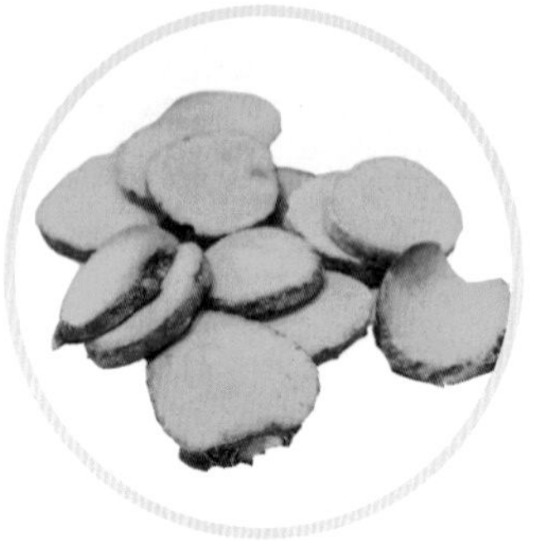

澤瀉：對於三高等相關病症頗具療效。

★腎陰虛治療藥物

❶熟地

熟地可養陰補腎、填精，主治血虛而引發之面色枯黃、頭昏心悸，腎精不足所引發的腰膝痠軟、頭暈目眩，肝陰不足所導致的雙目乾澀、視力昏花等症。

❷山藥

山藥可健脾胃、補虛羸、益腎氣、止瀉痢、強筋骨，同時具有化痰涎、潤皮毛、除寒熱與邪氣，同時具有延年益壽的效果。

❸山茱萸

具有補血、補肝腎、強精、止汗、明目等功效，主治經血過多、盜汗、耳鳴、腰膝痠痛、遺精與頻尿等症。

❹澤瀉

利尿、清熱，能治療腎炎、腳氣水腫、腎陰不足及腎火亢盛所導致的遺精、滑精、眩暈等症狀，對於高膽固醇、糖尿病、動脈硬化等相關病症頗具療效。

御醫養生帖

腎陰虛治療藥物

熟地、山藥、山茱萸、澤瀉、菟絲子、何首烏、龜板、黃柏。

❺菟絲子

具有補腎益精、明目養肝、固胎止瀉等功效，主治腰膝痠痛、遺精、陽萎、早洩、不孕、目昏耳鳴、胎動不安、泄瀉等症。

❻何首烏

何首烏具有補精髓、益血氣、烏鬚髮等功效，能補肝腎、解毒、潤腸通便，主治血虛而引發的面色枯黃、腰膝痠軟、白帶異常、肝腎不足、頭目眩暈、鬚髮早白、腸燥便祕、陽萎、早洩、遺精、耳鳴、子宮出血、失眠等症。

❼龜板

具有益腎健骨、養血補心、滋陰潛陽、固經止血等功效。

❽黃柏

具有清熱燥溼、瀉火解毒、退熱除蒸等功效，能補腎氣之不足、壯骨髓。

腎虧與憂鬱症

中醫理論認為，現代人的文明病——憂鬱症的起因為腎氣不足，因情志不抒、氣積鬱滯而引發意志不堅等情緒，甚至出現恐慌、憂鬱等症狀。

腎臟是人體最下端的臟器，主先天之氣，帶有生理能量，因此腎氣旺盛之人具有旺盛的鬥志與企圖心，可以迎接各種挑戰，相反地，如果腎虧、腎疲勞或生理能量不足，將會出現恐慌、不安、焦躁、鑽牛角尖等身心疾病。

◆預防腎虧與憂鬱症的注意事項

中醫認為，預防憂鬱症必須從補腎、養肝、疏導等三方面著手，所以，具有去鬱化結的藥物經常被用來補肝、腎元氣。

此外，最好養成每天持續而規律的運動習慣，如散步、打球、游泳、快走或慢跑等，只要達到運動流汗的目的，都有助於維持腎氣與身心健康。

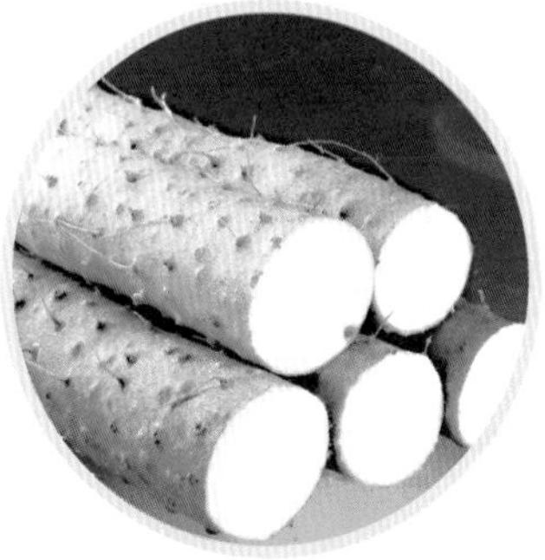

山藥：具有益氣補脾、助消化、長肌肉、祛痰等功效。

◆預防腎虧的治療藥物

❶山藥

具有益氣補脾、滋補、強精、助消化、長肌肉、止瀉、祛痰等功效。

❷栗子

具有養胃健脾、補腎強腰等功效，主治脾胃虛弱所導致的反胃、泄瀉、腰膝無力等症狀。

❸海參

具有補腎經、益精髓、消痰、壯陽等功效。

◆與腎虧有關的婦科疾病

腎臟主管身體腰部以下及大腦部分功能，生殖器官也是由腎臟主導。對女性來說，子宮與卵巢受到腎臟極大的影響。

★子宮內膜異位症

包含子宮腺肌症、巧克力囊腫、卵巢囊腫等病症，常見症狀有頭暈、心悸、腰痠、氣血循環不良、臉色蒼白、易感倦怠、嗜睡，

御醫養生帖

預防腎虧的治療藥物

山藥、栗子、海參。

甚至昏睡、痛經明顯且經血量偏多。腎臟與免疫力強弱有關，如果自身免疫力降低，氣血循環就會變差，容易引發子宮內膜異位症，也會導致身體虛弱。

★不孕症

有不孕困擾的婦女通常排卵功能或品質較差，或者月經週期不正常，這類機能障礙型的不孕症多半與腎虧有關，患者容易有腰痠、頭暈、倦怠感、面色蒼白、身形瘦弱、怕冷、頻尿、月經量偏少、經期不規則、體溫忽高忽低等情況產生。

◆預防與腎虧有關的婦科疾病注意事項

如有前述兩類因腎虧所引起的婦科疾病，不需要太過擔心或焦慮，可以先從調適生活作息開始做起，不過度操勞、盡量少喝酒、少抽菸，加上多運動、不熬夜，就能逐漸調養腎臟功能，使腎臟功能得以提升或恢復正常。

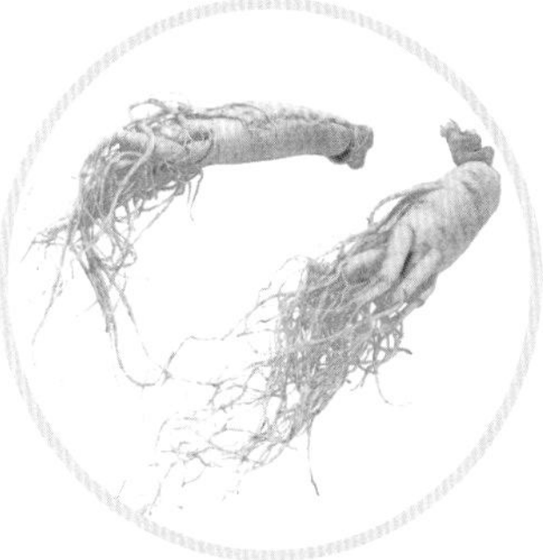

太子參：具有補氣、生津、消水腫、化痰等功效。

◆子宮內膜異位症的緩解藥物

❶益母草

益母草含有多種微量元素，對子宮具有興奮作用，能增強收縮力，但懷孕的婦女不適合食用。

❷太子參

具有補氣、生津、補脾土、消水腫、化痰止渴等功效，常用於病後體虛、倦怠、無食慾、口乾及陰虛肺燥、咳嗽、痰少等症狀。

❸茜草

茜草能消淤滯、通血脈、利關節，多用於婦科疾病。

❹皂刺

主治中風口噤、膿瘡、腹內生瘡等症。

❺牡蠣

具有平肝潛陽、軟堅散結、收斂固澀等功效，主治遺精、滑精、頻尿、帶下、盜汗等症。

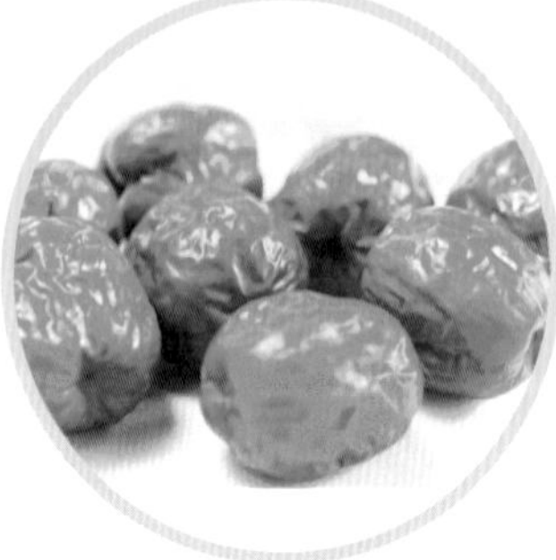

紅棗：具有健胃養脾、生津益血、鎮靜利尿等功效。

❻白朮

具有補肺益氣、健脾燥溼、止汗、安胎、健胃、滋補、消水腫等功效，主治氣虛倦怠、四肢冰冷、氣虛、無食慾、消化不良、腹脹、胎動不安、風溼痺痛、胃機能衰退、結腸炎、四肢浮腫、腎水腫、關節風溼等症。

❼紅棗

具有健胃養脾、生津益血、鎮靜利尿等功效，主治氣血不足、脾胃虛弱、久瀉、久痢、虛汗與失眠等症。

❽元胡

具有行氣止痛、鎮靜等功效，主治頭痛、胸腹疼痛、經痛、關節痛等症。

❾桑寄生

具有強心、降血壓、降低膽固醇、利尿、消腫、止痛、抗菌、陣痛、舒筋活血等功效。

❿續斷

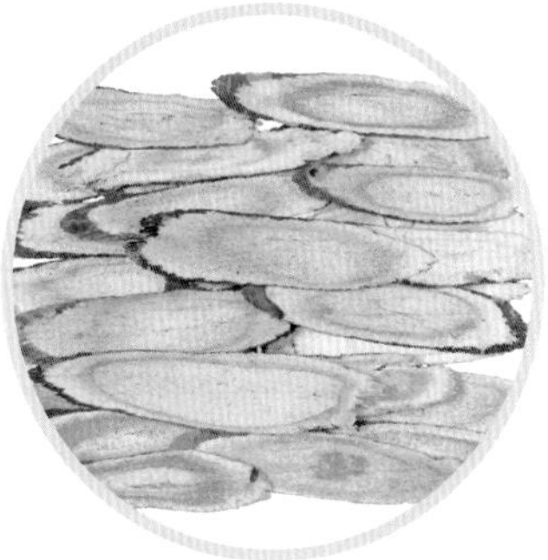

黃耆：具有擴張血管，與促進血液循環的作用。

具有活血、止血、消腫、止痛等功效，能補肝腎、強筋骨。

⑪桃仁

具有活血祛瘀、潤腸通便等功效，還能治咳嗽與氣喘等症。

◆不孕症的調理藥物

❶黃耆

具有擴張血管的作用，不但能促進血液循環、降血壓、利尿，還能治療糖尿病、高血脂症、動脈硬化及心肌梗塞等症，對於腎臟發炎也頗具療效。

❷熟地黃

能滋陰補血，益精填髓，適用於肝腎陰虛、腰膝痠軟、盜汗遺精、心悸、月經不調、眩暈耳鳴、鬚髮早白等症。

❸杜仲

杜仲能補中益氣、強筋健骨，主治肝腎虛弱所導致的頭痛、耳鳴、腰痛、膝腿痠痛無力、孕婦腰痛、習慣性流產、陽萎、遺精、小便過多等症。

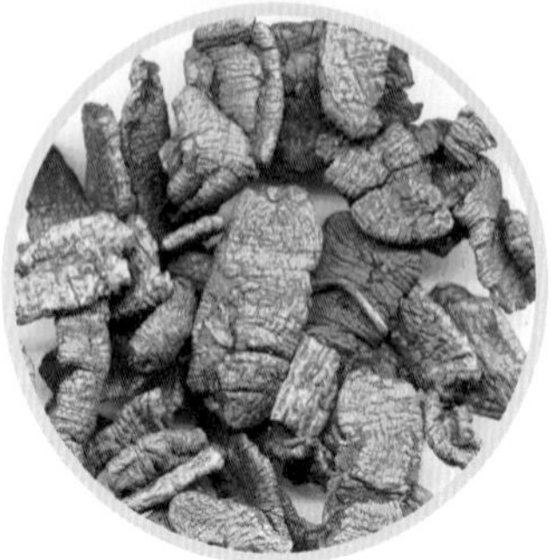

巴戟天：適用於腎陽虛所導致的不孕、月經不調等症。

❹續斷

具有活血、止血、消腫、止痛等功效，能補肝腎、強筋骨、長肌肉。

❺巴戟天

能補腎陽、強筋健骨，適用於腎陽虛所導致的陽萎、不孕、月經不調等症狀。

❻女貞子

可補腎滋陰、明目養肝，也具有強心、通便、烏鬚、鎮痛、消炎、安神等功效。

❼仙茅

具有補腎壯陽、強筋健骨、祛寒溼等功效。

❽仙靈脾

具有補腎、壯陽及補氣等功效，主治肝硬化、陽萎、遺精、頻尿、腰膝痠痛與不孕等症。

御醫養生帖

✦了解不孕症

一般而言，男女在正常性生活下，未採取避孕措施，約一年後，仍未受孕即稱為不孕。目前醫學界將不孕分成女性、男性及男女雙方等三個層面來探討。

✦不孕症的分類

1. 原發性不孕症：從不曾懷孕過。
2. 次發性不孕症：曾經懷孕，但因為某些原因而無法再受孕。

✦女性不孕的四類原因

1. 卵巢因素：如下視丘的荷爾蒙分泌異常、多囊性卵巢、黃體功能異常、早發性卵巢衰竭、子宮內膜異位症等。
2. 輸卵管因素：如輸卵管阻塞、輸卵管水腫、輸卵管結紮等。
3. 子宮因素：如先天性子宮構造異常、子宮腫瘤等。
4. 子宮頸因素。

✦男性不孕的原因

男性不孕的原因可根據製造精蟲、內分泌、射精、抗精蟲抗體等問題來分類，其實，只要做精液分析即可篩檢。

✦男女共同不孕的四個原因

1. 輸卵管、骨盆腔病變。
2. 排卵障礙。
3. 不明原因的不孕症。
4. 其他罕見的不孕原因。

人體的生育規律

黃帝問岐伯：「人類衰老之後，就失去生殖能力了，是因為精力耗盡？還是由於人體衰老的自然規律呢？」

岐伯回答：「女子七歲時，腎氣開始旺盛，開始換牙，頭髮也開始生長；十四歲左右，天癸（月經）產生，使任脈通暢，太衝脈氣血旺盛，月經按時來潮，這時開始有了生育能力；二十一歲，腎氣發育平衡，智齒生長，發育到達頂點；二十八歲左右，筋骨堅實，肌肉豐滿，毛髮生長極盛，身體最健壯；三十五歲，陽陰經脈氣血衰退，面容開始憔悴，頭髮也開始脫落；四十二歲左右，三陽經脈的氣血衰減，面容消瘦，白髮變多；四十九歲，任脈空虛，太衝脈氣血衰少，月經停止，形體衰老，喪失生殖能力。男子於八歲左右，腎臟精氣開始充實，毛髮漸盛，開始換牙；十六歲時，腎氣旺盛，精氣滿溢而外洩，體內陰陽之氣調和，具有生育能力；二十四歲左右，腎氣充滿，筋骨堅實，長出智齒，身高長到極限；三十二歲，筋骨生長強壯，肌肉豐滿；四十歲，腎氣衰退，頭髮脫

御醫養生帖

任、督二脈

督脈主氣，不但決定男性生殖力的強弱，同時決定人體的大腦、腎臟、脊椎的運作；任脈則決定女性生育能力的強弱。

落，牙齒鬆動；四十八歲左右，陽氣衰退，面容憔悴，鬢髮斑白；五十六歲時，肝氣衰退，筋骨不靈活；六十四歲左右，精氣衰少，形體疲憊，腎氣大衰，牙齒、毛髮皆脫落。而腎主水，接受五臟六腑的精氣並予以儲存，除了先天之精外，還需要後天之精的營養補充，使得五臟精氣旺盛，腎臟精氣才能盈滿；到了老年，五臟的精氣都衰敗了，筋骨出現鬆弛乏力現象，這時鬢髮斑白、身體沉重、步態不穩，就不能再生兒育女了。」

黃帝又問岐伯：「有人雖然年事已高，但仍具生育能力，這是什麼原因造成的呢？」

岐伯回答：「由於先天稟賦好，再加上後天的合宜調養，所以精力充沛異於常人，雖然年事已高，但氣血經脈仍然通暢，腎臟功能尚未完全衰退，並且擁有生育能力。不過，一般來說，男子超過六十四歲，女子超過四十九歲，體內的陰精和陽氣都已經枯竭，也失去生育能力了。」

黃帝問：「如果能掌握養生之道，即使年紀已達百多歲，還具

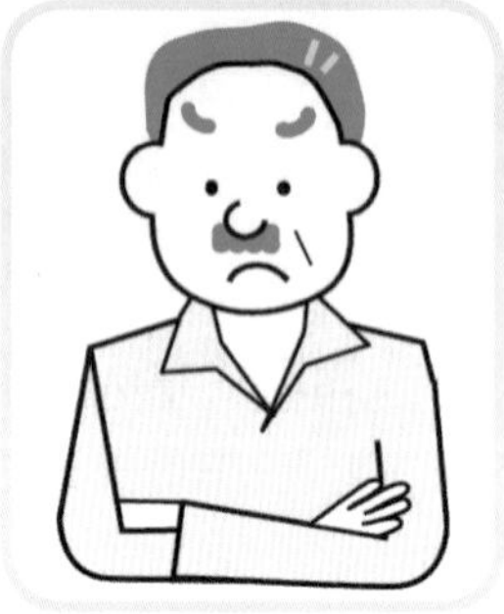

備生育能力嗎？」岐伯回答：「掌握養生之道的人，能防止衰老，保持身體健康，雖然年事已高，仍然具有生育能力。」

◆掌握養生之道，延長生育能力

由前段對話可知，生育能力與氣血通暢程度，以及腎臟精氣充足與否有關，如果保養得宜，便可以不受年齡限制，延緩更年期的到來，並且延長生育能力。不過，究竟要如何保養，才能有效防止衰老，延長生育能力呢？我們先從男女「更年期」說起。

了解男性更年期

根據醫學期刊的研究報告指出，五十多歲的男性約有30％的人患有睪固酮低下症，而七十多歲的男性罹病率則高達70％。一般而言，男性更年期開始於四十至五十五歲之間，約比女性晚十年。男性更年期是指睪丸功能下降，睪丸製造的睪固酮（男性荷爾蒙）減少。而睪固酮分泌的顛峰期約在十五至三十歲，過了顛峰期之後，睪固酮的濃度便以每年1～2％的速率緩慢下降。多數男性在年過

御醫養生帖

男性更年期的主要症狀

1. 持續性疲勞，體力變差，體重增加。
2. 性趣缺缺，勃起障礙。
3. 感覺憂鬱或焦慮，缺乏自信。
4. 失眠，心悸出汗，皮膚乾燥。

四十之後，較容易因為睪固酮分泌不足而出現老化症狀。有些男性的更年期可能提早在四十歲前發生或延後至六十歲才開始。

睪固酮（男性荷爾蒙）分泌不足，會造成體力、活力與耐力的降低，容易出現疲倦感，肌肉強度降低，骨質密度逐漸下降，並且容易產生沮喪、易怒、注意力不集中等狀況。此外，睪固酮分泌不足會降低性慾，影響性功能，導致晨間勃起次數減少，甚至引發勃起功能障礙。研究證實，睪固酮偏低的男性較容易罹患糖尿病、高血脂症、低密度膽固醇過高及肥胖等新陳代謝類疾病。

◆男性更年期的保養之道

症狀嚴重時，可請醫師給予荷爾蒙藥物療法，同時搭配適當的保健食品作為輔助及調整生活、飲食習慣。更年期來臨時，不必過於憂鬱或焦慮，最好能放鬆心情，並且調整生活型態，這個階段與家人或伴侶間的相處格外重要，因為良性互動能降低更年期所帶來的不安、焦慮與失落感。

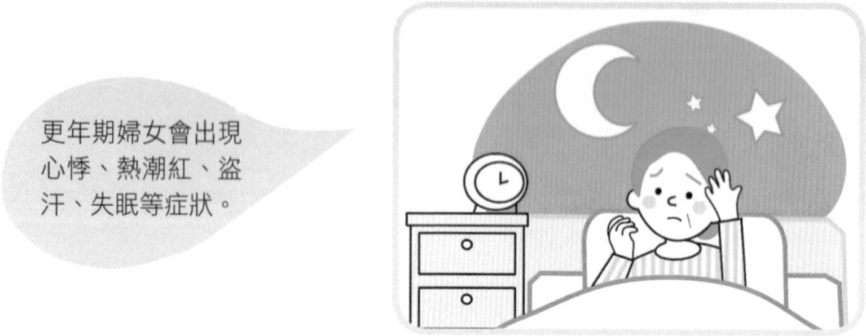
更年期婦女會出現心悸、熱潮紅、盜汗、失眠等症狀。

了解女性更年期

女性更年期大約發生在四十八至五十二歲，因卵巢功能萎縮，逐漸失去濾泡、減少分泌活性荷爾蒙，月經週期開始變得不規則，直到完全停經的生理時期，停經之後，婦女便進入老年期生理階段。

這個階段，女性的體內產生激烈變化，有些人會出現「更年期症候群」，例如：心悸、熱潮紅、盜汗、失眠等症狀。更年期婦女的體內各器官組織也會出現加速老化的現象，像是骨質疏鬆、血管硬化、皮膚和黏膜失去彈性、老年性尿道炎或陰道炎、尿失禁、子宮脫垂等症狀。

◆女性更年期的兩大類症狀

有些更年期症狀在剛開始停經或停經之前就會出現，稱為「早發性更年期症狀」，有些則在停經後一段時間才會出現，稱為「晚發性更年期症狀」。

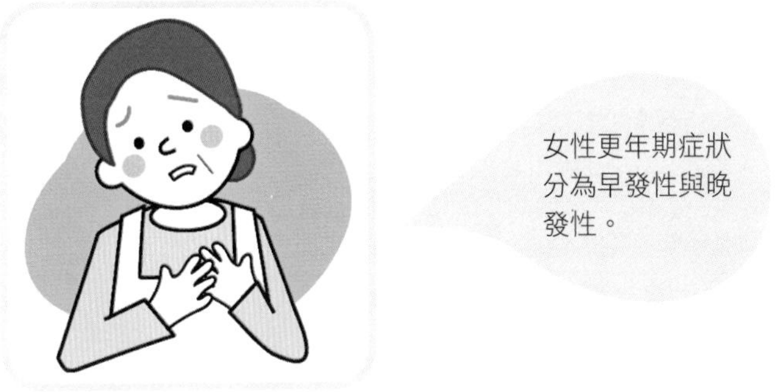

★早發性更年期症狀

熱潮紅、盜汗、月經不規則、心悸和失眠。

★晚發性更年期症狀

生殖器：外陰搔癢、分泌物中有血絲、性交疼痛。

泌尿器官：頻尿、尿急、尿失禁。

子宮：子宮脫垂。

骨骼：骨折、背痛、骨質疏鬆。

乳房：鬆弛、縮小、失去彈性。

心血管系統：心絞痛、冠狀動脈類疾病。

皮膚及黏膜：皮膚乾燥、搔癢、無彈性；頭髮乾燥、脫落、容易斷裂；口乾舌燥、聲音低沈。

◆女性更年期的保養之道

除了荷爾蒙補充治療外，在預防保健方面，一定要定期接受乳癌和其他婦癌（如卵巢癌）篩檢。事實上，更年期婦女最好藉由均衡營養、充分運動等方式維持健康狀態，才能預防慢性和退化性疾

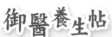

御醫養生帖

女性更年期的保養之道

1. 擴大生活圈，增加戶外運動。
2. 保持心情愉悅，與朋友互相傾訴或交流。
3. 避免菸、酒、含咖啡因類飲料。
4. 多攝取鈣質或含鈣量高的食物。

病，同時預防家庭意外的發生。

★心理方面

❶更年期的女性可以擴大自我的生活圈，增加戶外運動；最好能持續學習和工作。

❷盡量保持心情愉悅，心情不好時，更年期的女性可以與朋友互相傾訴或交流生活經驗。

★生理方面

❶保持良好的生活習慣，以降低罹患骨質疏鬆症、冠心病的機率。

❷避免菸、酒、含咖啡因類飲料。

❸均衡的飲食，可以多攝取鈣質或含鈣量高的食物，例如：脫脂牛奶、低乳糖牛奶、小魚乾、豆類食品及深色蔬菜等。

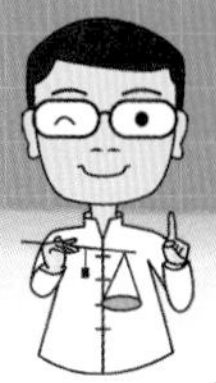

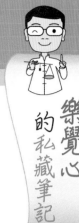

樂覺心的私藏筆記

補腎、養肝能夠有效調理健康

❶ 現代人的養腎四「不」曲：不抽菸、不濫服藥物、不服抗生素或止痛藥、不憋尿。

❷ 憂鬱症必須從補腎、養肝、疏導等三方面著手，並且養成每天持續而規律的運動習慣，如散步、打球、游泳、快走或慢跑等，只要達到運動流汗的目的，將有助於維持腎氣與身心健康。

❸ 若有子宮內膜異位、不孕等因腎虧所引起的婦科疾病，不需要太過擔心或焦慮，可以先從調適生活作息做起，不過度疲勞、少喝酒、少抽菸，加上多運動、不熬夜，就能調養腎臟功能，使腎臟功能得以恢復或提升。

❹ 一般來說，男子超過六十四歲，女子超過四十九歲，體內的陰精和陽氣都已枯竭，便會失去生育能力。但是若能掌握養生之道，就能防止衰老，延緩更年期的到來，就算年事已高，仍然具備生育能力。

Chapter 1

第四節 當「眞人」，不當「凡人」

黃帝說：「我聽說遠古時候，有被稱做『真人』的人，懂得把握天地陰陽的變化，呼吸自然清淨之氣，心神內守而不渙散，形體與肌肉能保持協調與統一，因此，他們多半相當長壽，這是因為他們掌握了養生良方。中古時代，有被稱為『至人』的人，不僅道德高上，生活淳樸，更懂得養生之道，能隨著四時陰陽寒暑變化來調節人體，養精蓄銳，保全真氣，因此他們的視力、聽力相當了得。此外，還有略遜於『至人』的『聖人』，他們能順從自然界的變化，怡然自得，毫無惱怒憎恨之心，內心沒有過多的思慮，於是能夠安靜、愉快地生活，不過度疲累，精神不外散，所以，他們多半相當長壽。另外還有一種養生而德才兼備的人，被稱為『賢人』，能夠根據天地變化、日月運行與星宿方位來順應自然界的陰陽變化，同時依據四時寒暑的規律來調養身體，這樣的人也能永保安康，享高壽。」

御醫養生帖

健康長壽者的特徵

身體健壯、體態勻稱、精力充沛、毛髮潤澤、記憶鮮明、抵抗力強、性功能正常、耳聰目明、聲若洪鐘、牙齒強健、睡眠充足、呼吸平穩、脈象平和。

養生的四種境界

所謂「真人」，就是順應陰陽，不違背四時，清心寡慾、安靜守性的人，這是養生的最高境界，而「真人」通常也較長壽。「真人」的養生祕訣，強調的重點是「順天應人」，在春、夏、秋、冬四季，皆有不同的保健妙法。

中國人講究陰陽調和，並且將人體比喻為小行星，以金、木、水、火、土，五行相生相剋的道理演繹五臟六腑的對應關係。中醫也認為「醫食同源」，因此維持健康的最佳方式不是倚靠藥物，而是藉由食材的滋養與調和來獲得營養。

五行與五味

中醫論點：心、肝、脾、肺、腎等五臟各有喜忌，心宜酸，肝宜甘，脾宜鹹，肺宜苦，腎宜辛。

酸味對應肝臟，肝屬木，筋病患者不宜多食；甘味對應脾臟，脾屬土，肉病患者不宜多食；鹹味對應腎臟，腎屬水，骨病患者不宜多食；辛味對應肺臟，肺屬金，氣病患者不宜多食；而苦味則對應心臟，心屬火，血病患者不宜多食。五行中的金、木、水、火、土對照五臟，而五臟又各自有適宜的食物，其所對應的食物顏色包括紅、綠、黑、白、黃，恰巧又與五行有所呼應。

五色蔬果的健康功效

紅色屬五行中的火，對應心臟，因此能增強心臟之氣，提高人體組織中的細胞活性，而多攝食紅色蔬果能達到預防感冒、補血、補陽的作用，如有形體瘦弱、臉色不潤、貧血、心悸、四肢冰冷、手足無力等症狀，可以紅色蔬果做為補充養分的來源。綠色對應肝臟，肝屬木，因此多攝食綠色蔬果能消除疲勞、舒緩肝鬱、防範肝疾，還具有明目效果，且能提升免疫力。白色屬於五行中的金，而白色蔬果具有養肺的功效，若是腸胃脆弱、易胖體質或膚色欠佳者，可以多攝取白色蔬果。黃色對應五行為土，能增強脾臟之氣，因此多攝食黃色蔬果可以常保脾胃健康，有助於體內廢物的代謝。

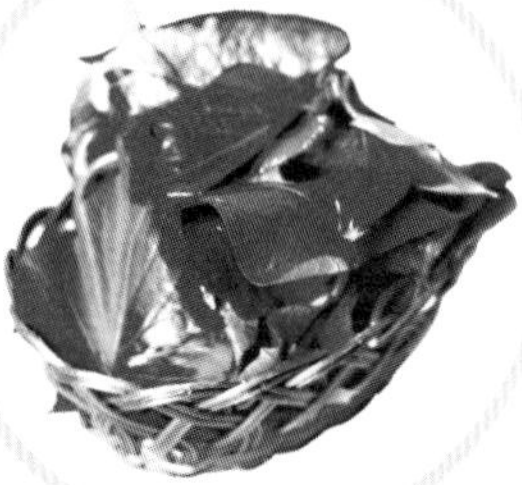

綠色蔬果能維護視力、防癌、強健牙齒與骨骼。

黑色食物對應五行為水，能增強腎臟之氣，所以多吃黑色食物對於生殖、排泄系統有所助益。

◆紅色蔬果的健康功效

紅色蔬果富含維生素A，具有護眼、明目、穩定情緒、減輕疲勞的功效。紅色蔬果中富含大量茄紅素，可以抗氧化、保護細胞膜；而大量鐵質可補鐵、補血，「虛症」及「實症」者皆可食用，如為體型瘦弱、臉色暗沉、貧血、心悸、四肢冰冷、手足無力患者可多攝取。

◆綠色蔬果的健康功效

綠色蔬果能維護視力、防癌、強健牙齒與骨骼，而綠色蔬果代表五行中的木，對應的是肝臟。事實上，所有的深綠色蔬菜都含有豐富的維生素、礦物質、纖維素、葉酸和鐵、硒、鉬等微量元素，有利於維持人體酸鹼平衡，幫助消化。

部分的綠色蔬果同時含有葉黃素，能夠抗氧化、降低罹癌率與心臟疾病的發生率、強健視力、延緩眼睛的老化、病變。

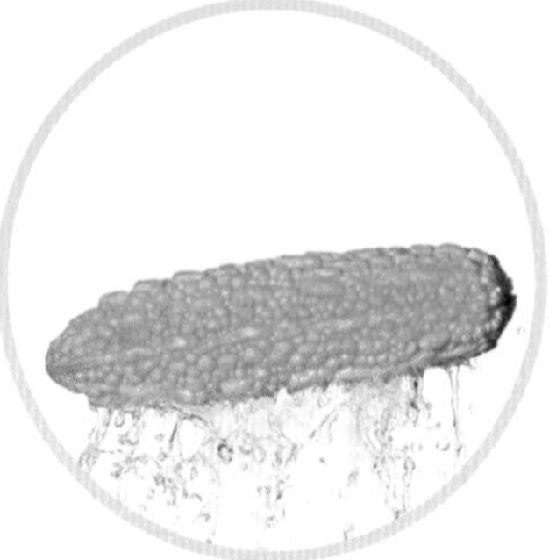

白色蔬果能使心血管運作順暢，還能提高免疫力。

◆白色蔬果的健康功效

白色蔬果對應五行為金，入肺，大多富含蒜素、薑黃素、硫有機化合物、纖維素及抗氧化物質，可以維持膽固醇、血糖濃度正常，使心血管運作順暢，還能殺菌、抗發炎、提高免疫力、預防潰瘍，並且降低腸胃、心血管病症的發生率。

◆黃色蔬果的健康功效

黃色蔬果對應五行為土，入脾，能保護脾胃健康，促進新陳代謝。黃色蔬果富含維生素C及類胡蘿蔔素、類生物黃酮素等營養成分，可延緩肌膚老化、維持造血功能、增強免疫力、改善消化系統不適症狀、益氣健脾、健腦益智、預防夜盲症、維護心臟健康，並能降低罹癌率。

◆黑色蔬果的健康功效

黑色蔬果含有豐富多酚類及植化素，可抑制癌細胞生長、預防心血管疾病、幫助消化、增強免疫力、抗輻射、促進泌尿與呼吸系統健康，還能增強記憶力、抗老化。

五行與五色食物

五行	五臟	五味	代表食物
火	心	苦	大頭菜、苦瓜、百合、香椿、茶葉。
木	肝	酸	橘子、檸檬、柳橙、桃子、柚子、山楂、橄欖。
土	脾	甘	蘋果、甘蔗、西瓜、白菜、薏仁、南瓜、魚肉、肉類。
金	肺	辛	生薑、辣椒、蔥白、茴香、白酒。
水	腎	鹹	海帶、紫菜、海參、海蜇皮、蛤蠣、大麥、小米、醬油。

四季的養生與保健

◆春季宜養肝

春宜養陽，重在養肝。春夏氣候潮溼、炎熱，容易加重肝病患者的「溼熱」體質。因此，肝病患者應特別注意，當有疲倦、口乾、口苦、胸悶、食慾不振、小便顏色變深的症狀，可能是健康異常的警訊，不可掉以輕心。

春季要少吃酸類食物，可以多攝取甘味食物，有健脾的效果，也可多吃芽菜類植物、韭菜、種子等。

◆夏季盡量避免接觸溼氣

夏季的陽氣旺盛而陰氣較弱，這時只要掌握清熱利溼、消暑解毒、養氣滋陰、攝神調心等重點，即能養生。此外，把握居家宜

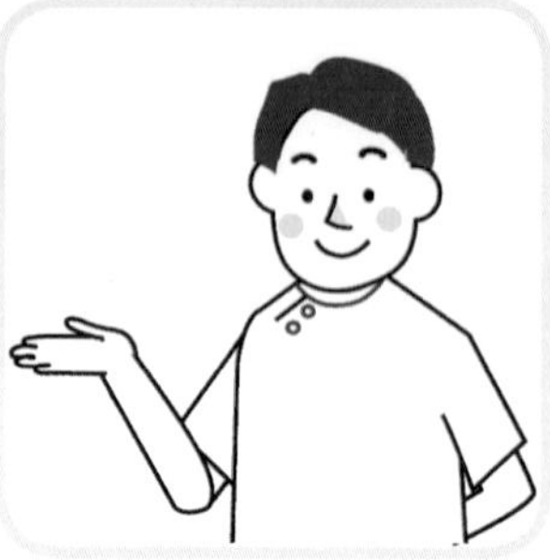
若能做好養生功課，
可以改善體質，還能
增強抵抗力。

清涼、飲食宜清淡、穿著宜清爽、晚睡早起、適時午休、避免接觸溼冷空氣等六大原則，就能達到健身養氣的效果。

◆秋季必須為冬季做好準備

秋天適合調養身心，《黃帝內經．素問．四氣調神大論》提到：「秋三月，此謂容平。天氣以急，地氣以明。早臥早起，與雞俱興。使志安寧，以緩秋刑。收斂神氣，使秋氣平。無外其志，使肺氣清。此秋氣之應，養收之道也。逆之則傷肺，冬為飧泄，奉藏者少。」如此一來，秋季如能提前做好養生功課，不僅能防治秋季常見病症，改善體質，還能增強身體的抵抗力，與對抗寒冷氣候的適應能力。

★養肺宜潤燥

肺為腎之母，若在秋季能夠調養肺臟，冬季就不會因為腎氣不足而產生腹瀉等毛病。肺屬金，其氣為燥，養肺宜「潤燥」，因此，有抽菸習慣的人，此時最好戒菸或者盡量少抽菸；並且避免食用辛辣、油膩食物。

◆冬季的養生與保健

《黃帝內經．素問．四氣調神大論》提到：「冬三月，此謂閉藏。水冰地坼，無擾乎陽。早臥晚起，必待日光。使起若伏若匿，若有私意，若已有得。去寒就溫，無泄皮膚，使氣亟奪。此冬氣之應，養藏之道也。逆之則傷腎，春則痿厥，奉生者少。」

「春夏補陽，秋冬補陰」，冬季時節，人體的消化機能比春、夏、秋季活躍，胃液的分泌量也明顯增加，食量變大，不過，此時不宜運動過度，應該以「閉藏」為主，由此可知，冬季必須要特別注意飲食起居與運動。

控制情緒才能養生

四季因為氣候溫、溼不同，故有適合的養生原則，除了由外在的規律作息、留意飲食外，內在的情緒控管，也是保固臟腑的重點。根據美國的研究顯示，發現每天「開懷一笑」可以明顯降低糖尿病患者的腎上腺素和去甲腎上腺素，這項研究說明了「笑」可以

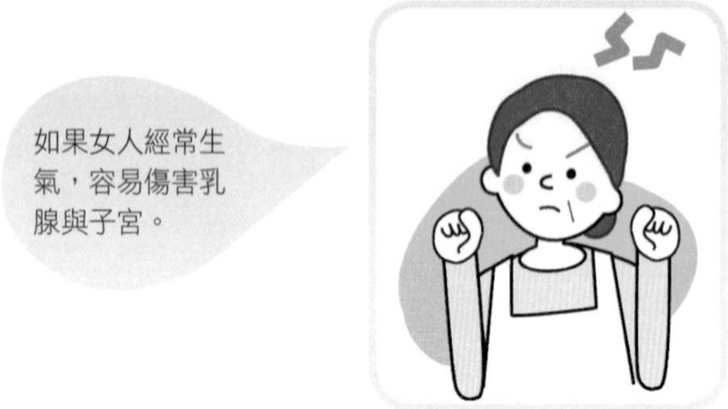

讓他們減壓；不僅如此，「笑」也能夠提高患者體內的「好膽固醇」（高密度脂蛋白）。因此，「笑」的確能降低心臟病發的風險。

《黃帝內經》也有記載：「怒則氣上，喜則氣緩，悲則氣消，恐則氣下，驚則氣亂，思則氣結。」說明了五行相生相剋，好心情能強健體魄，而生氣不僅傷肝、胃，甚至會影響心臟健康。

◆百病生於氣，生氣最傷身

如果男人常生氣，容易傷胃、傷肝，而木對應於肝，肝被壓抑後，木便不能生火，火則對應於心，因此，過度壓抑情緒、苦悶容易罹患心臟疾病。如果女人經常生氣，容易傷害乳腺與子宮，產生子宮肌瘤、乳腺增生等疾病。

人之所以會生病，主要是因為七情六慾失去平衡。養生之道首重養心，平時若能做到「精神內守」的功夫，盡量讓情緒不受外界干擾而起伏波動，如此才能避開**七傷**與相關疾病。其次，可以透過「飲食有節，起居有常，不妄作勞」等方式調養身心，讓身體處於最佳狀態，才能永保安康。

養生關鍵 小補充

何謂七傷？

七傷指因不當的行為或習慣，而使身體招致傷害，包括：吃太飽傷脾、大怒則氣逆傷肝、沉迷房事與久坐溼地則傷腎、食冷飲傷肺、憂愁思慮傷心、風雨寒暑傷形，而恐懼不節則傷志等。

「慢生活」運動

現代人工作繁忙、情緒緊繃而不得抒發，無論是趕公車、趕報告、趕開會，都講求「快」，很快地吃飯、很快地走路、很快地說話，及很短暫地睡眠……。不過，人體的五臟六腑都有其值勤的時間，因此，人們也應該配合固有的生理時鐘，按部就班地作息。有鑑於此，中醫師建議現代人應捨棄「快」，而回歸古代人「日出而作，日落而息」的「慢生活」。

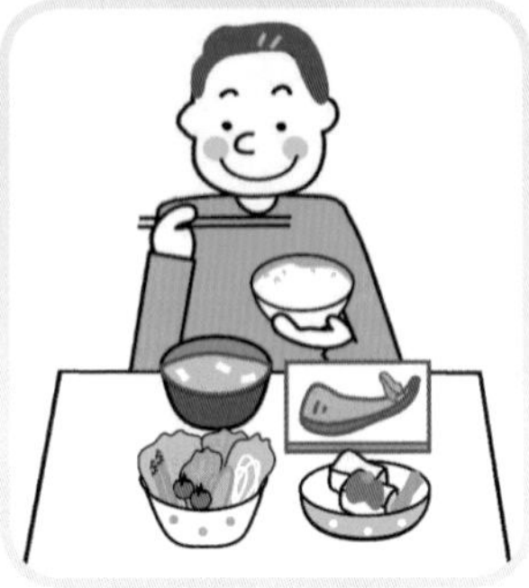

◆慢食

用餐應細嚼慢嚥。醫生建議每天應該花十五至二十分鐘吃早餐，中餐及晚餐則各花三十分鐘左右。特別是老年人，每口飯菜都應咀嚼二十五至五十次，才不會讓飲食中樞失調，不僅能幫助消化，還能使心情愉悅。此外，增加咀嚼次數，還可以消除食物中的致癌物質，正是所謂的養生良方。

◆慢休閒

慢生活的流行，使游泳、瑜伽、氣功、太極拳等慢運動也漸漸引起人們的興趣，這些運動不僅能鍛鍊心肺功能，還能使疲憊的心靈獲得釋放，是促使身心靈合一的養生運動。

◆慢睡眠

配合十二時辰養生法，每日應於二十三點前調整情緒，讓身體及心靈皆做好就寢的準備，一夜安眠後，第二天慵懶地聞著陽光氣味甦醒，才能精力充沛地投入工作。

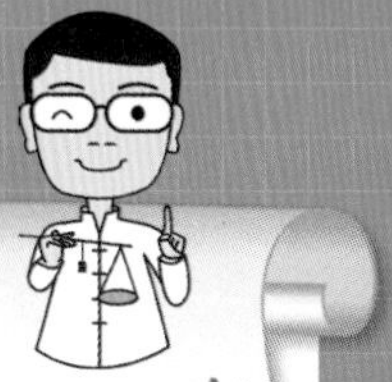

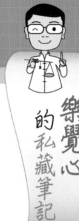

樂覺心的私藏筆記

適宜的養生法則

❶心宜酸，肝宜甘，脾宜鹹，肺宜苦，腎宜辛。

❷紅色食物屬五行中的火，對應的是心臟，多食紅色食物能增強心臟之氣；綠色對應人體的肝臟，肝屬木，多攝食綠色蔬果能消除疲勞、舒緩肝鬱、防範肝疾；白色屬於五行中的金，其具有養肺的功效，如果屬於腸胃脆弱、易胖體質或膚色欠佳者，可以多攝取白色蔬果；黃色對應五行為土，能增強脾臟之氣，多攝食黃色蔬果可保脾胃健康，有助於體內廢物的代謝；黑色食物對應五行為水，能增強腎臟之氣，而經常攝食黑色食物，對於養顏、抗衰老、防癌有益，甚至對生殖、排泄系統也有所助益。

❸「真人」懂得把握天地陰陽的變化，呼吸自然清淨之氣，心神內守而不渙散，形體與肌肉能保持協調與統一，因此，他們多半相當長壽，其實，都是因為他們掌握了養生之道。

❹春宜養陽，重在養肝；夏應把握居家宜清涼、飲食宜清淡、穿著宜清爽、晚睡早起、適時午休、避免接觸溼冷空氣等六大原則就能達到健身養氣的效果；秋天適合調養身心；冬季人體消化機能活躍，胃液的分泌量明顯增加，導致食量大增，但此時不宜運動過度，應該以「閉藏」為主。

❺百病生於氣，生氣最傷身。

❻慢食、慢休閒、慢睡眠等「慢」生活運動。

第二章

CHAPTER 2

人體陰陽「平」才能無病

黃帝曰：「夫自古通天者，生之本，本於陰陽。天地之間，六合之內，其氣九州、九竅、五臟、十二節，皆通乎天氣。」足見陰陽亦主宰人的體質，故與天地間的陰陽相配，方能制定相應的養生方案。

Chapter 2

第一節 陰陽五種人的特徵

黃帝問少師：「聽說人有陰、陽等不同類型，那麼，什麼樣的人稱為陰性人？什麼樣的人稱為陽性人？」少師回答：「自然界中，一切事物離不開五行，人也與五行相應和，並非僅是一陰一陽而已。」

其實，古代人以陰陽將人大致分為五類，分別是太陰、少陰、太陽、少陽、陰陽和平五種類型，這五種不同類型的人，形態不同，筋骨強弱度也不相同，氣血自然也相異。

陰陽五種人的特徵

古代一些善於針灸治病的醫生，通常會根據病人的五種形態給予適當的治療處方，如邪氣過盛就用瀉法治療，正氣過虛則用補法治療。

◆太陰之人

太陰之人，多半貪婪而不講仁德，外表看似謙和有禮，但多為假正經，內心陰險，有進無出，喜得而厭惡付出，而這種人多半喜怒不形於色，不識時務，是標準的利己主義者，慣用後發制人的手段取得優勢。

◆少陰之人

少陰之人，通常貪圖小利，賊心暗藏，一旦看到別人有損失，就會在一旁幸災樂禍，甚至引以為樂，聽到別人有好事發生，反而會感到氣憤難平。

◆太陽之人

太陽之人，喜好表現自己，好大喜功，不過，實際上沒有什麼本事，言過其實，好高騖遠，常常落入剛愎自用、自以為是的思維邏輯中，把事情搞砸了也不思悔改，甚至不認為自己有錯。

◆少陽之人

少陽之人，比較精細審慎，自尊心強，善於交際，並且非常看重名利與地位，有點小成就，便自鳴得意，凡事不喜歡太低調，習慣沽名釣譽。

註：少師，職官名。古代稱少師、少傅、少保為三孤，少師最尊，少傅次之，少保為末。

◆陰陽和平之人

陰陽和平之人，低調內斂，不追逐個人名利也不計較得失，不以物喜，不以己悲，順勢而為，地位雖高卻很謙虛，以理服人，並且具有良好的組織及管理能力。

養生關鍵 小補充

如何辨別陰陽五種人？

1. 太陰之人，面色陰沉黑暗，身材雖高大，卻常故作卑躬屈膝之態，並非真的患有佝僂病。
2. 少陰之人，外貌雖清高，但行為鬼祟，內心深藏害人之心，站立時躁動不安，走路時身體向前傾斜。
3. 太陽之人，高傲自大，自尊心強，習於仰腰挺胸，顯得不可一世。
4. 少陽之人，喜歡把頭抬高，擺出眼高於頂之態，雙手反背於後。
5. 陰陽和平之人，外貌從容，舉止大方，性情隨和，態度嚴謹溫和，待人和顏悅色，目光慈祥和善，處事條理分明。

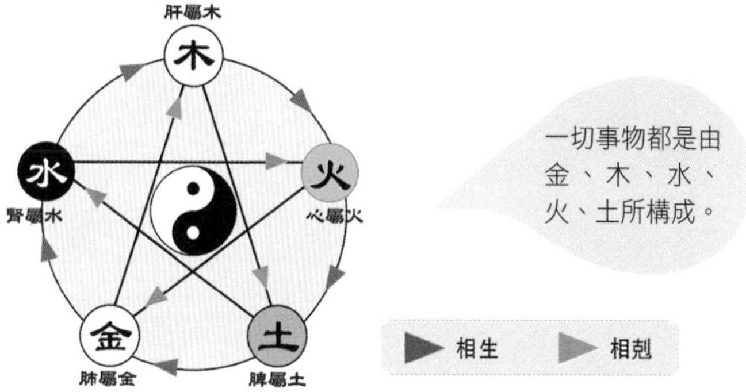

中醫論人體五行

《周易》命理以五行為依據，所謂的五行即為金、木、水、火、土。而中醫所說的五行學說認為，一切事物都是由金、木、水、火、土等五種基本物質所構成。五行相生：金生水，水生木，木生火，火生土，土生金；五行相剋：金剋木，木剋土，土剋水，水剋火，火剋金。

五行學說認為，人的生命活動端賴人體中各臟器相生相剋的聯繫關係，同時與自然界四季的變化有關。五臟與五行的對應關係是：肺屬金、肝屬木、腎屬水、心屬火、脾屬土。

四季的交替搭配五行的演變，形成了生、長、收、藏的過程，同時產生寒、暑、燥、溼、風等變化。人有心、肝、脾、肺、腎五臟，化生為心氣、肝氣、脾氣、肺氣、腎氣，從而產生喜、怒、悲、憂、恐等五種情志。由此可知，喜怒情緒太過，會傷害五臟之氣，寒暑氣候太過則會傷形體；暴怒情緒會損傷人的陰氣，暴喜情緒則會損傷人的陽氣。

◆物極必反，陰陽須調和

一般來說，情緒太過會使氣血突然紊亂、上衝，於是陽氣脫離形體，出現昏厥甚或死亡等狀態。有鑑於此，若是對喜怒哀樂等七情不加節制，甚至忽略寒暑變化，導致生活作息混亂，想要活得長壽又健康，其實並不容易。

所謂物極必反，陰氣過盛則會轉化為陽，陽氣過盛則會轉化為陰。因此，若在冬季時節感染寒邪，第二年春季便會出現溫病；春季感染風邪，夏季就容易產生腹瀉；夏季感染了暑邪，秋季就容易發生瘧疾；秋季感染了溼邪，冬季就容易出現咳嗽症狀。所以，四季養生應該把握不同的重點，如果當季養生得法，就能為下一季儲備良好的能量與體質。

四季養生重點

◆春季的養生重點

春季的三個月包含立春、雨水、驚蟄、春分、清明、穀雨等六

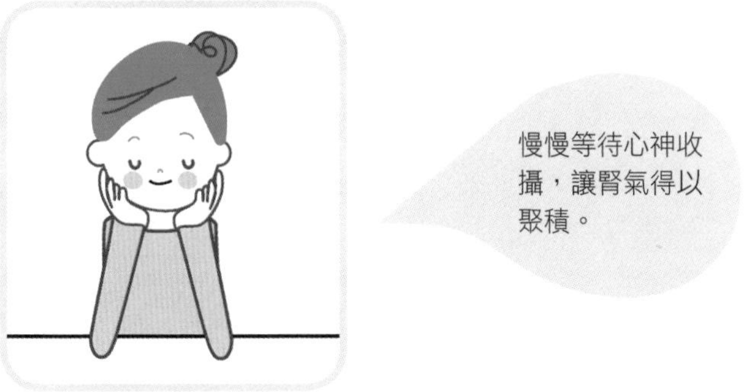

個節氣，古人認為，此時「天地俱生，萬物以榮」，陰陽之氣在此時生發，萬物開始生長，由此可知，最好的養生之道必須從日常生活做起，只要謹守分際與養生之道，就能減少生病的次數。

★晚睡早起

此時為萬物生發之時，不妨晚點睡，但是要早點起床。就寢時間不要超過子時（即晚間十一點至凌晨一點），太陽升起之時就要起床，跟著萬物生發之氣養氣與養心，起床後，以緩慢的姿態在院子裡散步，聚氣凝神。

★輕鬆愜意

起床後，穿著寬鬆的衣物，先不要急著洗漱或著裝，盡量用輕鬆的心情，等待心神收攝，讓腎氣得以緩慢聚積。

★寬和之心

春季不宜殺生，更不應該出現任何暴戾之氣，只需要澆灌與生長，不論面對任何人事物，都要以寬和之心來面對，盡量做到只賞不罰，只給不奪的原則，如此才能涵養心志，有助於養生。

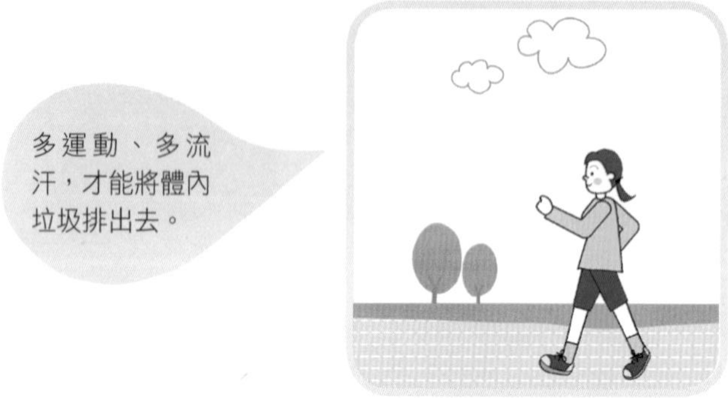

◆夏季的養生重點

夏季的三個月包含立夏、小滿、芒種、夏至、小暑、大暑等六個節氣，古人認為，此時「天地氣交，萬物華實」，陰陽之氣開始交會，萬物逐漸開花結果，此時重陰陽調和，而最好的養生之道就是順勢而為。

★晚睡早起

萬物開始茂盛與茁壯，不妨晚點睡，早點起。夏季氣候炎熱，容易流汗，此時可以充分接收陽氣，讓汗水排出體外，得以宣洩晦氣，才不容易憋出毛病。

★疏洩淤滯

此時宜適當宣洩內在的負面情緒，不要過度壓抑情緒，清空體內毒素後，才能補充適當的營養成分到體內。

★運動強身

多運動、多流汗、少吹冷氣，才能有效鍛鍊肌膚，將體內的垃圾排出去，有助於強筋健骨。

◆秋季的養生重點

秋季的三個月包含立秋、處暑、白露、秋分、寒露、霜降等六個節氣，古人認為，秋季為收斂的季節，此時宜收斂神氣，使情志安寧，以溫和而悠閒的步調生活，切忌暴躁、動怒。

★早睡早起

秋季為收斂的季節，人的心志也要跟著收斂，此時節最好在早上五至七點時起床活動，有助於養腎、安情志。

★收斂性事

古人認為，秋季適合養精蓄銳，在男女性事上也是如此，若能依天時而動，並且收斂養神，性事有節，才能迎接冬眠的來臨，同時應避免受到風寒。

★溫和而氣平

秋季為肅殺的季節，此時心情容易煩躁不安，且情緒悲憤、激動，而最好的應對之道就是讓心平靜而不浮躁，如果反其道而行，任由情緒躁動不安，可能產生心臟、腎臟方面的問題。

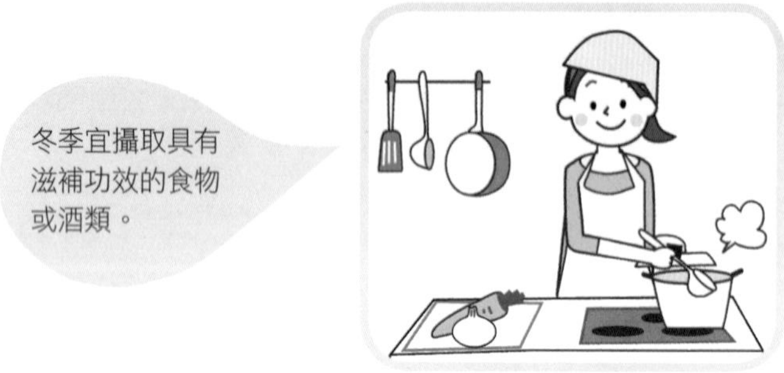

◆冬季的養生重點

冬季的三個月包含立冬、小雪、大雪、冬至、小寒、大寒等六個節氣，古人認為，冬季為閉藏的季節，此時不宜擾陽，萬物將進入冬眠的狀態，靜待春天的來臨，此時宜進補、養生。

★早睡晚起

早睡能夠避免無謂的精力消耗，反而應該養精蓄銳，等到太陽升起後才起床，所以冬季要晚起。

★冬令進補

此時宜攝取具有滋補功效的食物或酒類，才能有效地祛寒就溫。此外，溫補有助於健康，可以補充熱量，儲備能量。

★溫和悠閒

切勿過於激動或暴躁，並以放鬆的心情度過冬季，並藉此儲備春天的能量。冬季講求「藏」，意即「儲備精氣」，而最簡單的方式就是透過睡眠來儲備能量，「不求仙方求睡方」的道理即在於此。因為睡眠的質與量俱佳時，身體的免疫力就能大幅提升。

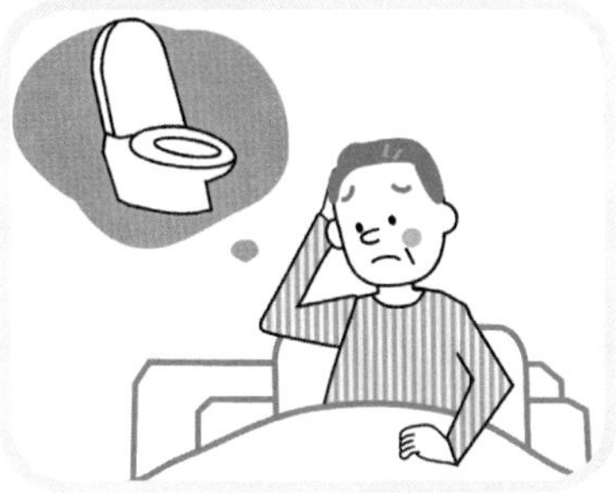

睡眠的重要性

中醫對失眠的論述頗多，古人稱之為「不寐」、「不得眠」或「目不瞑」。《黃帝內經》有云：「胃不和，則臥不安。」後來醫界人士引申為：凡脾胃不和，痰溼食滯而不能安睡者均屬此類。

良好的睡眠具有恢復精神與體力的功能，事實上，生活所需的種種認知能力，如判斷力、記憶力等，都需要藉由睡眠調節，才能維持功能。

睡眠的重要性猶如空氣或水，也許一般人沒有感覺到它的重要性，不過，一旦睡眠出了狀況，身體與生理的環節都有可能受到影響。而現代人生活步調快，壓力也大，再加上生活作息紊亂與飲食內容不均衡，導致失眠人口越來越多。而中醫認為，失眠與心、肝、腎等臟器盛衰有關。

◆心主神明

心臟主要掌管人的精神活動，心神失常容易導致精神錯亂、神智異常；若是心神不安則會出現失眠、驚悸、多夢等症狀。

御醫養生帖

如果連續一個月有以下症狀，則可能為失眠症：

1. 臥床後無睡意，輾轉反側或思慮無度。
2. 睡眠品質差，醒來後感覺頭昏、神疲或越睡越累。
3. 睡眠中惡夢連連，容易驚醒。
4. 睡不安穩或易受干擾，易醒難眠，感覺睡得不踏實。

◆肝主疏洩

肝臟負責調節各生理功能，如情志活動、代謝、消化、排泄等，睡眠與情緒好壞息息相關，如果肝臟無法順利疏洩，不能調節情志，也可能導致失眠。

◆腎藏精

中醫講陰、陽，最根本的來源便是腎陰與腎陽。腎精是人體的基礎，腎陰、腎陽皆由腎精轉化而來，如果最基礎的部分失常，其他部位也會跟著異常。

若失眠問題在於心臟，主要表現有心悸、健忘、多夢、心神不寧等症狀；若失眠問題與肝臟有關，可能表現出性情急躁、易怒等情緒；若失眠問題與腎臟有關，在失眠的過程中，可能經常伴隨腎陰不足，並且出現腰痠、潮熱、手心足心紅熱等症狀。

◆具有舒壓與安眠效果的中藥

❶大棗

大棗味甘、性溫，能保護肝臟，改善失眠、心悸、煩躁等症，

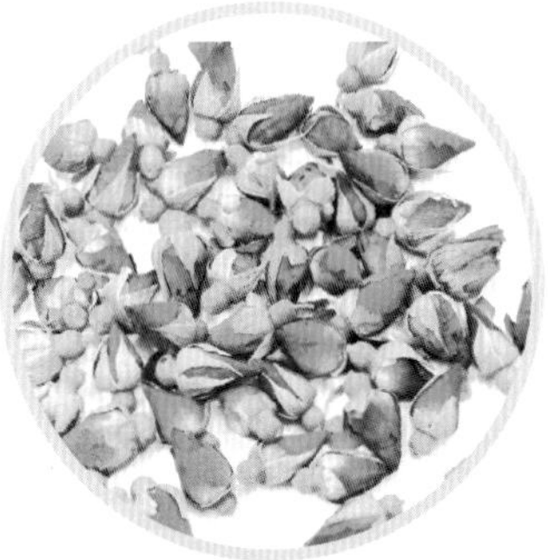

玫瑰：屬於寒性，具有疏肝、解鬱悶的功效。

還能緩解更年期不適、婦女經期不順等症。

❷玫瑰

玫瑰屬寒性，可緩解因為壓力而引起的肝臟不適症狀，具有疏肝、解鬱悶的功效。

❸女貞子

味甘、略苦，性涼，並且能降低膽固醇、血壓，還能緩解失眠症狀，安神健腦。

❹丹參

味苦，性微寒，具有活血、消腫鎮痛等功效，也能治療慢性肝炎，還具有安神鎮靜等效用。

❺蓮子

蓮子味甘、澀，性平，任何體質都適合食用，可以解決心脾方面的問題，若是天氣悶熱或晚上不易入眠時，蓮子具有清熱解煩悶的功效。

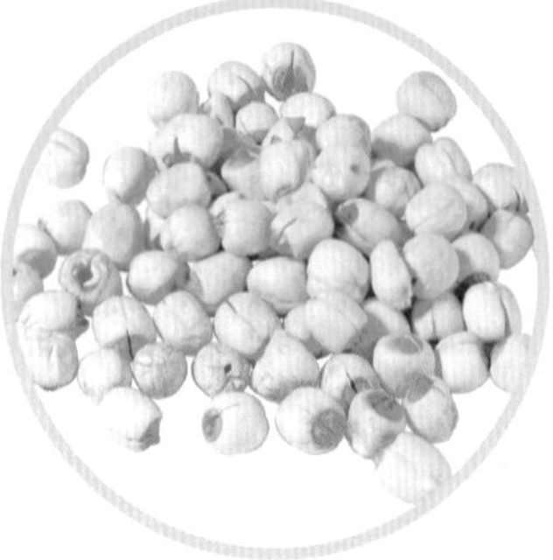

蓮子：味甘、澀，性平，任何體質都適合食用。

❻石菖蒲

味苦，性溫和，具有提神醒腦、鎮靜等功效，也有助於改善憂鬱、躁鬱、健忘、失眠等症。

❼百合

百合味甘、微苦，性屬微寒，具有潤肺效果，若是感到憂鬱或煩悶時，喝些百合熬煮成的湯汁有助於清心、安神，容易入睡。

❽牡蠣

牡蠣味鹹且澀，性屬微寒，具有去熱清火、滋陰平肝等功效，可以治療失眠、眩暈、遺精等症。

❾小麥

小麥味甘，性涼，含有豐富維生素B，可以修復肝臟，有收斂盜汗、安定神經等功效。

❿龍眼

龍眼味甘，屬於溫性食物，具有幫助神經傳導的效果，也有安神效果，有助於改善失眠、健忘等症狀。

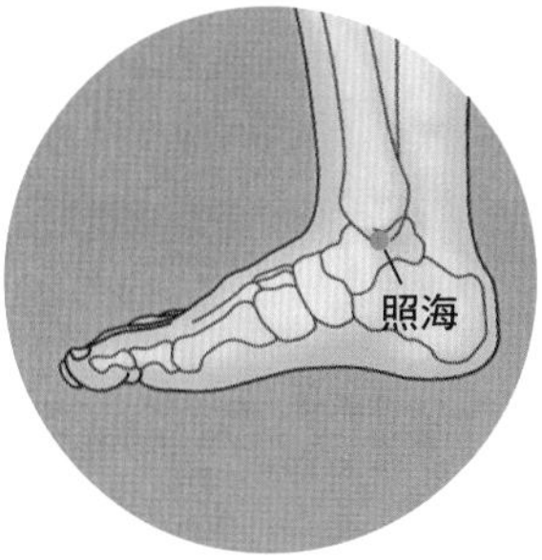

照海穴

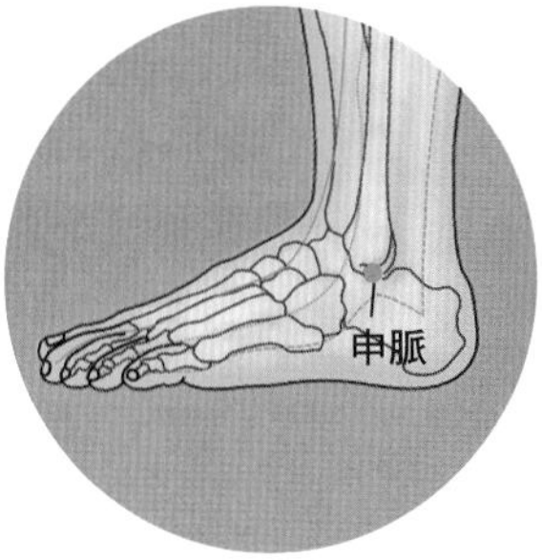

申脈穴

◆失眠時可按摩的穴位

根據《黃帝內經》的說法，失眠是由於陽氣太盛、陰氣太弱，導致睡眠時間仍然無法閉目，故治療失眠，可以按摩陰蹻脈與陽蹻脈的起點——申脈穴、照海穴。

★申脈穴

位於足外側部位，腳外踝中央下端一公分凹陷處。申脈穴屬於足太陽膀胱經，是陽蹻脈的起點，而膀胱經、陽蹻脈皆入於腦，膀胱經別又通於心，心主神明，腦為元神之府，故按摩它有寧神定志的功效。

★照海穴

位於足內踝的下緣凹陷處。照海穴屬於足少陰腎經，腎經之經氣歸聚於此。故按摩此穴，能夠安腦寧心，並且治療失眠。

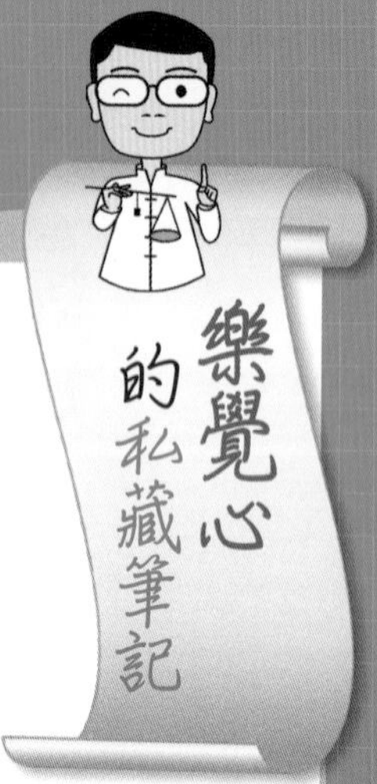

陰陽調和為養生之本

❶太陰之人，面色陰沉黑暗，身材雖高大，卻常故作卑躬屈膝之態，並非真的患有佝僂病。

❷少陰之人，外貌雖清高，但行為鬼祟。站立時躁動不安，走路時身體向前傾斜。

❸太陽之人，高傲自大，自尊心強，習於仰腰挺胸，顯得不可一世。

❹少陽之人，喜歡把頭抬高，擺出眼高於頂之態，雙手反背於後。

❺陰陽和平之人，外貌從容，舉止大方，性情隨和，態度嚴謹溫和，待人和顏悅色，目光慈祥和善，處事條理分明。

❻中醫認為，失眠與心、肝、腎等臟器盛衰有關，心主神明、肝主疏洩、腎藏精。

❼正確的睡眠姿勢應該是仰臥睡，或向右側睡。

❽治療失眠，可以同時按摩陰蹻脈與陽蹻脈的起點——申脈穴、照海穴。

Chapter 2

第二節 陰陽五種人的識別與治法

黃帝問少師：「對於五種不同類型的人該如何治療？」少師回答：「太陰之人，必須迅速瀉其陰分。少陰之人，若體內六腑不調時，容易精氣衰敗，必須詳察陰陽盛衰情況而進行調治。太陽之人，在治療上不可損傷其陰氣，也不可耗傷其陽氣，一旦陰陽俱脫，可能會暴斃。少陽之人，陽氣多而陰氣少，治療上應補其陰經而瀉其陽絡。至於陰陽和平之人，陰陽之氣調和，只需審察其臟腑氣血的有餘或不足，然後進行調治即可。」

望聞問切判定體質

中醫診治病情的四個方法為望、聞、問、切，藉此得知病患的症狀、體質，進而找出適合的治療方式與藥方。

◆望診──觀察氣色

所謂的「望」即為察言觀色，透過觀察病人的氣色就能看出病症與身體的問題，特別是臉部、舌質、舌苔與內在臟腑之間的關係密切，有鑑於此，只要五臟六腑發生病變，必然反映到體表。

面部色澤可分青、紅（赤）、黃、白、黑五色，相應於五臟肝、心、脾、肺、腎，因此，若病患的臉部呈現漆紫色，可能有腎臟方面的問題；病患面容略有脫色現象，可能有肝臟方面的問題；病患面色如塵，可能有膽病的症狀；下眼袋若特別大，可能有小腸方面的疾病；兩眼發直呆滯，可能有心經方面的問題；鼻頭發紅可能有胃火過盛的問題。

此外，從人體形態中也可看出各類病情變化，如肥胖的人容易出現陽氣不足、痰溼的症狀；清瘦的人容易有陰血不足、陽盛火旺等症狀。

筆者以中醫的舌診為例，舌頭與人體臟腑各器官之間的關係密切，當臟腑功能失調時，必會反映在舌頭上。

舌尖屬心肺、舌邊屬肝膽、舌中屬脾胃、舌根屬腎，從舌頭的相應位置可以看出五臟病變，而根據舌質顏色、潤燥、晦暗及舌頭的形態、大小等也可以判斷臟腑病變程度。

中醫對舌象的觀察包括舌質、舌苔顏色及厚薄、舌體形態等，透過舌苔的不同情況，能觀察身體內的寒、熱、虛、實，由此可知，舌苔能夠反映出身體的狀況，就像是人體健康狀況的一面鏡子。

舌診主要觀察的是舌質和舌苔。舌質指的是舌的本體，觀察舌質狀況可以了解患者本身正氣的盛衰狀況，舌苔則是舌質表面所覆蓋的苔垢，觀察舌苔狀況，就能了解患者所受的邪氣深淺。

養生關鍵

小補充

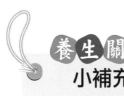

看中醫之前的注意事項

為了讓醫生獲得真實而準確的資料，找中醫看病前，一定要注意下列事項：

1. 不要化妝，不要食用會染舌苔的食物和藥物。
2. 不要使用香水等氣味濃烈的護膚品。
3. 不要做劇烈的運動。

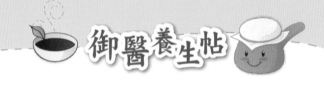

✦舌苔變化與疾病

舌苔之所以能反映疾病狀況，主要是因為它可以透過胃氣與五臟六腑產生密切關聯，而在正常情況下，舌苔應是淡薄而白，溼潤，不滑不燥。

1. 舌苔發白：體內有寒氣存在，主要是因為吃了寒冷性的水果、蔬菜或冷飲所致。
2. 舌苔發黑：脾胃功能消退，表示消化能力變得極差。
3. 舌苔發黃：體內有熱氣存在，多數是寒中帶熱、虛中帶熱，也是俗稱的上火。
4. 舌苔發黃：多數是由於氣虛而引起的消化不良，同時也代表脾胃出現問題。
5. 沒有舌苔：主要是因為久病虛弱、感冒、發熱所致。

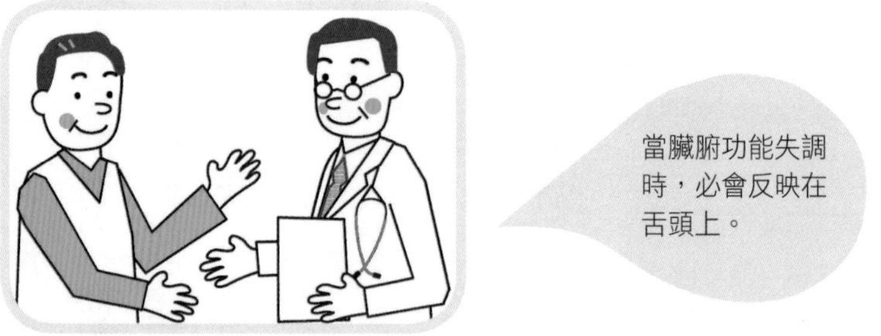

御醫養生帖

中醫論聲音

中醫認為，肺主一身之氣，氣動則有聲，氣病則聲變。說話發聲與肺、喉、舌、齒、鼻子等器官有關，而身體各處聲音的變異也與臟腑健康有關，健康者聲音自然、音調和諧。

◆聞診——診聽聲息

所謂的「聞」即為聽診氣息，透過病人的聲音、說話時的情感強弱等細節就能得知疾病之所在、臟器健康與否。中醫相當注重觀察病人的呼吸氣息或排泄物氣味，透過異常氣味可以了解病患體內的各類疾病。一般來說，惡臭者多屬實熱，略帶腥味者多屬虛寒。用鼻子嗅聞病人身上的氣味或病人的排泄物、分泌物氣味（如汗氣、口氣、月經、白帶），有助於分辨病情。

中醫在聞診時會用耳朵聆聽病人的聲音、呼吸、咳嗽、聲息、嘔吐、打嗝等，如果病患說話有哭腔，代表肺部有問題；如果病患說話時近似嘶吼，可能有肝臟方面的疾病；如果病人說話時聽似呻吟，可能是腎臟方面出現問題；如果病患說話語帶笑意、開心過度，可能有心神渙散方面的問題；如果病患說話語調聽來高亢，像是引吭高歌，可能有脾臟方面的問題；如果病患經常哈欠連連，代表胃寒、胃虛；經常唉聲嘆氣的人，可能有膽經方面的問題；經常打嗝的人可能有脾經方面的問題。

◆問診——詢問症狀

所謂的「問」即為詢問症狀，透過專業問診，醫師更能掌握病患的身體狀況與疾病隱憂。像是詢問大小便狀況，即可了解腎臟與肺臟功能，至於痛點為何、疼痛感覺等，都需要病患根據自身的狀況詳細回答，才能透過問診讓醫師掌握病情，對症下藥。例如：牙痛可能代表胃經痛；小腿肚疼痛可能代表膀胱經出現病狀；咽喉兩邊疼痛可能表示心經與脾經有問題。

養生關鍵 小補充

十問歌

古代醫生為了強調問診的重要性，編了一首十問歌：「一問寒熱二問汗，三問頭身四問便，五問飲食六問胸，七聾八渴俱當辨，九問舊病十問因，再兼服藥參機變。婦女尤必問經期，遲速閉崩皆可見。再添片語告兒科，天花麻疹全占驗。」

從十問歌可以看出問診的重點，以及透過問診所能得到的資訊。

御醫養生帖

脈診要點

1. 最好選擇在早晨進行脈診。
2. 觀察眼睛的神氣盛衰狀況、面部五色變化。
3. 診察五臟之氣的盈虧、六腑功能的強弱。
4. 觀察形體的強壯或衰敗。

◆切診——摸脈象

所謂的切診是指醫生用手觸摸病人身體的意思，藉此得知疾病的變化，又分按診和切脈兩種。按診就是用手按壓病人胸腹或觸摸病人其它部位的診療方法；而切脈即為觸摸脈象，又稱為摸脈，由於全身脈絡在體內像網絡一樣密布，所以，只要任何部位發生病變，就會影響全身的氣血循環，而這些變化會從脈搏顯示出來，因此中醫師能透過摸脈診病，以手指按壓在脈搏上，就能感覺到脈絡與疾病的相關性。

中醫相當重視把脈，因為脈象可以透露出氣血的多寡與大小，有助於對症下藥以及拿捏適當的用藥劑量。

★中醫切脈的方法

遍診法：觸摸全身各處特定部位的動脈。

寸口脈法：觸摸手腕後的橈動脈表淺部位。

陰陽五種人的治療方式

很多人認為，只要三餐定時，不特別挑食，應該就能達到基本的養生效果，不過卻忽略了適合自己或不該攝取的食物內容，其根本原因在於沒有認清自己的體質。中醫觀點認為，除了選擇天然食材、自然烹調方式外，最好根據不同體質搭配適宜的食材與食物屬性，避免不適合體質的飲食，才能達到均衡與健康的目的。

◆適合太陰之人的治療方式

《黃帝內經》裡形容太陰之人：面色陰沉黑暗，身材雖高大，卻故作卑躬屈膝之態，並非真的患有佝僂病。體質通常陰盛而無陽，陰血濃濁，衛氣滯澀，陰陽不調，所以筋緩皮厚，治療上若不迅速瀉其陰氣，便不能使病情好轉。

★你是陰寒體質者↓

適合溫、熱性及甜、辛味類食物，忌食陰寒類食物。適合的食物種類有牛、羊、雞、鵝、乳製品、魚類（鱔魚、鰻魚、鯽魚、帶魚）、韭菜、芥菜、油菜、南瓜、蘑菇、大蒜、薑、龍眼、荔枝、葡萄、棗、栗子、桃、杏、紅糖等。

◆適合少陰之人的治療方式

《黃帝內經》中形容少陰之人：外貌雖清高，但行為鬼祟，深藏害人之心，站立時躁動不安，走路時身體向前傾斜。體質為陰氣多而陽氣少，通常胃小而小腸大，如果體內六腑不調時，容易血液流失，精氣衰敗，必須詳察陰陽盛衰情況來進行調治。

★你是痰溼型體質者↓

適合健脾利溼、化痰祛溼類食物，飲食忌過於肥膩，不宜飲用酒類與糖類，並且切忌吃過飽。適合的食物種類有芹菜、香菜、菠菜、白蘿蔔、冬瓜、莧菜、小白菜、荸薺、紫菜、海蜇皮、洋蔥、扁豆、薏仁、赤小豆、蠶豆、枇杷、棗類等。

◆適合太陽之人的治療方式

《黃帝內經》中形容太陽之人：高傲自大，自尊心強，習慣仰腰挺胸，顯得不可一世。體質為陽氣多、陰氣少，在治療上不可損傷其陰氣，也不要過度耗損其陽氣，若是陽氣過多浮於外，就會發

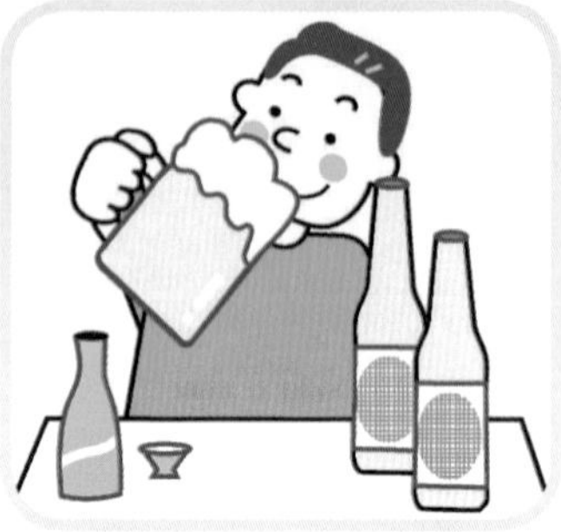

狂，一旦陰陽俱脫，便容易暴斃或不省人事。

★你是陽熱型體質者↓

適合寒涼性或苦味食物，但必須忌辛辣與燥烈食物，如薑、辣椒、蔥等，至於溫陽類食物如牛、羊肉等也該有所限制，嚴禁飲酒。一般蔬果皆可食用，如紫菜、海帶、芝麻、紅蘿蔔、百合、綠豆、銀耳、苦瓜、冬瓜、萵苣、蓮藕、菠菜、芹菜、竹筍、莧菜、番茄、香蕉、西瓜、柿子、梨、柚子等，另外，也可攝食鴨、蟹肉、海蜇皮。

◆適合少陽之人的治療方式

《黃帝內經》中形容少陽之人：喜歡把頭抬高，擺出眼高於頂之態，雙手反背於後。體質為陽氣多而陰氣少，經脈小而絡脈大，血深在內，氣淺於外，治療上應補其陰經而瀉其陽絡，以氣為主，若單獨洩其絡脈，會迫使陽氣快速消耗，導致中氣不足，之後病症將很難醫治。

陰陽五種人與體質

太陰之人	少陰之人	太陽之人	少陽之人	陰陽和平之人
陰寒體質	痰溼體質	陽熱體質	乾燥體質	中性體質

★你是乾燥型體質者↓

適合清淡、潤燥，能生津的食物類別，忌食燥烈類食物，如蔥、薑、蒜、韭菜等。適合的食物種類有動物肝臟類、豬、魚類、雞蛋、豆腐、乳製品、乳糖、菠菜、水梨、蘋果、杏、椰子、棗子、檸檬、桃子、番茄、草莓、芝麻、黃豆、百合、果仁類、蜂蜜、甘蔗、蔗糖、冰糖等。

◆適合陰陽和平之人的治療方式

《黃帝內經》中如此形容陰陽平和之人：外貌從容，舉止大方，性情隨和，態度嚴謹溫和，待人和顏悅色，目光慈祥和善，處事條理分明。治療上，只需留意其面容儀態與虛實，審察其臟腑氣血的有餘或不足，然後進行調治即可。若邪氣盛則用瀉法，正氣虛則用補法，虛實不顯則根據病邪所在經脈取穴治療即可。

★你是中性體質者↓

各類食物皆適合食用，但切勿偏食，飲食均衡即可。

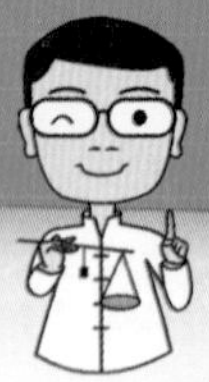

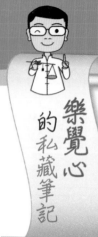

樂覺心的私藏筆記

依照體質調養，才能健康長壽

❶中醫觀點認為，除了選擇天然食材、自然烹調方式外，最好根據體質的差異來搭配不同的食材與食物屬性，避免不適合體質的飲食習慣，才能達到營養均衡與健康的目的。

❷陰寒型體質者適合溫、熱性及甜、辛味類食物，忌食陰寒類食物。

❸痰溼型體質者適合健脾利溼、化痰祛溼類食物，飲食忌過於肥膩，不宜食用酒類與糖類，並且切忌吃太飽。

❹陽熱型體質者適合寒涼性或苦味食物，但忌食辛辣與燥烈食物。

❺乾燥型體質者適合清淡、潤燥，能生津的食物類別，忌食燥烈類食物。

❻中性體質者，適合食用各種食物，但切勿偏食，飲食均衡即可。

Chapter 2

第三節 以五行細分陰陽五種人

關於人的分類，岐伯說：「宇宙間一切事物都稟受五行之氣，離不開五行變化的道理，人類也是如此。所以五五二十五人之形，各有特徵，而不僅僅只有陰陽兩類人。」

黃帝說：「我想了解二十五種人的具體情況，該如何從外部表現測知內部生理、病理情況？」

岐伯回答：「先明確木、火、土、金、水五種類型的人，之後按照五色的不同加以區別，就可以知道二十五種人的形態了。」

五行人的基本特色

中醫理論中另有「五行」之說，五行即為木、火、水、金、土的概念。人體也分五行，各有不同的外型與脾氣。

◆木形人

木形人的特徵是：皮膚為蒼色，像東方的蒼帝，頭小，面長，肩背寬大，身直，手足小，有才智，好用心機但體力不強，時常跑

木形人的整體特徵

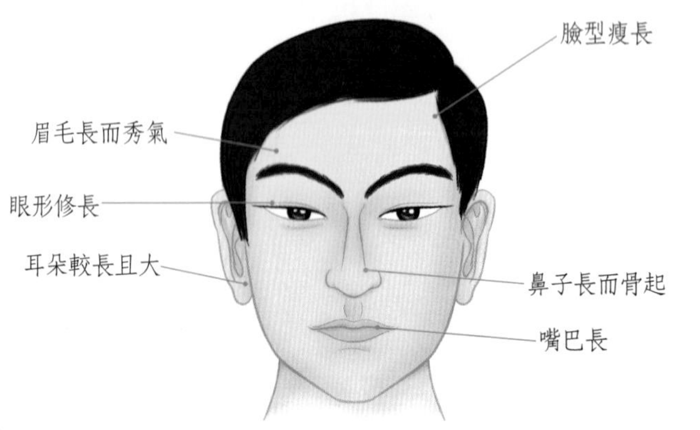

醫院，多有自律神經失調、面紅耳赤、心跳快速、坐立難安等困擾，並且憂勞於各種事物；能夠耐受春夏，不耐秋冬，在秋冬季節經常受到病邪影響而產生疾病。此形人容易罹患與肝、脾功能相關的疾病，平時宜以「疏肝理脾解鬱」作為預防疾病的重點，尤須避免憂愁情緒或憂煩之事。

形—遠看像一棵樹，面長（上寬下窄），瘦而露骨；肩寬背聳，身材細高，手指長。

色—面色蒼白略帶青色，以及殺氣，予人嚴肅之感，發怒時青筋暴露。

聲—聲音直而短促。

音—說話多為齒音。

行—走路時腳步抬高，落地時則高壓有聲。

◆火形人

火形人的外型類似赤帝，特徵是：皮膚呈紅色，齒根寬廣，臉面瘦小，頭小，肩、背、腰、腹及雙腿發育頗為勻稱，這形人多屬常動腦或虛胖之人，經常處於緊張與壓力狀態，說話較為天花亂墜，一旦動腦，有一發不可收拾的傾向，難以控制。一般來說，火形人的手足小，但走起路來步履急速，心性也急，肩背肌肉豐滿，看來相當有氣魄。個性不重財物，但少守信用，憂慮過多，對事物的觀察力和分析力頗佳；外型姣好，但性情急躁。

火形人多能忍受春夏的溫暖，不耐秋冬的寒冷，秋冬時節容易感受外邪而生病。此形人容易罹患心血管、腦部方面的疾病，平時宜以「調心」作為預防疾病的重點，尤其需要注意情緒的調節與適時放鬆。

火形人的整體特徵

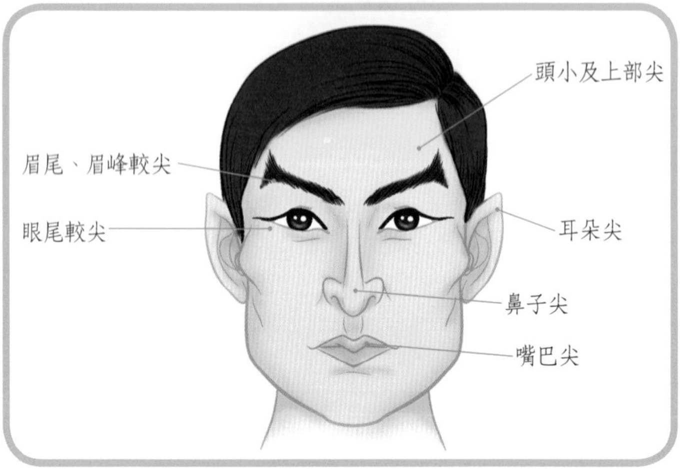

形—臉型上尖下窄，中間寬，面如棗核且圓潤，鼻頭尖，下顎尖，單眼皮，毛髮枯黃而稀疏，身材中等，體型豐滿。

色—面色赤紅，激動時容易臉紅脖子粗。

聲—聲音尖而高，帶有破音。

音—說話舌音重。

行—走路時腳步輕、急且快，上身搖擺而缺乏穩重之態。

◆土形人

土形人的外型類似黃帝，特徵是：黃皮膚，大頭，圓臉，肩背豐滿、健美，腰腹壯大，兩腿相當健壯，手足小但是肌肉豐滿，發育勻稱，步態輕盈而穩健；能獲得許多人的信賴，個性內斂、安靜而

土形人的整體特徵

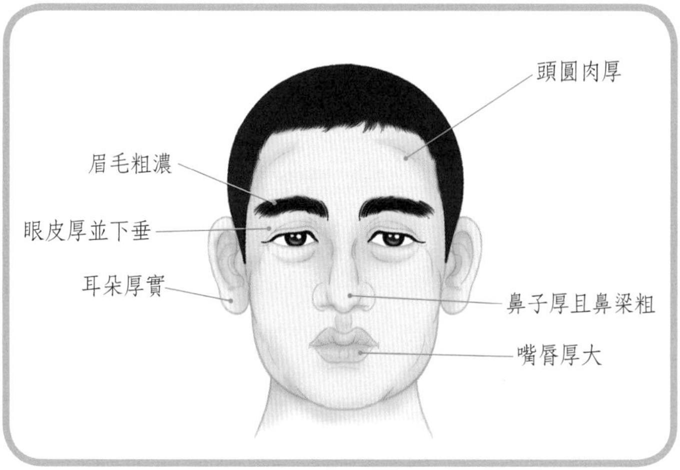

不急躁，樂於助人，不爭權勢，喜歡與人合作；這形人多半開朗豁達，但愛好美食，難以節制飲食，因此容易罹患消化系統疾病以及過敏性體質，如腹瀉、臉部浮腫、糖尿病、痛風等病症。平時宜以「健脾胃」作為預防疾病的重點，飲食方面必須忌口，清淡為宜。

這種類型的人能夠適應秋冬的寒涼，不能忍受春夏的溫熱，春夏時節容易受到外邪而生病。

形—方頭大耳，脖子短，腰厚背隆，肌肉結實，體貌敦厚，蒜頭鼻，身材短小，手指短。

色—面黃，情緒激動時更為明顯。

聲—聲音宏亮而低沉。

音—說話鼻音重。

行—走路時，腳踏實地，腳步沉重。

金形人的整體特徵

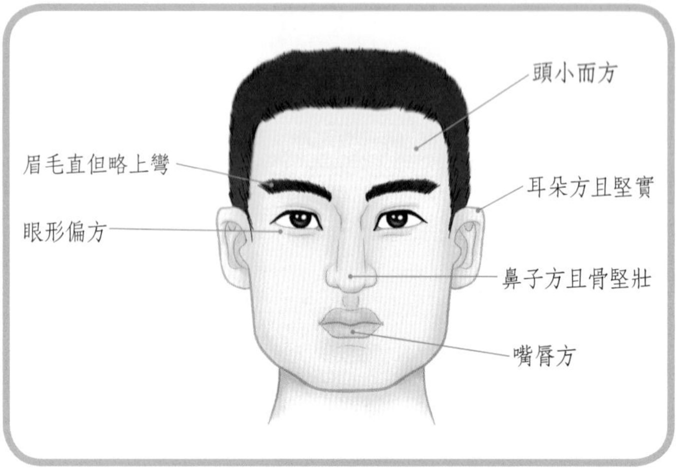

◆金形人

金形人的外型類似白帝，特徵是：臉呈四角形，皮膚白，頭小，肩背小，腹小，手足小，走路相當輕快，個性廉潔而不貪，有時看來相當強悍，且具有領導長才，判斷力佳。金形人能耐受秋冬，不能耐受春夏。這形人較易罹患與肺、大腸、呼吸系統相關的疾病，宜留意呼吸系統方面的問題，平時應該多運動，少說話。

形—長方臉，眉清目秀，脣薄齒利，眼皮薄，手背薄，能言善道，下顎尖細，身形苗條。

色—面色潔白，激動時更為明顯。

聲—聲長且清脆而響亮。

音—說話喉音重。

行—走路較快速，俏麗而活潑。

水形人的整體特徵

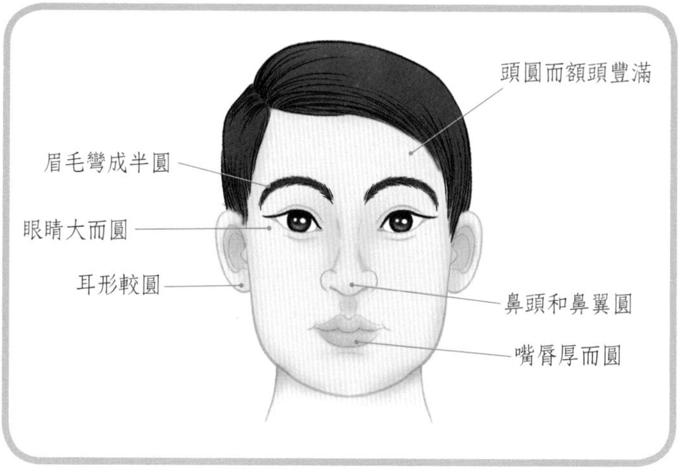

◆水形人

水形人的外型像北方的黑帝，特徵是：皮膚黑，頭大面圓，口大脣厚，肩小，腹大，手足好動，走路時常搖擺身體，背脊長，下半身較長，不卑不亢，善欺詐，常有意外之禍；能耐秋冬的寒冷，不耐春夏的溫熱，春夏時節容易感受邪氣而生病。此形人容易罹患泌尿道、膀胱系統、生殖系統等疾病，除了「補腎」之外，最好勤做強化脊椎骨方面的運動，並且保持心性純正。

形—面圓，脣厚，眉粗目大，毛髮重，雙下巴，體貌豐腴，眼皮厚，手背厚。

色—膚色黑，生氣時更明顯。

聲—聲慢長，低沉。

音—說話喉音重。

行—走路遲緩，兩腳拖行。

五形人適合從事的行業

五形人的外型、個性不同，擅長與喜好自然大不相同，因此各有適合的行業類別：

◆木形人

個性剛柔並濟，博愛為懷，天資聰穎，在學習方面多以文藝為主，優點為公私分明，不循私枉法，為人存濟世懷抱，故事業利於公共機構、醫業、慈善、宗教、社交、教育、經濟等，例如：文學、文藝、文具店、作家、教師、校長、出版社、公務員、從政、木材製造業等。

◆火形人

活動力強，走路有如虎行鷹翔，好高騖遠、脾氣暴躁，因此容易與人產生紛爭，喜歡逢迎耳討厭忤逆。一般來說，火形人通常溫恭有禮，善事應酬，勇而無悔，聲威顯赫，此種人利於軍政、機械、建設、交際、法律、醫事等，可展其長才。例如：光學、化學、廚師、技師、理髮師、軍人、演說家、律師等。

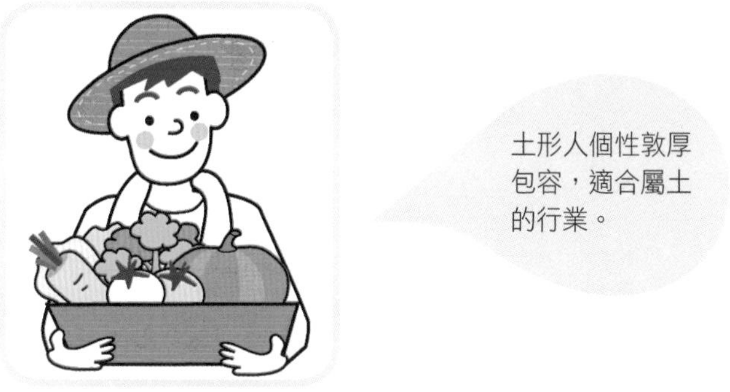

◆土形人

個性敦厚包容、富組織能力，善於革新，為人儀表端莊大方，有大將風範，所以通常交遊廣闊，富機智且多變化，因此利於創業、開闢建設，以及其他屬土的行業，例如：建築師、農人、房地產買賣、古董鑑定師、仲介類、代書、設計師等。

◆金形人

秉性剛正，做事正直不阿，缺點是喜歡競奢，容易意氣用事，優點是做事必定有始有終、敢作敢當。為人多才多藝，善攻讀詩詞、繪畫，故利於創作、鑑古、美術或其他與「美」有關的行業。例如：礦業、武術家、民意代表、五金商、大法官、金融界、珠寶業、作曲家等。

◆水形人

個性勤學不倦，精益求精，力求啟發智慧，能助人上進，處世隨方逐圓，以和為貴，樂於施人恩惠。為人聰明機警，文筆佳，通方言，擅理論，好購書，喜整齊，能編纂，利於文學事業及其他屬水行業，例如：船員、漁產、旅遊業、記者、編輯、偵探等。

氣血強弱影響毛髮生長

不論男女，都希望自己擁有一頭烏黑秀髮，因為身上的毛髮越旺盛、色澤越烏黑潤澤，會讓人看來更顯青春，所以，稍有年紀的中老年人為了讓自己看起來不顯老態，更有活力，通常會將灰白髮色染黑，或是拔除灰白髮。中醫認為，毛髮的色澤、亮度與人體的氣血功能狀態有關，而有些年輕人很早就出現白髮，這多半與血虛燥熱，毛髮有欠調養有關。一般而言，白髮受到腎、脾、肝臟的影響，可能表示肝腎虧虛，陰血不足，由此可知，白髮就是因為氣血不能榮養毛髮的緣故。

中醫認為，若是腎氣精血缺損，加上後天脾胃虛弱、氣血無法生化，毛髮容易枯黃、掉落，甚至變白。因此，中醫強調「腎主骨，生髓、藏精，其華在髮」、「肝藏血，髮為血之餘」，此外，頭面為身體各陽脈會合處，人體氣血都會聚集於頭部，若氣血不能到達頭部，可能會導致頭髮變白。而白髮較多者通常有血熱、腎氣虛弱、氣血衰弱等體質特色。

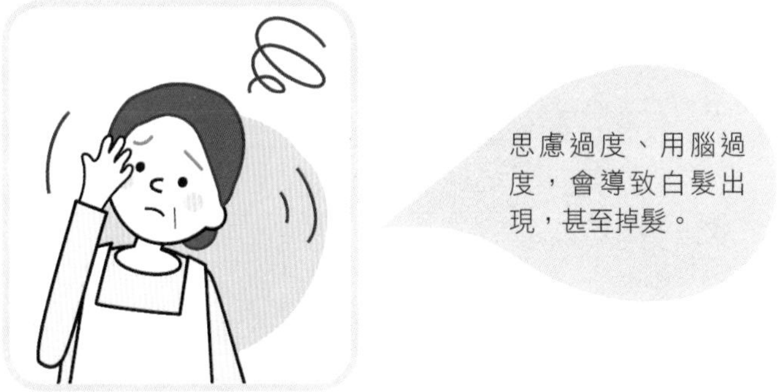

早生花髮煩惱多？

中醫認為，髮為腎之華，頭髮的根源在於腎臟，所以，頭髮又稱為「血之餘」。在五行中，腎又主黑，因此頭髮早白表示有腎虛現象，而頭髮乾枯則與肝血不足有關，兩鬢斑白則與少陽火偏旺有關，此外，有人的後腦勺的頭髮容易變白，那是因為太陽經與膀胱經氣虛。至於有些人年紀輕輕就滿頭白髮，他們多半聰明，但是煩惱多，而且情緒容易激動，因為思慮、用腦過度，由中醫的觀點來看，「思則氣結」，意思就是過度思考會讓氣血阻塞，造成腎虛，因此頭髮容易變白，甚至產生頭頂掉髮的現象。

◆預防白髮提早生長的養護法

預防白髮，一定要先消除引發白髮的誘因，盡量放鬆心情、不要過度勞累，此外，充足的睡眠及補充頭髮所需的營養素也很重要，平時可多攝取富含蛋白質的食物，如蛋類、肉類、牛奶、動物內臟等，而海鮮、海帶、堅果、芝麻等食物，也都有助於烏髮、潤髮。

平時應多留意護髮，可以先從減少風吹日晒、別使用化學藥

御醫養生帖

有助烏髮的中藥

女貞子、何首烏、菟絲子、熟地黃。

品、減少燙髮與染髮開始做起，洗頭時盡量以溫水沖洗，並且用指腹按摩頭皮以促進血液循環；梳頭可以促進頭皮末梢神經循環，刺激頭、頸部穴位的效果，進而達到預防掉髮、少生白髮的作用。

疾病、藥物和遺傳也是造成白頭髮的原因，若屬於先天性白髮因素者，想要以中藥治療白髮，可使用固腎、補血之類的藥方，如濟生聖氣丸、七寶美髯丹、還少丹、歸脾湯等。

◆有助烏髮的中藥

❶女貞子

味甘略苦，性涼，具有強心利尿、降血脂的功能，還能明目烏鬚，健腦助眠。

❷何首烏

味甘而苦，性溫，具有解毒、補肝腎、抗衰老的功效，對於鬚髮早白、精血虛虧也有助益，更能改善髮質、防止掉髮、減緩白髮的生長速度。

❸菟絲子

味甘略辛，性平，具有補肝腎、安胎、明目、增強免疫能力等功效，還能烏鬚髮，改善腎陽不足所引起的遺精、陽萎、頻尿等症狀。

❹熟地黃

味甘性溫，具有養肝、補血等功效，也能改善貧血、身體虛弱、心悸、失眠等症狀，更具有烏黑秀髮的效果。

養生關鍵小補充

頭部穴位和經絡刺激

根據中醫理論，經由頭部穴位和經絡刺激，可以達到改善頭部血液循環、消水腫、助睡眠、減少白髮及掉髮現象。身體氣血不通的人，只要輕刮頭皮，沒有任何傷口，就會感到非常疼痛；愛吃肉、體質偏酸的人，刮頭皮時則會發出酸味，能夠立即反應出身體的建康狀況。

御醫養生帖

✦頭部按摩

中醫稱腦為「奇恒之府」，指的是儲藏精氣的地方，也是精髓和神明的交會處，必須好好維護。平日可以用密度粗一點的木梳梳頭，或以指腹按摩頭部穴位達到養護頭皮及舒緩的效果，也能夠治療與腦部經脈相關的病症。

1. **白髮**、**脫髮**可按摩的穴位—**百會**、**天衝**、**浮白**。
2. **頭痛**可按摩的穴位—**風池**、**百會**、**通天**。
3. **暈眩**可按摩的穴位—**天柱**、**竅陰**、**翳風**。
4. **眼睛疲勞**可按摩的穴位—**太陽**、**承泣**、**攢竹**。
5. **牙痛**可按摩的穴位—**頰車**、**下關**、**巨髎**。
6. **耳鳴**可按摩的穴位—**聽宮**、**顱息**。
7. **喉嚨痛**可按摩的穴位—**天突**、**天鼎**、**缺盆**。

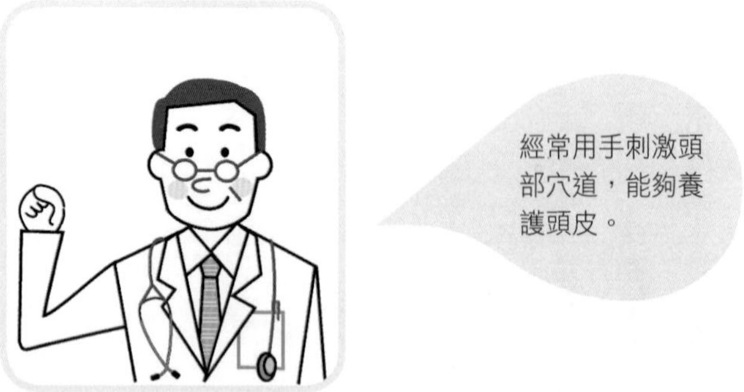

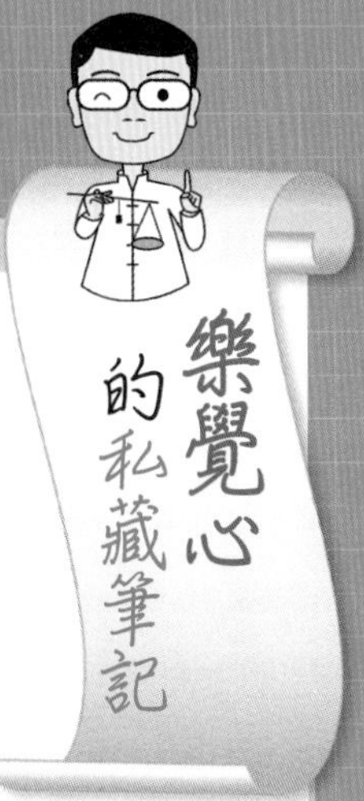

《黃帝內經》細分五形人

❶木形人的特徵是皮膚蒼色，頭小，面長，肩背寬大，身直，手足小，有才智，好用心機但體力不強，多憂勞於各種事物。

❷火形人的外型特徵是皮膚呈紅色，齒根寬廣，臉面瘦小，頭小，肩、背、腰、腹及雙腿發育頗為勻稱，走路步履急速，心性也急。個性不重財物，但少守信用，對於事物的觀察力和分析力頗佳。

❸土形人的外型特徵是黃皮膚，大頭，圓臉，肩背豐滿、健美，腰腹壯大，手足小但是肌肉豐滿，發育勻稱，步態輕盈而穩健。樂於助人，不爭權勢，善於與人合作。

❹金形人的特徵是皮膚白，頭小，臉方，肩背小，腹小，手足小，走路相當輕快，個性廉潔而不貪，平常較沉靜但行動快速，有時看來相當強悍，且具有領導長才。

❺水形人的外型特徵是：皮膚黑，多皺紋，大頭，肩小，腹大，手足好動，走路時常搖擺身體，脊背長，不卑不亢，善欺詐，常有意外之禍。

❻白髮受到腎、脾、肝臟的影響，通常會出現白髮表示肝腎虧虛，陰血不足，這就是氣血不能榮養毛髮的緣故。

❼預防白髮，首重消除白髮生長的誘因，最好能放鬆心情，不要過度勞累，並且補充頭髮所需的營養素。

❽洗頭時盡量以溫水沖洗，並且用指腹按摩頭皮來促進血液循環；梳頭可以促進頭皮末梢神經循環，刺激頭、頸部穴位的效果，進而預防掉髮、少生白髮。

第三章

CHAPTER 3

陰陽調和為養生綱領

「法於陰陽」是人們養生的總則，意即順應自然界的陰陽變化，並配合飲食及生活起居，將其道理運用在治療疾病，了解病理變化等，以調整作息、飲食習慣與藥物配方，使其恢復人體健康的平衡狀態。

Chapter 3

第一節 陰陽爲萬物的規律

陰陽是萬事萬物的根源。所謂的陰陽源自於中國古代的哲學思想，古人認為，萬物都有陰陽兩面，它們彼此相對立也互為表裡與因果，古人常以陰陽來解釋自然界的各種現象，如天為陽，地為陰；日為陽，月為陰；男為陽，女為陰。凡是旺盛、強壯、外放、功能性的均屬陽；凡是寧靜、寒冷、抑制、內斂、物質性的均屬陰。陰陽學說應用於中醫學上，多用來解釋人體生理現象及病理變化之規律。

陰陽相互作用，萬物生生不息

自然界中的輕清之氣上升而形成天，重濁之氣下降而成為地。所謂的陰性，柔和而安靜，所謂的陽性則剛強而躁動，陰陽相互作用，形成萬物之生、長、收、藏的過程。

陽施化為清氣，陰則凝聚成形，當寒到極點就會轉化成熱，寒氣凝斂，能生濁陰；熱到極點就轉化成寒，熱氣升散，能生清陽。若是人體清氣不升而滯於下，就容易產生完穀不化的泄瀉症狀；若胃中的濁陰之氣堵塞在上而不下降，就會產生胃脘脹滿等疾病，這些都是陰陽失衡、陰陽不調之後，顯現於身體上的變化與病理現象。人體中，清陽之氣由上出於眼、耳、口、鼻等孔竅；濁陰之氣從下竅而出，如大小便等穢物從二陰排出。清陽之氣向外開發肌膚**腠理**，濁陰之氣則向內歸藏於五臟；濁陰之氣內走於六腑，因此營養成分才能被消化吸收，不為人體吸收的廢物才能排出體外。

養生關鍵小補充

腠（音ㄘㄡˋ）理

腠理一詞，在《韓非子．扁鵲見蔡桓公》中出現，扁鵲說：「君有疾在腠理，不治將恐深。疾在腠理，湯熨之所及也。」簡言之，腠是肉眼不可見的表皮間隙，理則是肉眼可見的表皮紋路。

◆身體的陰陽論

陰陽可再細分，陰中有陰，陽中有陽。白天為陽，從早晨到中午的時間可謂陽中之陽，中午到傍晚的時間則為陽中之陰。夜晚屬陰，從傍晚到凌晨（雞鳴）的時間屬陰，而且為陰中之陰，從凌晨（雞鳴）到早晨的時間為陰中之陽。

人體的各部分及內臟也可以分為陰陽，外部屬陽，內部屬陰；背部屬陽，腹部屬陰；臟屬陰，腑屬陽，換句話說就是心、肝、脾、肺、腎等五臟屬陰，膽、胃、大腸、小腸、膀胱、三焦等六腑屬陽。五臟可再細分陰陽，人身的背部屬陽，心為陽中之陽，肺為陽中之陰；腹部屬陰，腎為陰中之陰，肝為陰中之陽，脾則為陰中之至陰。

冬季多病在腎，屬陰；夏季多病在心，屬陽；春季多病在肝，屬陽；秋季多病在肺，屬陰，只要明白陰陽的劃分，便能根據疾病的陰陽屬性採取適當的針灸或藥物治療。

《黃帝內經・素問・陰陽應象大論篇》中：「陽勝則陰病，陰勝則陽病。陽勝則熱，陰勝則寒。重寒則熱，重熱則寒。」換句話說，就是陰陽協調則身體健康，陰陽失調則百病叢生。

★陽盛時

此時身體機能呈現過度活躍的態勢，精神亢奮，內熱，損耗體內液體，外顯症狀是發熱、口渴、大便乾燥等。

★陽虛陰盛時

此時身體機能衰退，活動力也大大減弱，身體內寒，外顯症狀是疲乏無力、怕冷、手腳冰冷、盜汗、小便清長、大便稀溏等。

★陰虛時

此時身體內熱，容易感到口乾舌燥，外顯症狀為皮膚乾燥、貧血、內分泌失調、手心熱等症狀。

養生關鍵 小補充

陰陽調和

中醫在治療上都是以陰陽調和為原則，如果屬於寒性患者，則以溫熱食物或藥方對應；而屬於熱性患者，則需要寒涼食物或藥方來平衡。這就是中醫所講求的健康養生觀念。

御醫養生帖

✦便祕的產生及治療

根據統計，台灣中年人大約有30%，老年人（六十歲以上）約有70%的人，都有習慣性便祕的問題。便祕是指糞便在體內停留時間過長，使得糞便太乾，導致排便困難或次數異常減少的情形。事實上，理想的排便次數為每天二至三次，但現代人大多每天或每兩天解一次便，就視為正常。

中醫觀點認為，便祕的產生來自於陰陽失調。排便與大腸經有關，一旦陽氣過盛，大腸「津」（液體向外滲透）的力量過強，把津液都往外滲透了，導致腸液乾燥，將會造成大便堅硬而難以排出，形成便祕。除此之外，飲食不正常、緊張或因忙碌而忍便等，也是造成便祕的外因。

治療便祕，可由以下幾點開始著手：

1. 養成定時排便的習慣
2. 一有便意馬上排便，不要忍便。
3. 多補充水分。
4. 適當的運動以促進腸胃蠕動。
5. 規律的飲食、少吃宵夜。
6. 多吃富含纖維質的水果及蔬菜。
7. 保持心情愉快、避免過度緊張。

御醫養生帖

複合體質

事實上，大部分的人都屬於複合體質。中醫所說的體質劃分是相對的，而不是絕對的，人的體質可能是兩種或兩種以上類型的混合。

不同體質的保養之道

不同體質皆有先天與後天臟腑、氣血方面的優劣勢，陰陽協調者體質平和，一旦陰陽不調，無論陽盛陰虛或陰盛陽虛，都容易生病。中醫依人體陰陽平衡程度的不同，將人的體質分為九型，若要維持強健的身體，最好先掌握個人的體質屬性與特質，然後找出對應的調養方式，才能獲得正確又有效的養生結果。此外，有些人可能會疑惑，為什麼自己同時符合兩種，或者兩種以上的體質，而當你的體質為兩種或兩種以上的混合，則稱為**複合體質**。

如何判斷自身的體質？

體質會隨著季節變化而有所改變，並非永遠不變，請大家評估半年以來，自身的體驗與感覺，再來判斷體質。因此，每隔一段時間，可以重新評估，檢視自己是否更接近「陰陽調和」的狀態。

◆平和體質

這種體質的人身體狀況相當不錯，食慾佳、睡眠品質好，加上

御醫養生帖

氣虛體質檢測

□你經常感到上氣不接下氣，並且容易頭暈或暈眩嗎？
□你比別人容易罹患感冒嗎？
□你喜歡安靜、不喜歡大聲說話嗎？
□你活動量稍大，就容易出汗嗎？

天生開朗的性格，同時也擁有較好的社會適應力與自然生存力，因此很少生病。

★調養良方

食不過飽，餓不過飢，過於生冷或燥熱的食物不宜多吃，平日可多攝取五穀雜糧與蔬果，且應該避免油膩與辛辣之物；日常運動方面則可以選擇慢跑、散步、打球或健走。

◆氣虛體質

說話的氣息不帶勁，容易出虛汗，呼吸短促，經常感到倦怠無力等症狀，就是屬於氣虛體質。這種體質的人因為抵抗病毒的能力比較弱，所以容易感冒，以及罹患胃下垂等疾病。

★調養良方

平日可多吃益氣、健脾類食物，像是香菇、黃豆、棗類、桂圓、蜂蜜等；日常運動以散步、太極拳為主。

◆溼熱體質

如果你的臉部看來油光滿面，鼻尖發亮，容易長粉刺、青春

御醫養生帖

溼熱體質檢測

□你容易長青春痘，或者皮膚經常發炎嗎？
□你感到口苦，或者嘴裡有異味嗎？
□你的大便黏滯不爽，且有解不盡的感覺嗎？
□你小便時尿道有發熱感、尿色濃（深）嗎？

痘，還有口臭困擾，就是屬於溼熱體質，這種體質的人容易出現大便黏滯，小便發黃的現象。

★調養良方

此類體質者飲食宜清淡，必須多吃甘寒或甘平類食物，如芹菜、空心菜、莧菜、黃瓜、冬瓜、蓮藕、西瓜、綠豆等，辛溫容易助熱的食物則宜少吃；也必須改善生活習慣，應該戒菸酒、不熬夜、不過勞；運動方面不妨以游泳、爬山、打球、長跑為主。

◆陰虛體質

如果怕熱，而且經常感到手腳心發熱，面頰潮紅或偏紅，皮膚乾燥，口乾舌燥，容易失眠，且大便乾結的人，那就是陰虛體質。

★調養良方

應該多吃甘涼滋潤的食物，像是綠豆、冬瓜、芝麻、百合等；少食性溫燥烈的食物。中午一定要有固定的午休時間，同時盡量避免熬夜、劇烈運動，鍛鍊時要控制出汗量，而且及時補充水分。中藥調理可酌情服用六味地黃丸、杞菊地黃丸。

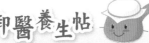

御醫養生帖

氣鬱體質檢測

□你很多愁善感，並且容易精神緊張、焦慮不安嗎？

□你的胸肋部或乳房經常出現脹痛感嗎？

□你時常無緣無故嘆氣嗎？

□你的咽喉部有異物感，而且吐不出、嚥不下嗎？

◆氣鬱體質

多愁善感、憂鬱脆弱，在體型上偏瘦，經常悶悶不樂，無緣無故地嘆氣，容易心慌失眠，這樣的人屬於氣鬱體質。

★調養良方

多吃小麥、蔥、蒜、海帶、海藻、蘿蔔、金桔、山楂等具有行氣、解鬱、消食、醒神的食物。睡前應該避免飲茶、咖啡等提神醒腦的飲料。中藥調理方面可以服用逍遙散、舒肝健胃丸、開胸順氣丸、柴胡疏肝散、越鞠丸來調節。

◆陽虛體質

陽虛體質的人總是手腳發涼，不敢吃涼的東西，性格多沉靜、內向。

★調養良方

可以多吃甘溫益氣的食物，比如蔥、薑、蒜、花椒、韭菜、辣椒、胡椒等；少食生冷寒涼食物，如黃瓜、藕、梨、西瓜等。穴位按摩可自行按摩氣海、足三里、湧泉等穴，或經常灸足三里、關元

御醫養生帖

痰溼體質檢測

☐你感到胸悶或腹部脹滿，身體沉重不輕鬆嗎？
☐你平時痰多，特別是咽喉部總感到有痰堵住嗎？
☐你的額部油脂分泌過多嗎？
☐你的上眼瞼比別人腫嗎？

等穴，中藥調理方面可以服用金匱腎氣丸。

◆痰溼體質

心寬體胖是痰溼體質之人最大的特點，這類型的人腹部鬆軟肥胖，皮膚出油，多汗，眼睛浮腫，容易困倦。

★調養良方

飲食清淡，並且多食蔥、蒜、海藻、海帶、冬瓜、蘿蔔、金桔、芥末等食物，少食肥肉及甜、黏、油膩食物，中藥調理方面，可服用化痰祛溼方。

◆血瘀體質

刷牙時牙齦易出血，眼睛常有紅絲，皮膚乾燥、粗糙，常常出現疼痛，容易煩躁，健忘，性情急躁的人，屬於血瘀體質。

★調養良方

可多食黑豆、海帶、紫菜、蘿蔔、胡蘿蔔、山楂、醋、綠茶等具有活血、散結、行氣、疏肝解鬱作用的食物，少食肥豬肉等，並保持足夠的睡眠，中藥調理可服用桂枝茯苓丸。

御醫養生帖

特稟體質檢測

□你容易因為藥物、食物、氣味、花粉過敏嗎？
□你沒有感冒時，也會打噴嚏，或是鼻塞、流鼻涕嗎？
□你的皮膚容易皮膚一抓就紅，甚至起蕁麻疹嗎？
□你的皮膚因過敏出現過紫紅色瘀點、瘀斑嗎？

◆特稟體質

又稱為過敏體質，如對花粉或某些食物過敏等，在中醫上稱為特稟體質。特稟體質是指先天失常，以生理缺陷、過敏反應等為主要特徵的體質狀態。

特稟體質經常伴隨有過敏性鼻炎、皮膚過敏、過敏性氣喘的病症，症狀發作時，會讓人感到很不舒服，如果不能及時舒緩症狀，可能會危及到生命。所以屬於特稟體質的人，應該更了解自身健康，做好保健與預防，以中醫的養生法來改善體質，並且持之以恆，才是治本之道。

★調養良方

飲食宜清淡、均衡，營養搭配適當，葷素配伍合理；少食蕎麥、蠶豆、白扁豆、牛肉、鵝肉、茄子、濃茶等，以及辛辣之品、腥膻發物及含致敏物質的食物。中藥調理部分，可服玉屏風散、消風散、過敏煎等。

御醫養生帖

✦從體質看減肥

不同體質之人有不同的喜好，飲食與生活習慣自然有所不同。九型體質中，平和體質、痰溼體質、溼熱體質、氣虛體質及陽虛體質等五型，最容易導致肥胖，而前述各體質皆有適合的減肥方式，若是用對方法，減肥才能事半功倍：

平和體質——身體十分健康，因此體態均勻壯實，再加上體質處於平衡狀態，自然難以減肥，最好的運動方式為有氧運動或快步走路。

痰溼體質——通常腰粗、肚圓、屁股大，步伐沉重，而且不愛動彈。因此，若要減肥，首先要健脾利溼、祛痰化濁，最好的方法是從飲食上調理，不吃甜食、戒酒，進食應細嚼慢嚥，切忌暴飲暴食。

溼熱體質——體型肥胖，而且油光滿面。減肥重點在於清熱，少吃甜食，以維護消化功能。運動要以活動量大的運動為主，如長跑、游泳、爬山、球類運動，盡量排汗，以求消耗體內多餘熱量，達到清熱除溼之效。

氣虛體質——通常看起來軟綿綿、行動懶洋洋。這種人適合慢跑、散步及舞蹈等運動，不過剛開始運動量不能太大，而後逐漸增加。

陽虛體質——通常長得白白胖胖、肉又多又軟且缺乏彈性。可以選擇散步、慢跑、太極拳、舞蹈等運動，重點是必須持之以恆、每日進行。

陰陽消長控制生命週期

體內陰陽之氣的消長不僅會改變人的體質，更會帶動人體的生長與衰老。《黃帝內經》中，以男性為陽的代表，女性則為陰的代表，並提及一般人生長與老化的過程。人體的器官生長與衰敗，受到陰陽二氣互為消長牽引，經脈之陰氣與陽氣的盛虛，主宰了臟腑的發展。

人長到十歲時，五臟開始發育到一定程度，氣血已流通，因此喜歡到處走動；二十歲時，氣血轉盛，肌肉已結實，走路特別快速；三十歲時，五臟發展已經完全，身心都趨於穩重，因此孔子說：「三十而立。」意思就是三十歲已經成熟，可以立定志向。

◆四十歲開始老化

四十歲是身體狀況由盛轉衰的轉折點。四十歲時，五臟六腑及十二經絡的氣血趨於平緩，轉向衰敗，開始出現白髮、掉齒、皺紋等老化現象；五十歲時，肝氣轉為衰弱，膽汁減少，因眼睛受到肝經主宰，故視力也會變差；六十歲時，心氣衰敗，而現代人常以

「心情」稱情緒，就是因為「心」會影響「情」，導致心氣衰敗，則花甲之年容易傷情悲秋、情緒低落；七十歲時，脾氣虛弱，這主要表現在皮膚上，脾氣衰弱則皮膚乾燥，無法像新生兒般柔嫩潤滑；八十歲時，肺氣衰弱，容易說錯話或詞不達意，這就是為什麼老人經常說話「顛三倒四」；九十歲時，腎氣焦躁，而腎為其他四臟的主宰，所以心、肝、脾、肺四臟都會跟著衰竭；一百歲時，氣血盡失，壽終正寢，生命至此完結。

養生關鍵 小補充

儒家論生命歷程

孔子說：「吾十有五而志於學，三十而立，四十而不惑，五十而知天命，六十而耳順，七十而從心所欲，不踰矩。」由此可見，儒家談生命歷程與保養，其實與《黃帝內經》的順應陰陽不謀而合。

男性的生長以八為週期

年紀	生理特徵概述
8歲	此時腎氣實，髮長，換牙期。
16歲	此時腎氣旺盛，精氣足，天癸至（第二性徵出現），陰陽和而能得子（有生育力）。
24歲	此時腎氣平，筋骨強健。
32歲	此時筋骨強健，體能達到最高峰。
40歲	此時腎氣開始衰弱，有掉髮、牙齒與骨骼方面的困擾產生。
48歲	此時陽氣衰竭，面有老態，鬢髮轉白。
56歲	此時肝氣衰竭，腎氣也衰竭，筋骨不靈活，天癸竭而精少。
64歲	此時將會陸續發生掉髮與掉牙等問題，身體精氣走向衰敗。

◆男性（陽）的生長週期

根據《黃帝內經》的說法，男性的生長時間，以八為週期：八歲開始，腎氣已充實，開始換牙、長髮；十六歲時，精氣旺盛，第二性徵出現，開始有繁衍後代的能力；二十四至三十二歲，體力達到顛峰，正值壯年；而四十歲時，腎氣開始衰敗，出現老化症狀；到了六十四歲，髮蒼眼茫，更年期到來，同時也失去生育能力。

女性的生長以七為週期

年紀	生理特徵概述
7歲	此時腎氣旺盛，開始換牙，頭髮生長。
14歲	此時任脈通而天癸（月經）至，陰陽和而能得子（有生育力）。
21歲	此時腎氣平，骨骼、牙齒發育完全。
28歲	此時筋骨強壯，體能達到最高峰。
35歲	此時陽明脈開始衰竭，膚色變黑而有老態，出現掉髮現象。
42歲	此時三陽脈皆逐漸衰竭，明顯的老態出現，白髮也長出來。
49歲	此時任脈虛弱，天癸（月經）竭，更年期來臨。

◆女性（陰）的生長週期

根據《黃帝內經》的說法。女性的生長時間以七為週期：七歲以後，腎氣已經充實，並且開始換牙、長髮；十四歲時精氣旺盛，月經來潮，已經具備生育能力；二十一至二十八歲，體力達到顛峰，正值壯年；而三十五歲，腎氣開始衰敗，出現皮膚、器官等老化症狀；到了四十九歲，月經停止，同時表示更年期到來，進而失去生育能力。

◆女人比男人發育早，也老得快

從前述的生命週期可以看出，女性的發展似乎較男性早。舉例來說，女性在七歲時腎氣已盛，但男性卻要到八歲才會有相同程度的發展，這就是為何國小的女孩，會感覺比同齡的男孩成熟、懂事許多。

女性比男性發育得早，相反地，老得也較快，例如：女人在三十五歲之後，身體就開始出現老化現象，但是男人到了四十歲以後，身體機能才會開始退化；而女性在四十九歲時，更年期就會來臨，男性到了六十四歲，才開始邁入更年期，由此可知，女人比男人早熟，男人則比女人老得慢。

◆性早熟

現代人因為飲食習慣的改變，多有性早熟的現象，而性早熟是屬於陰虛火旺的體質，經常出現口渴發熱，心情煩躁、愛生氣、手心發熱、胸悶等情形，也較容易有便祕的問題。中醫的用藥包括知母、黃柏、夏枯草、柴胡、生地、鬱金等藥材，能夠幫助體內分泌系統調理至較為正常的狀態。

御醫養生帖

✦女人比男人活得久？

以台灣為例，男性平均壽命為75.9歲，而女性為82.5歲，比男性多了六歲，從超過百歲的人瑞人口看來，往往也是女性多於男性。不過，為何女性比男性長壽呢？

從社會觀點看來，男性比女性承受更多壓力，因為自古以來，男性被要求勇敢、獨立，而且不能表現軟弱，女人則被強調溫柔婉約、乖順與服從。老子說：「柔弱勝剛強。」男主陽剛、女主陰柔，剛強容易折損，而女性的陰柔反而能生韌性，因此不容易招致傷害。

從中醫觀點來看，女性比男性長壽的原因，來自於女性的月經。每個月來潮的月經週期，其實是一種排毒的過程，男人少了這項疏洩的管道，體內的廢物自然比女人多，再加上「男兒有淚不輕彈」的規定，無論生理或心理，男人都比女人容易累積更多毒素，因此，較女人短命。

✦保持情緒穩定、飲食均衡

事實上，要成為百歲人瑞並不難，如中國古代名醫孫思邈就活到百歲，他的養生要訣很簡單：「勿使悲歡極，當令飲食均。」簡單來說，就是要保持情緒穩定、飲食均衡。

年忌別忽略

人體在不同的生命階段，各有其特別活躍的臟器，必須依照適合自己的方式來調整飲食起居，不做逾越自己體能與年齡的事。但除了順應天年，當為則為，不當為則不為之外，不同年齡的養生方法還必須注意到「年忌」。

所謂的「年忌」就是需要特別注意的歲數，古人認為每九年會有一忌，如適逢年忌相加，就容易遭遇凶險。若在此特殊時節，個人卻疏於保養或染病延誤治療，恐怕會有性命之憂。因此，平日若能做到勤於養生的原則，適逢年忌就不必過度擔心。

◆年忌以九為基數

岐伯說：「重大的年忌是從七歲這個大忌之年開始算起，而後在此基數上遞加九年，即十六歲、二十五歲、三十四歲、四十三歲、五十二歲、六十一歲……依此類推，這些年齡都是大忌之年。每逢大忌之年，必須特別注意精神和身體的調養，否則容易感染病邪，如果罹病之後，在治療上有所疏失，甚至可能會引發生命之憂。」

年忌的算法，就是七歲開始，遞次加九。古人以單數為陽、雙數為陰，而九為陽之極，凡事物極必反，所以才會有「逢九不宜」的說法，故年忌也以九為基數。在前述特別的年齡時，必須謹慎保養，才能預防疾病的發生。

養生關鍵

小補充

為什麼重陽節要登高？

中國傳統上，訂定九月初九為重陽節，原因也與年忌略同。古人認為九為陽數之極，依據五行相生相剋的道理，陰陽失衡則凶，九九重陽，必會發生災難，所以，當天行事必須特別小心，而重陽節有「登高」的習俗，就是為了避險。

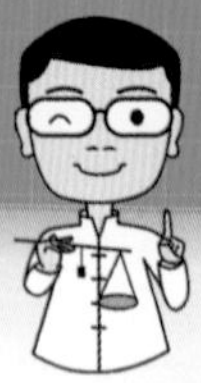

樂覺心的私藏筆記

陰與陽之間的關係與差異

❶天為陽，地為陰；日為陽，月為陰；男為陽，女為陰。凡是旺盛、強壯、外放等均屬於陽；凡是寧靜、寒冷、抑制、內斂等均屬於陰。

❷冬季多病在腎，屬陰；夏季多病在心，屬陽；春季多病在肝，屬陽；秋季多病在肺，屬陰。

❸便祕源自於陰陽失調，而排便與大腸經有關，一旦陽氣過盛，大腸「津」（液體向外滲透）的力量過強，導致腸液乾燥，造成大便堅硬而難以排出，形成便祕。

❹男子的生長以八為週期：八歲開始，腎氣已充實，開始換牙、長髮；十六歲時精氣旺盛，第二性徵出現，開始有繁衍後代的能力；二十四至三十二歲，體力達到顛峰，正值壯年；而四十歲腎氣開始衰敗，出現老化症狀；到了六十四歲，髮蒼眼茫，更年期到來，也失去生育能力。

❺女子的生長以七為週期：七歲開始，腎氣已充實，開始換牙、長髮；十四歲時精氣旺盛，月經來潮，開始有生育能力；二十一至二十八歲，體力達到顛峰，正值壯年；而三十五歲時，腎氣開始衰敗，出現老化症狀；到了四十九歲，更年期到來，進而失去生育能力。

❻女人比男人早熟，男人則比女人老得慢。

❼人的年忌從七歲開始，再依次加九，所以是十六、二十五、三十四、四十三歲等，以此類推，因此，在前述特別的年齡時，必須謹慎保養，才能預防疾病的產生。

Chapter 3

第二節 逆天，則生發疾病

人體內有正氣存在，包含陽氣和陰精，如果陽氣與陰精不協調，便會導致各類邪氣產生，而邪氣又分為陽邪和陰邪，所謂的陽邪，容易導致陽盛傷津等熱症，而陰邪則多半會造成陰盛傷陽方面的寒症，另一方面，如果陽氣過於衰竭則無法制約陰氣，可能會產生陽虛陰盛的虛寒病症，反之，若陰精虧損，則會產生陰虛陽亢的虛熱病症。

導致陰陽失衡的主要因素

人體的陰陽平衡狀態並非一成不變，《黃帝內經．素問．陰陽應象大論》提到：「重陰必陽，重陽必陰。」換句話說，維持陰陽平衡並不容易，因為陰陽平衡是一種動態過程，陰陽二者勢力不斷消長、努力維持著穩定協調的關係，才能讓身體健康、無病痛。

陰陽二氣的消長，主宰生物的成長和衰敗，人體也因為陰陽氣的生發與消退而有不同的發展。值得注意的是，陰陽控制生物生長，相對地，生物的生命週期也會導致體內陰陽氣之間的流轉，兩

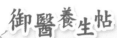

御醫養生帖

愛斯基摩人易罹患骨質疏鬆症

科學家發現，住在北極圈裡的愛斯基摩人罹患骨質疏鬆症的比例偏高。而中醫的觀點則認為骨質疏鬆來自於腎氣虛弱，因為極圈地區的永晝與永夜導致陰陽失衡，病由此生焉。

者相互牽動。除此之外，情緒、季節變化和疾病的侵擾，也是造成陰陽失衡的原因，筆者將在以下一一說明：

◆老化因素

生命是新陳代謝，也是老化的過程，出生的階段，由於體內新生細胞的數量和代謝速度超過老舊細胞的死亡數量，陰陽失衡的影響並不明顯。成年後，體內的陰陽趨於平衡，因此，得以穩定維持身體的運作。進入晚年期之後，新生細胞的生成速度趨於緩慢，身體各機能逐漸衰敗，導致陰陽失衡的狀況越發明顯，各種疲勞和疾病也隨之而來。老化是自然規律，但如果能在各個階段維持體內陰陽的平衡，就可以延緩衰老，保有健康的身體。

◆情緒因素

《黃帝內經．素問．舉痛論》中記載：「百病生於氣也。怒則氣上，喜則氣緩，悲則氣消，恐則氣下，驚則氣亂，思則氣結。」這裡談到了七情，而七情包括喜、怒、哀、樂、悲、恐、驚，中醫認為，七情分屬於五臟，為五臟所主。

一般來說，情緒波動過於劇烈，很容易導致陰陽失衡，使得體內氣血無法正常運作。《黃帝內經》中記載：「怒傷肝、喜傷心、思傷脾、憂傷肺、恐傷腎。」一旦出現情緒方面的問題，便會使人體氣血、臟腑和陰陽失調，進而引發各種疾病。

◆季節因素

自然界中有六氣，包括風、寒、暑、溼、燥、火，從四季的觀點來看，春夏屬陽，秋冬屬陰。正常的六氣不會導致陰陽失衡，但是萬一氣候出現異常，六氣也會隨之變化，過與不及都會影響人體的陰陽平衡，產生各種疾病。

◆其他因素

生態環境惡化、溫室效應、大氣汙染、食物汙染、噪音汙染……等因素，都會破壞體內的陰陽平衡。

如何保持陰陽平衡

陰陽平衡，也就是體質調養的最終目標，如果希望維持陰陽平

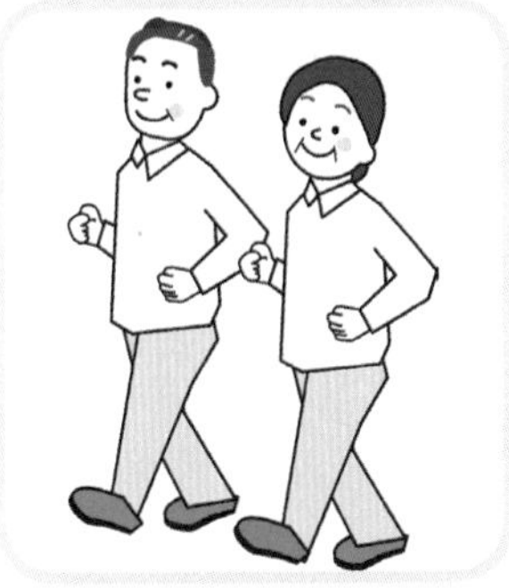

衡，就要取法陰陽之道，遵循自然規律。

◆酸鹼要平衡

正常情況下，血液的酸鹼值在7.3～7.4之間，此時免疫力正常，抵抗力相對較佳。不過，若是血液呈現偏酸或偏鹼性，會影響體內的酵素與生化反應。如果血液偏酸，容易降低體內的鈣鹽含量，促使血液黏稠度增加，可能會引發高血壓、動脈硬化、胃潰瘍、食慾不振、便祕、腦神經系統疾病等。為了避免體內的酸鹼失衡，最好從飲食方面進行適度搭配，例如：蔬果屬於鹼性食物，魚、肉、蛋、奶等則屬於酸性食物，酸鹼平衡才能保障身體健康。

◆動靜要平衡

現代醫學認為，要維持生命的運作與身體的健康，不僅要運動，也需要靜養。運動的目的在鍛鍊筋骨，當身體運動時，能增加肺活量，加速血液循環，並且促進腸胃蠕動，不過，也不能運動過量，運動過量會使得體內能量消耗過多，反而不利於健康。根據研究顯示，肌肉和大腦神經處於鬆弛狀態時，體內的血液流量會比平時高約十五倍，因此得以促進血液循環，為全身組織、器官輸送足夠的營養素。

◆心理要平衡

如果能和周圍環境和平共處，對於健康十分有益，反之，如果與周遭環境關係失衡或失序，心情往往會陷入憂煩和苦惱中，負面的情緒相當不利於身體健康。有鑑於此，為了保持心理平衡，必須維持和諧的人際與社會關係。

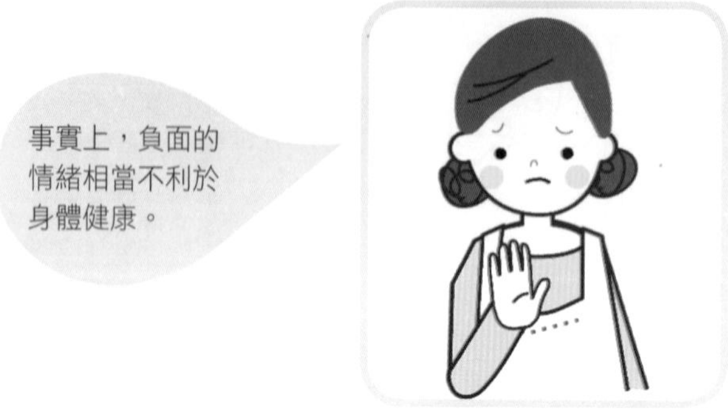

養生之道：七損八益

古代以男為陽、女為陰，陰陽和合，天地才完整，才能產生新生命。古代人視男女交合、傳宗接代是非常神聖而重要的事，因為這關係到陰氣與陽氣的調和。

《黃帝內經》中提到：「能知七損八益，則二者可調，不知用此，則早衰之節也。」意思就是，如果懂得運用七損八益的養生之道，就能調理陰陽，預防早衰。

御醫養生帖

爲什麼會陽萎、早洩？

陽萎的病因主要來自於肝血虛，陽氣、膀胱經氣不足，也可以説是大傷元氣所導致的疾病。此時應該順勢休息而非病急亂投醫，如果服用過多壯陽藥物，可能導致元氣大傷。

所謂七損八益，就是指房事中有損健康的七種表現及八種益於保持精氣的調養方式，其實，只要避免七種有損健康的房事禁忌，順應八種有益健康的調養方法，就能獲得美滿的性生活，同時保持身心健康與和諧。

《黃帝內經》中對於七損八益的說明並不詳盡，但根據長沙馬王堆出土的醫書《天下至道談》的內容可知，七損、八益的內容為：

◆七種房事禁忌

一曰閉：是指交合時，陰莖或陰戶疼痛，精道不通，無精可洩。

二曰泄：是指交合時，汗流不止。

三曰竭：是指性生活毫無節制，導致精氣耗竭。

四曰匆：是指交合時，陽萎（不舉）。

五曰煩：是指交合時，心慌意亂。

六曰絕：是指女方毫無性慾時，男方強行交合，如此一來，將有損女性的身心健康。

七曰費：是指交合時過於急促，貪快的結果只是徒然浪費精力。

◆八種有益房事的調養方法

一曰治氣：清晨時，即起床打坐，注意伸直脊背，放鬆臀部；收斂肛門，導氣下行至陰部。

二曰致沫：專注地呼吸新鮮空氣；吞服舌下津液；蹲馬步，伸直脊背，收斂肛門，通精氣，使陰液能持續產生。

三曰知時：男女應該有足夠的時間愛撫、嬉戲，使雙方的情緒放鬆，精神愉悅，待雙方都產生強烈性慾時再交合。

四曰蓄氣：男女交合時，應放鬆脊背，收斂肛門，導氣下行。

五曰和沫：男女交合時，不要心急或動作過於粗暴。

六曰積氣功：臥床交合時，不要貪歡戀慾。

七曰待贏：交合即將結束時，納氣，使氣運行於背脊，之後停止交合動作。

八曰定傾：交合結束時，男方應將餘精射盡，女方則應清洗陰部。

養生關鍵 小補充

補中益氣的食材

韭菜：為現今的「威而鋼」，因其具有溫補肝腎、助陽固精的作用。

何首烏：可以抗衰老，且能增強免疫力，並有益腎的作用。

淫羊藿：屬於補陽藥材，可以補肝溫腎，且有益氣強志等功效，還能增強性腺功能。

◆強精固腎的妙方

現代人工作壓力大，加上生活作息不規律，在房事上常有力不從心之感，對於男性來說，壓力倍增。從中醫觀點來看，陽萎或早洩等性功能障礙主要來自於腎精虛弱，因此，若要治療陽萎或早洩，可以從飲食與作息調理，或者搭配相關的穴位按摩來幫助男性重振雄風。以下將提供三個有助於補精益氣的穴位：

穴位按摩

有腎虛症狀者，可以按摩以下穴位：

氣海穴：位於腹部正中央，肚臍下方一指寬處。

關元穴：位於腹部正中央肚臍下方四指寬處。

三陰交穴：位於足內踝向上三指寬處。

按摩方法

❶將按摩膏塗抹於氣海、關元及三陰交穴處。

❷按揉於氣海穴、關元穴各約一分鐘，再以手掌順時鐘方向按摩直到下腹出現溫熱感覺即可。

❸用掌推三陰交穴，再往上至膝關節下三指處（皆在足內側），直到局部產生溫熱感。

❹每天都可以按摩。

功效

壯陽補腎，使精力更充沛。

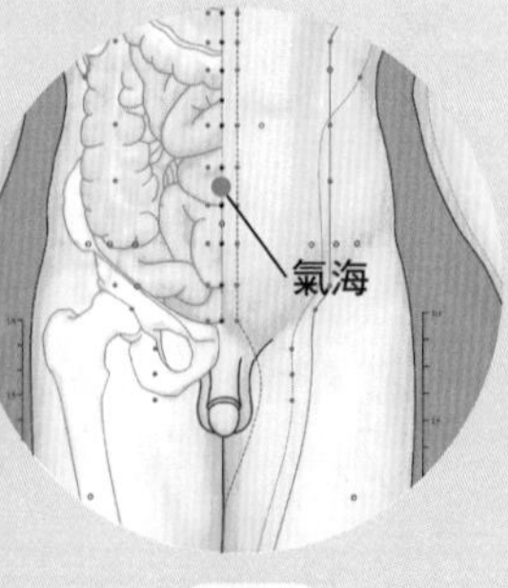

氣海穴

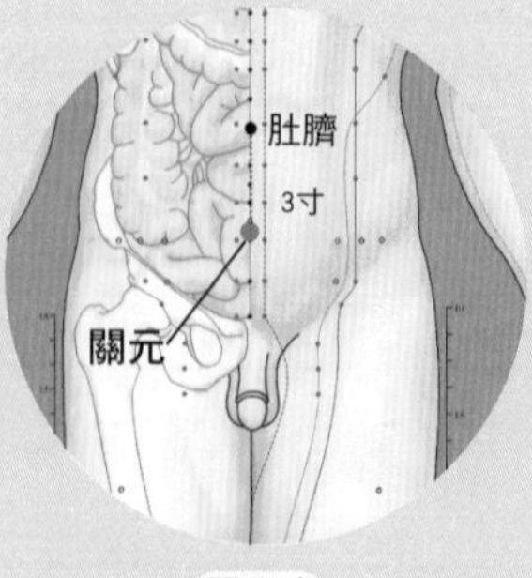

關元穴

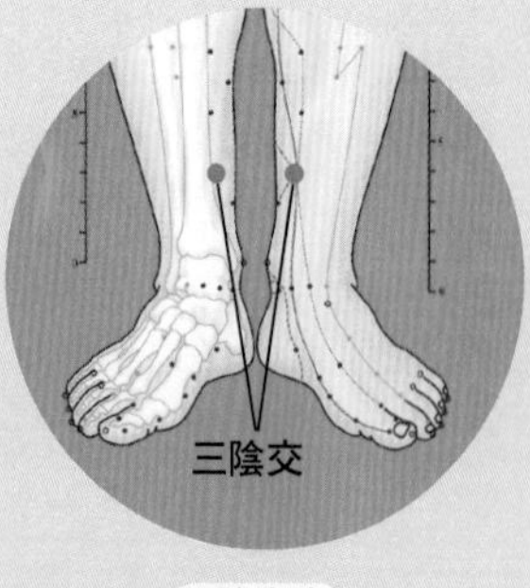

三陰交穴

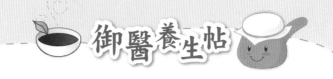

御醫養生帖

✦按摩膏的製作

材料：

赤芍10克、茯苓10克、川芎10克、石菖蒲10克、淫羊藿10克、肉蓯蓉10克、小茴香10克、續斷10克、當歸10克；橄欖油1小瓶（約100C.C.）、凡士林500C.C.（或凡士林600C.C.不加橄欖油）、過濾紗布一塊。

做法：

1. 將凡士林放入不鏽鋼鍋，轉小火，將凡士林熔化。
2. 待凡士林化開後，將全部藥材切碎放入，轉中火。
3. 待藥材變成焦黃色後熄火，並且將藥油用紗布過濾。
4. 最後加入橄欖油攪拌均勻，再將藥油倒入容器中，全涼後，方可蓋上瓶蓋。按摩膏即完成。

功效：

活血消腫，固腎益精。

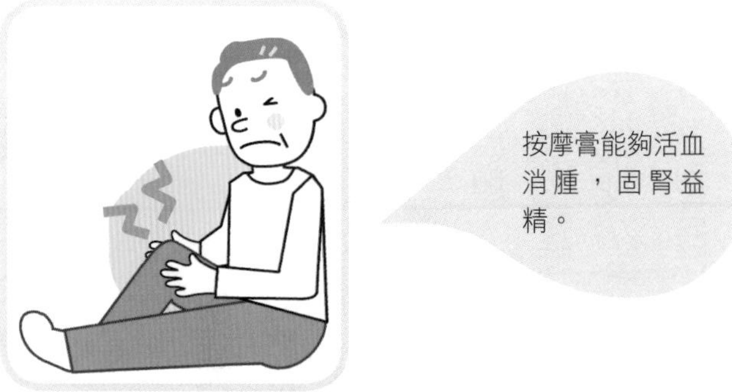

陰陽學說看疾病

人體臟腑經絡分陰陽，疾病也分為陰陽，陽氣不足則傷陰、陰氣虛弱則傷陽，而陰病需要陽藥、陽病則需要陰藥，對症下藥，才能達到養生的效果。

◆疾病的療法

古人認為，當病邪侵犯人體時，其速度如狂風驟雨般快速而猛烈，這時最好尋求專業醫師的協助。一般來說，邪氣所在的部位越淺就越容易治療，反之，如果病邪深入五臟後再治療，治癒的機率只剩下一半。自然界的風、暑、燥、寒、溼邪侵犯人體時，可能傷及五臟，如果是飲食寒熱調配不當，很容易傷及六腑，至於居住和生活、工作環境的溼氣侵犯人體時，多會傷及皮肉與經脈。

若是病邪位於中焦，胸腹脹滿，可用辛開苦降的方法治療；若是位於肌肉表面，可以用煎藥熏洗的方法，以達到發汗除邪的目的；若是位於皮膚，可以採用發汗的方法散邪；若發現疾病急暴，應當想辦法抑制，使其收斂；而邪氣盛實的疾病，可用發散法治療；邪在裡則用瀉下法治療。

御醫養生帖

✦病入膏肓（音ㄏㄨㄤ）

「膏」是指人體心尖的一小塊脂肪，「肓」的位置則在心臟與橫膈膜中間，「膏肓」代指身體裡面最深層的地方。中醫認為病邪在表面時，可以用發散法使邪氣由汗水排出；如果病邪在腸胃，則能以和解或通下的方法排毒，如果病邪已經侵入到內臟最深處的地方，就無藥可醫，所以通常會用「病入膏肓」來形容人的病重難治，更引申為誤入歧途至無可救藥的地步。

✦膏肓痛

「膏肓穴」位於人體背部第四胸椎棘突左右約三寸的地方，也就是肩胛骨內側。許多上班族、電腦族、或家庭主婦因為長期姿勢不良或缺乏運動，而出現肩胛骨異常痠痛或腰痠背痛的症狀，就稱為膏肓痛。治療膏肓痛，可以從改善坐姿、適當運動或按摩膏肓穴開始。

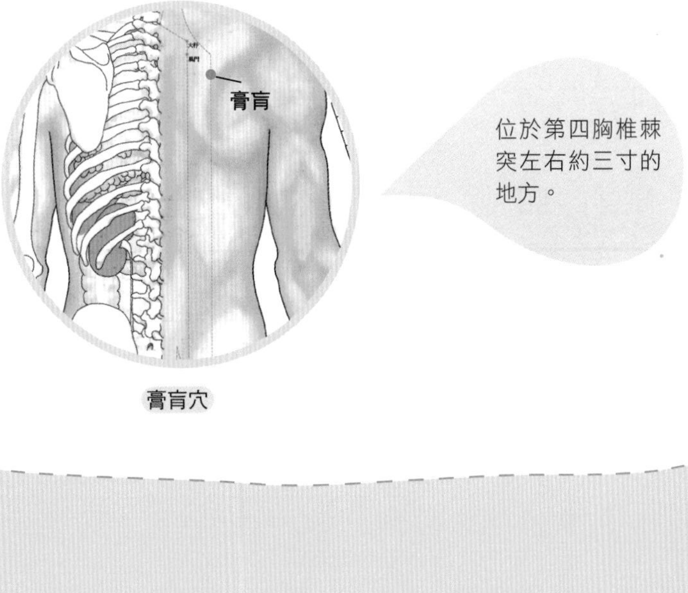

膏肓穴

中藥的屬性與性質

中藥屬性	中藥性質	主要作用原理	適合體質	中藥藥材舉例
陰	寒	清熱降火，能除熱證。	1. 熱性體質。 2. 熱、實症患者。	黃連、生地黃、夏枯草。
	涼	清熱降火，能解熱證。		薄荷、西洋參、女貞子。
陽	溫	健脾胃、祛寒、補虛。	1. 寒性體質。 2. 寒、虛症患者。	當歸、川芎、人參、杜仲。
	熱	能除寒證。		肉桂。
	平	健脾胃、強身補氣。		山藥、靈芝、枸杞、冬蟲夏草。

◆中藥的陰陽屬性

中醫認為，中藥有不同的特性，如寒、涼、溫、熱、平，寒、涼性的中藥屬性為陰性，溫、熱性的中藥屬性為陽性，其作用原理與適合體質各不相同。如果患者希望藉由中藥來調養身體或治療疾病，最好先了解各種藥材的屬性及個人體質，以免誤用中藥。

◆寒性與熱性體質的區分

寒性體質可以陽性藥材補身，熱性體質則以陰性藥材除熱，也就是「實者虛之、虛者實之」，對症下藥，方可藥到病除。然而，究竟寒性體質與熱性體質要如何區分呢？若能了解自己的體質屬性，平常就可針對不同的身體狀況佐以食補，患病時再加以藥補，將有強身的功效。以下有幾項指標可供檢測：

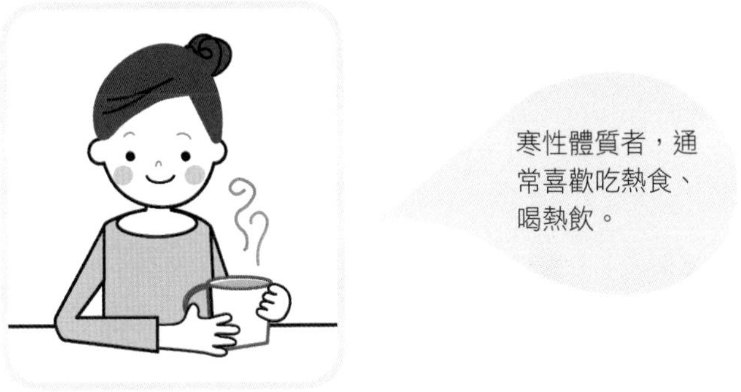

★寒性體質者，可能會有下列幾種症狀：

❶手腳冰冷，體溫較一般人低。
❷經常拉肚子，抵抗力較差。
❸身體的代謝機能較差。
❹容易感到精神不振，缺乏行動力。
❺容易出現貧血症狀。
❻臉色較蒼白，脣色淡。
❼喜歡吃熱食，喝熱飲。
❽尿多而顏色淡。
❾若為女性，則月經常延遲或者經血中帶有血塊。

★熱性體質者，可能會有以下幾種症狀：

❶怕熱且容易口乾舌燥，愛喝水。
❷特別喜歡喝冰涼飲料。
❸經常便祕，而且容易感到煩躁，脾氣暴躁。
❹體溫較高，而且面色紅潤，尿少而顏色深。
❺若為女性，則月經容易提早報到。

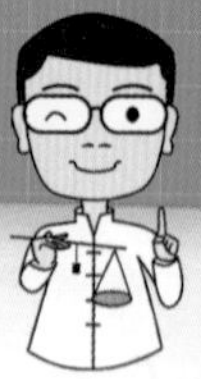

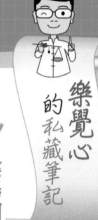

樂覺心的私藏筆記

陰陽調和為養生的最高境界

❶陰陽和是一種動態而非靜態平衡，陰陽二者努力維持著相對的穩定與協調關係，才能讓身體健康，無病痛。

❷保持陰陽平衡，有三項要點：酸鹼、動靜、心理要平衡。

❸藥材有不同的特性，像是寒、涼、溫、熱、平，而寒、涼性的中藥屬性為陰性，溫、熱性的中藥屬性為陽性。

❹所謂七損八益，就是指房事損及健康的七種表現，以及八種有助於保持精氣的調養方式。其實，只要避免七種房事禁忌，順應八種有益健康的方法，就能獲得美滿的性生活，並且保持身心健康與和諧。

❺從中醫的觀點來看，陽萎或早洩等性功能障礙主要源自於腎精虛弱，所以，若要治療陽萎或早洩，可以從飲食與作息來調理，或者搭配相關的穴位按摩來幫助男性重振雄風。

Chapter 3

第三節 固本，從了解四季陰陽開始

四季變化有一定的運行之道，一如四季之不同，天地景物、氣候便會順應變化更迭，養生之道無他，只要順著四時與陰陽節氣的變化來調整飲食習慣與作息即可。

若違反春天的生發之令，少陽之氣就無從產生，容易引起肝臟方面的病變；違背夏長之令，太陽之氣便不能盛長，容易導致心氣虛弱；違背秋季的秋收之令，太陰之氣便難以收斂，此時肺臟容易焦熱脹滿；違背冬季的冬藏之令，少陰之氣便不能潛藏，容易引發腎氣下瀉等疾病。

陰陽之道與養生

四時、陰陽是萬物賴以生長的根本，懂得養生之人也要懂得順應四時與陰陽的變化。

古人認為，如果經常違逆四時與陰陽變化的規律，將導致陰陽之氣的紊亂，使身體與外界環境出現混亂，而產生各種**內格**之病，因此，聖人不是等到疾病發生再尋求治療，而是強調在疾病尚未發

御醫養生帖

何謂內格？

內格即為內部格鬥之意，也就是體內陰陽之氣相鬥，此時表示疾病已經很嚴重。

生之前，就加以防治，這也是《黃帝內經》所說的防「未病」。

◆順應陰陽的養生之道

《黃帝內經》中，不僅提到古代聖人的養生方法，也提到具體的養生之道：順應自然（天地、四時）、調和陰陽及保養精、氣、神，以下將一一介紹。

★順應自然

《黃帝內經・素問・寶命全形論》提到：「人以天地之氣生，四時之法成。」意思是說，人在天地作用下而生出，所以，也應該依循四季變化的規律來生活；《黃帝內經・素問・六節臟象論》則說：「天食人以五氣，地食人五味。」也就是說，人必須獲取天地所供養的五氣與五味才能存活，換言之，人生存於天地之間，生活必須順應天地自然法則而行，違逆此一原則，便容易生禍端，百病生焉。

★調和陰陽

《老子・道德經・四十二章》提到：「萬物負陰而抱陽，沖氣

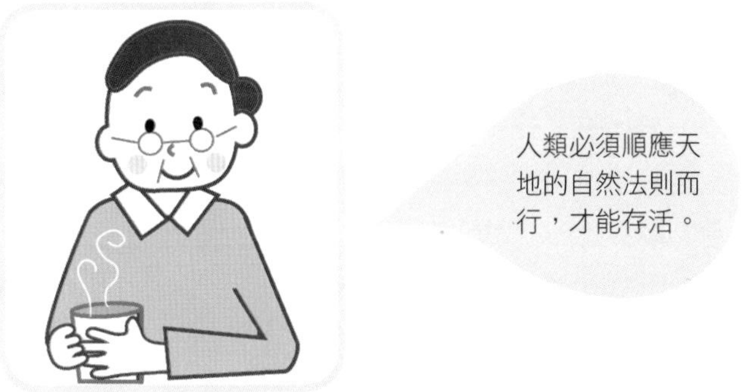

以為和。」點出世界萬物都是由陰陽所組成，而生命的根本就是陰陽，養生之道便是陰陽調和。

《黃帝內經．素問．生氣通天論》：「陰者，藏精而起亟也；陽者，衛外而為固也。」前文的意思是精屬陰，性趨內藏，主靜；氣屬陽，性趨外走，主動。

一般來說，陽偏盛而陰不足，血脈循環會加速，嚴重時可能會導致發狂；陰偏盛而陽不足，會使得血脈、九竅不通。陰為內守，陽為外固，陰與陽相平衡，精與神即健全。萬一陽氣太強，氣便會外洩，而使陰精消亡，陰陽分離，則精與氣都會消亡。因此，養生之道首重陰陽調和，唯有陰陽調和才能維持臟腑正常功能、氣血循環良好。

陰陽調和的養生方法必須要講究食物、四季寒暑與身體的相互調整，而如果內在情志能與陰陽調和，便能維持心性與精神方面的健康。

御醫養生帖

從「呼吸」吐納陰陽

在清晨面向東方作深呼吸，讓陽氣進入人體，很多人習慣「晨跑」，就是這個原因；正午時分可到戶外散步，讓太陽的精氣由百會穴進入體內；到了晚上，就盡量待在室內，好好收藏陽氣。

★保養精、氣、神

人體由五臟、六腑、四肢、百骸等結構所組成，但最重要的基本成分就是「精」、「氣」、「神」，因此，養生不能忽略養精、養氣與養神。

❶養精

「精」是人體在攝食營養，消化後所生成的精華物，也是構成人體的基本成分之一。

人體的五臟主藏精，而腎臟又蘊藏五臟六腑之精，所以腎精又稱為先天之精，與人體的生長、生殖、衰老等過程密切相關。脾胃則是後天之本，也是氣血之源，因此，補養脾胃可以達到強化身體的功效，而飲食、運動可以增進脾胃功能，促進氣血循環與臟腑功能。更重要的是，切勿縱慾過度，耗散腎精與真氣。

❷養氣

「氣」是人體活力的來源。氣的強弱也關乎人體健康，《黃帝內經》提到：「正氣存內，邪不可干。」、「邪之所湊，其氣必虛。」由此可以看出養生重養氣的道理。

除了補養正氣，更重要的是保養先天真氣（元氣）。

❸養神

「神」又稱為元神，是中醫養生最重視的部分。除了涵養元神的精與氣，還要專注於精神的修養，如果能做到《黃帝內經》所說的：「恬淡虛無，真氣從之，精神內守。」只要能夠清心寡慾、淡泊名利，就能養護先天真氣，使精與神緊密結合，內守而不外洩。

養生關鍵 小補充

養生理論

1. 天地合氣。
2. 人法天地、陰陽與五行。
3. 生命三寶：「精、氣、神」。

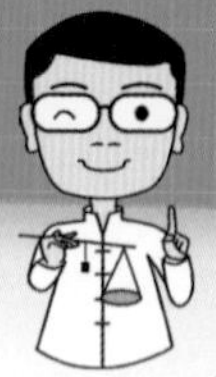

樂覺心的私藏筆記

陰陽之氣的紊亂將導致各種病痛

❶如果經常違逆四時與陰陽變化的規律，很容易導致體內陰陽之氣的紊亂，使身體與外界環境彼此不相調和，而產生各種內格之病。

❷在疾病尚未發生之前，先加以防治，也就是《黃帝內經》所說的防「未病」。

❸《黃帝內經》中具體的養生之道就是：順應自然（天地、四時）、調和陰陽及保養精、氣、神三者。

❹「神」又稱為元神，是中醫養生最重視的部分。除了涵養元神的精與氣，還要專注於精神的修養。

第四章

CHAPTER 4

五行是人體的盛衰規律

五行的運轉和陰陽的對立統一是天地間的規律，以及所有事物的根本法則，掌握了五行在自然界之過與不及的關鍵，將能判斷人體在各種時候表現出來的病徵，進而改善調理方法。

Chapter 4

第一節 五行是自然界的主宰

五行是中國哲學裡的方法論之一，也是邏輯推理的思想體系，五行並非指五種物質，而是代表五種狀態及運行模式。《黃帝內經·靈樞·陰陽二十五人》中以五行學說歸類，列舉各種人體特色及對應到醫學中關於解剖、生理、病理、診斷、治療、預防等面向，五行代表特定的「屬性」，依照人類體型特徵可區分為金、木、水、火、土等五種，以中醫的角度來看，陰陽五行不僅影響個人運勢，也影響健康。

《黃帝內經》的五行定義

五行在《黃帝內經》中的定義為何？五行各自具備什麼樣的屬性？它們又賦予五臟什麼樣的特性呢？筆者將在以下一一說明。

◆金曰從革

金對應於肺，有順從與改變的特質，一如兵器或金屬，可以做為保護利器，也可以做為殺人武器。金對應的五氣為燥，對應的方位為西方，對應的五色則為白色。

◆木曰曲直

木對應於肝，有舒展之意，一如樹木需要向上與向外擴展，才有利於生長，但需知節制，有限制地生長而非毫無節制、漫無目的地生長，所以一方面要懂得收斂，另一方面要順性生長。木對應的五氣為風，對應的方位為東方，對應的五色為青色。

◆水曰潤下

水對應於腎，有潤澤、滋潤之意，水往低處流也是一種天性，而水對應的臟器則為腎臟，如果腎精虛弱，再加上膀胱功能也不好，就容易出現口乾舌燥的狀況，這表示人體的滋潤度不佳，潤澤性不足。水對應的五氣為寒，對應的方位為北方，而對應的五色為黑色。

◆火曰炎上

火對應於心，有熱性與動能之意，運行習性為上行。火對應的五氣為熱，而對應的方位為南方，所對應的五色為赤色。

◆土曰稼穡

土對應於脾，有收穫與耕作之意，好比將種子播撒於泥土中，有種植與收穫兩種意涵。土對應的**五氣**為溼，對應的方位為中央，對應的五色為黃色。

養生關鍵 小補充

何謂「五氣」？

五氣即為五行在大自然中表現的狀態，分別代表燥（金）、風（木）、寒（水）、熱（火）、溼（土）。

◆五臟與五腑、五體之間的關聯性

★肺

肺和大腸互為表裡，部分皮膚症狀與大腸有關，排便時也必須依靠肺氣協助大便排出；而肺與大腸所對應的五體為皮毛，五行屬金。

五行與五臟、五體、五腑對照表

五行	金	木	水	火	土
五臟	肺	肝	腎	心	脾
五體	皮毛	筋、膜	骨、髓	血脈	肌肉
五腑	大腸	膽	膀胱	小腸	胃

★肝

肝和膽互為表裡，通常肝氣的產生與膽氣的生發有關；肝與膽所對應的五體為筋、膜，五行屬木。

★腎

腎和膀胱互為表裡，一般來說，膀胱功能的強弱與腎氣有關，腎氣足則膀胱功能健全，有助於尿液的儲存與排泄；腎臟與膀胱所對應的五體為骨、髓，五行屬水。

★心

心和小腸互為表裡，如果人體的吸收功能出現問題，可能代表罹患小腸方面的疾病，而這時也可能會出現心慌、臉紅或胸悶等症狀，這些病症與心臟疾病可能也有關聯；心與小腸所對應的五體為血脈，五行屬火。

★脾

脾和胃互為表裡，一般來說，胃不好的人，脾的功能也可能有問題，反之亦然；脾與胃所對應的五體為肌肉，五行屬土。

《黃帝內經》論五味

中醫認為，五臟對應於五味——酸、苦、甘、辛、鹹各不相同，但不論五味屬性為何，過與不及都會致病，一般人在攝食五味時，宜思考個人體質與身體狀況，多留意攝取量，以免影響健康。

◆酸

五味中的酸味具有滋養筋膜的作用，代表性食物有李子、葡萄、橘子、檸檬、柳橙、荔枝、山楂、桃子等水果。而脾臟功能不佳者忌食酸味，反而應該多攝取大豆、豬肉等食物。

◆苦

苦味具有滋養及補血的作用，代表性食物有苦瓜、杏仁、白果、百合與茶葉等。而肺臟功能不佳者忌食苦味，可以多攝取小麥、羊肉、杏等食物。

◆甘

甘味具有滋養肌肉的作用，代表性食物有蘋果、甘蔗、木耳、茄子、洋蔥、蘿蔔、絲瓜、菠菜、南瓜、芋頭、馬鈴薯、芹菜、冬

御醫養生帖

為什麼炒菜一定要加鹽？

自古以來，中國料理習慣加鹽，五味中，又以鹹味最重要。因為鹹味入腎臟，而具有鹹味的食物多能調養腎精，而腎又為五臟之首，因此鹽巴是炒菜不可或缺的夥伴。

瓜、黃瓜等蔬果。而腎臟功能不佳者忌食甘味，可以多攝取雞肉、蔥、桃子等食物。

◆辛

辛味具有滋養補氣的作用，代表性食物有蔥、薑、蒜、洋蔥、辣椒、紫蘇、桂皮、茴香等。而肝臟功能不佳者忌食辛味，可以多攝取牛肉、棗、糠等食物。

◆鹹

鹹味具有滋養骨髓的作用，代表性食物有醬油、蟹肉、豬肉、鴨肉、海帶、紫菜、海參、大麥、小米等。心臟功能不佳者需忌鹹食，可多攝取李子、韭菜等食物。

養生首重平衡，而飲食中五味的攝取也必須均衡。如果習慣吃得太酸，會使肝氣生發，容易造成角質變厚；如果習慣吃得太苦，皮膚容易乾燥而無光澤；如果習慣吃得太甘，將會出現毛髮脫落的困擾；如果習慣吃得太辛，雙手容易顯得乾枯，肌肉也會失去彈性；如果習慣吃得太鹹，血脈過於凝聚，則臉色就容易會變黑。

《黃帝內經》論五味

五味	酸	苦	甘	辛	鹹
五味所入	酸入肝。	苦入心。	甘入脾。	辛入肺。	鹹入腎。
五味所合	肝欲酸。	心欲苦。	脾欲甘。	肺欲辛。	腎欲鹹。
五味所傷	多食酸，則肉胝皺而脣揭。	多食苦，則皮槁而毛拔。	多食甘，則骨痛而發落。	多食辛，則筋急而爪枯。	多食鹹，則脈凝泣而變色。
五禁	肝病禁食辛	心病禁食鹹	脾病禁食酸	肺病禁食苦	腎病禁食甘
五宜	肝色青者宜食甘。	心色赤者宜食酸。	脾色黃者宜食鹹。	肺色白者宜食苦。	腎色黑者宜食辛。
五臟所苦	肝苦急，急食甘可緩之。	心苦緩，急食酸可收之。	脾苦溼，急食苦可燥之。	肺苦氣上逆，急食苦可瀉之。	腎苦燥，急食辛可潤之。
五臟所欲	肝欲散，急食辛可散之	心欲軟，急食鹹可軟之	脾欲緩，急食甘可緩之	肺欲收，急食酸可收之	腎欲堅，急食苦可堅之

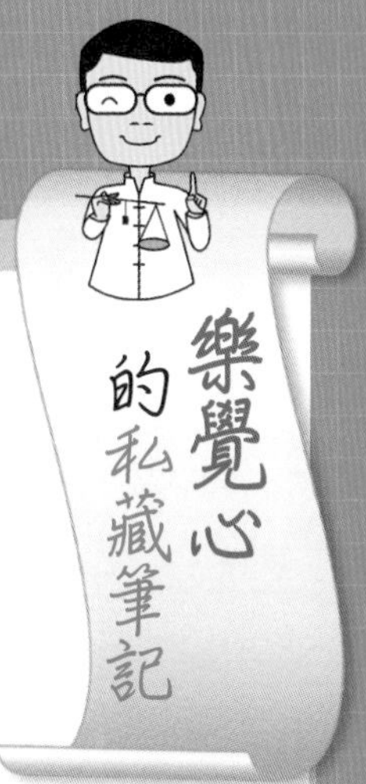

陰陽五行影響個人運勢與健康

❶金曰從革，主要象徵順從與改變，對應於肺；木曰曲直，主要象徵舒展與發散，對應於肝；水曰潤下，主要象徵清潔與滋潤，對應於腎；火曰炎上，主要象徵熱性與燃燒，對應於心；土曰稼穡，主要象徵收穫與耕種，對應於脾。

❷肝和膽互為表裡，肝氣產生與膽氣的生發有關；而肝與膽所對應的五體為筋、膜，五行屬木。

❸肺和大腸互為表裡，部分皮膚症狀與大腸有關，排便時也必須依靠肺氣協助大便排出；肺與大腸所對應的五體為皮毛，五行屬金。

❹腎臟和膀胱互為表裡，一般來說，膀胱功能的強弱與腎氣有關，腎氣足則膀胱功能健全，有助於尿液的儲存與排泄；腎臟與膀胱所對應的五體為骨、髓，五行屬水。

❺心和小腸互為表裡，如果人體的吸收功能出現問題，可能代表罹患小腸方面的疾病，而這時可能會出現心慌、臉紅或胸悶等症狀，這些病症與心臟疾病可能有關聯；心與小腸所對應的五體為血脈，而五行屬火。

❻脾臟和胃互為表裡，一般來說，胃不好的人，脾臟功能可能也有問題，反之亦然；脾與胃所對應的五體為肌肉，五行屬土。

❼脾臟功能不佳者忌食酸味；肺臟功能不佳者忌食苦味；腎臟功能不佳者忌食甘味；肝臟功能不佳者忌食辛味；心臟功能不佳者忌食鹹味。

Chapter 4

第二節 五行對自然界與人體的表現

傳統中醫認為，五運六氣可推算每年的歲運以及對人體健康的影響，簡稱為運氣。

簡單來說，運是將一年分成五季，五行化身其中，將十天干化成五，各占其一，用來解釋以十為基點的時間與氣象變化，也就是所謂的「五運應天氣」；氣則是指六種不同的氣候特性，風、火、熱、溼、燥、寒，將十二地支化成六，各占其二，以此解釋由十二為基點的空間與氣象變化，也就是所謂的「六氣應地氣」。

養生關鍵 小補充

五運：木、火、土、金、水五行，配以天干，藉此推算每年的歲運。

十天干：甲、乙、丙、丁、戊、己、庚、辛、壬、癸。

六氣：風、火、熱、溼、燥、寒六種氣，配以地支，藉此推算每年的歲氣。

十二地支：子、丑、寅、卯、辰、巳、午、未、申、酉、戌、亥。

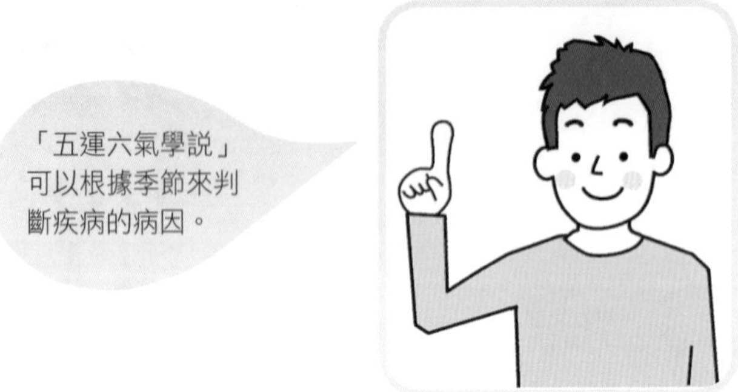
「五運六氣學說」
可以根據季節來判
斷疾病的病因。

何謂「五運六氣」？

五運六氣的說法最早見於《黃帝內經》，五運是土氣、金氣、水氣、木氣、火氣的統稱，用來說明全年氣候變化的正常與異常狀況。六氣則是風、熱、火、溼、燥、寒的通稱，以三陰三陽做為代表，結合地支，藉以說明一年中的正常和異常氣候變化。而以中醫觀點論之，「五運六氣學說」的重要性在於，可以根據疾病發生的季節，來判斷疾病原因與治療的一門學問。

◆五運

五運又分為大運、主運、客運，大運管轄全年歲運，指的是氣候變化與人體之間相應而生的臟腑功能裡的一般規律；主運劃分為春、夏、長夏、秋、冬五季，管轄一年五季的正常氣候；客運則是指一年五季中，氣候異常變化的各種情況，而每年每季都會有不同的變化。

◆六氣

六氣是指風、寒、暑、溼、燥、火，是一年四季中，陰陽消長變化下所導致的現象，若六氣變化過度就會轉變成外邪，六種外邪將侵犯人體，促使各種疾病產生，如**風邪**就是外邪的一種。每年的六氣又分為主氣與客氣，所謂的主氣就是主時之氣，主導一年二十四節氣之氣候的正常運作與規律；客氣則是指時令氣候的各種異常變化。一般來說，當六氣不合時，各種疾病便會產生。

養生關鍵 小補充

何謂風邪？

風邪是中醫對外界環境致病因素的稱呼，為六淫之一。風邪屬於陽邪，侵襲部位多在表面，病情變化快且具遊走性，常見的症狀有頭痛、出汗、肌肉疼痛和肌膚搔癢等。

天干地支與五運六氣的關係

天干配五行	地支配五行	天干化五運	地支化六氣（司天之氣）
甲、乙——木	寅、卯——木	甲、己——土氣	子、午——少陰君火司天 陽明燥金在泉
丙、丁——火	巳、午——火	乙、庚——金氣	丑、未——太陰溼土司天 太陽寒水在泉
戊、己——土	申、酉——金	丙、辛——水氣	寅、申——少陽相火司天 厥陰風木在泉
庚、辛——金	亥、子——水	丁、壬——木氣	卯、酉——陽明燥金司天 少陰君火在泉
壬、癸——水	辰、戌——土	戊、癸——火氣	辰、戌——太陽寒水司天 太陰溼土在泉
	丑、未——土	逢**甲乙丙丁戊**則太過	巳、亥——厥陰風木司天 少陽相火在泉
		逢**己庚辛壬癸**則不足	

御醫養生帖

敷和：散布著溫和之氣，使萬物榮華。

升明：明朗而有盛長之氣，使萬物繁茂。

備化：具備著生化萬物之氣，使萬物具備形體。

審平：生發寧靜和平之氣，使萬物結實。

清順：有著寂靜和順之氣，使萬物歸藏。

五運的平氣、不及、太過

黃帝問岐伯：「宇宙浩瀚無垠，五運運轉不息，其中有盛衰的不同，因此，也有損益的不同。該如何稱呼五運中的平氣呢？又有哪些標誌與表現？」

岐伯回答：「木的平氣具有敷布、氣化生萬物的作用，因此稱其為敷和；火的平氣有推動陽氣上升的作用，因此稱其為升明；土的平氣有廣布生化的作用，因此稱其為備化；金的平氣有收斂清靜的作用，因此稱其為審平；水的平氣有清靜柔順的作用，因此稱其為清順。這些是五運中平氣的名稱。」

黃帝又問：「當五運不及時，又該如何稱呼呢？」

岐伯回答：「木不及，就無法正常地敷布和氣，叫做委和；火不及，就不能使陽氣上升，叫做伏明；土不及時，土低凹而導致生化作用減弱，叫做卑監；金不及時，順革而收斂堅硬的作用便衰減，叫做從革；水不及時，導致源流乾涸不通，叫做涸流。這些是五運不及時的名稱。」

御醫養生帖

委和：無陽和之氣，使萬物萎靡不振。
伏明：少溫暖之氣，使萬物暗淡無光。
卑監：無生化之氣，使萬物萎弱無力。
從革：無堅硬之氣，使萬物質鬆無彈力。
涸流：無封藏之氣，使萬物乾枯。

黃帝又問：「如果五運太過時，又該如何稱呼呢？」

岐伯回答：「木太過時，能宣發旺盛的生髮之氣，叫做發生；火太過時，炎熱之氣旺盛，叫做赫曦；土太過時，生化之氣過盛，土高而厚，叫做敦阜；金太過時，收斂之氣便過盛，萬物成熟而變得堅硬，叫做堅成；水太過時，水氣滿溢而外流，叫做流衍。這是五運太過時的名稱。」

◆五運氣化太過對人的影響

自然界與人維持著一種動態變化的平衡，中醫認為，一年四季的氣候變化包含春溫、夏熱、秋涼、冬寒等規律，對人體的臟腑、經絡、氣血、陰陽等都會產生影響力，唯有順應自然界的變化與規律，才是保持身心健康的不二法門，無論五運太過或是不及，都對身心有害。

★木氣太過的影響

木氣太過時，脾臟容易受到邪氣侵害，在無法發揮正常作用下，木氣便顯得過盛。一般人這時多有腹瀉、腹鳴、腹脹、食慾不振、肢體沉重、心煩意亂等症狀產生，如果情況嚴重的話，也可能

御醫養生帖

發生：過早地散布溫和之氣，使萬物提早發育。
赫曦：散布著強烈的火氣，使萬物烈焰不安。
敦阜：具有濃厚堅實之氣，反使萬物不能成形。
堅成：具有強硬之氣，使萬物剛直。
流衍：具有溢滿之氣，使萬物漂流不能歸宿。

出現神情恍惚、暴躁易怒、頭暈目眩、筋骨痠痛等症狀。

★火氣太過的影響

火氣太過時，肺金容易受到邪氣侵害，不能發揮正常作用，而心火功能便過於旺盛。一般人容易產生咳喘、口乾舌燥、氣少、口鼻出血、腹瀉、耳聾、胸中熱、肩背發熱等病症，也可能會有渾身疼痛、皮膚疼痛等症產生，甚至有人會出現狂躁不安、便血不止等症狀。

★土氣太過的影響

土氣太過時，就會有雨溼之氣大流行，此時腎水受邪氣侵害，不能發揮作用，導致脾臟功能過於旺盛，將會制約水氣。一般人多有腹痛、嚴重腹瀉、手足發冷、四肢沉重、心情煩悶等症狀產生，甚至有人會出現肌肉萎縮、雙腿無力、抽筋、腳底疼痛、腹脹、食慾減退等症狀。

★金氣太過的影響

金氣太過時，肝臟受邪氣侵害，而被壓抑。一般人多出現兩脅

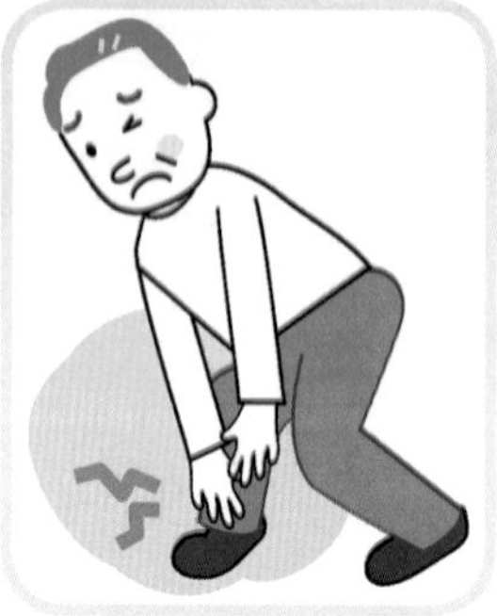
金氣太過時，可能會引發關節與足部方面的病變。

脅下疼痛、雙目腫痛、眼角潰爛、耳聾等症狀，由於燥氣過於旺盛，有人甚至會出現四肢沉重、心煩胸悶等症狀，嚴重時會咳嗽、氣喘、肩背疼痛，還可能會引發關節與足部方面的病變。

★水氣太過的影響

水氣太過時，心火受邪氣侵害，腎水旺盛而心火被壓抑。一般人多出現身體發熱、心情煩悶、躁動、心悸、不斷呢喃、心痛等症狀，有人甚至會出現四肢腫脹、雙腿浮腫、氣喘、咳嗽等症狀。

◆五運氣化不及對人的影響

★木氣不及的影響

木氣不及時，一般人多出現腹冷、腸鳴、大便稀薄等症狀，若炎暑流行，萬物會變得乾燥，草木枝葉焦枯，對應於人體，則產生發熱惡寒、痱疹、皮膚炎等症狀。

★火氣不及的影響

火氣不及時，夏天的生長之氣，無法正常運作，造成陽氣不能化育，一般人多出現胸痛、心痛、下腹脹痛、肩胛疼痛、背部疼痛及兩臂內側疼痛，有時會感到抑鬱、昏沉；甚至會有腹部脹滿、消化不良、腹瀉、四肢麻痺、雙腳無力等症狀。

★土氣不及的影響

土氣不及時，一般人多出現上吐下瀉、四肢沉重、筋骨與肌肉痠痛、情緒暴躁易怒等症狀，由於土氣不及，無法制約水氣，人體多患寒病。

★金氣不及的影響

金氣不及時，一般人多有打噴嚏、流鼻涕、肩背沉重、便血等病症產生，有些人甚至會出現頭後部與頭頂疼痛、身體發熱、口舌生瘡、心痛等病症。

★水氣不及的影響

水氣不及時，一般人多出現腹部脹滿、四肢沉重、腰部疼痛、心煩意亂、手足冰冷、腳底疼痛、足背浮腫等症狀，有些人可能出現面色枯黃而無光澤、筋骨疼痛，肌肉抽搐、視力模糊等症狀。

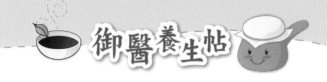

御醫養生帖

✦從「五運六氣說」看SARS及H1N1新型流感

中醫的「五運六氣説」認為：凡歲次適逢未、丑年時，在「二之氣」月容易有瘟疫流行。如《黃帝內經．素問．六元正紀大論》記載：「二之氣，大火正……其病溫厲大行，遠近咸若。」其中「二之氣」指的就是每年春分到立夏這段時間，「溫厲大行，遠近咸若」，就是瘟疫將會大範圍流行，且不論遠近，其所表現之症狀均相似。

巧合的是，2003年歲次「癸未」，正好爆發SARS疫情；而2009年出現的H1N1新型流感病毒，歲次為「己丑」，兩者發病的高峰期，都在春季三至五月間。

以H1N1新型流感疫情為例，己丑年為太陰溼土司天。一般來説，在太陰溼土司天之年發生瘟病，主要與脾溼有關，脾溼則阻礙人體陽氣的運行，脾經運氣失常，就會形成淤久化熱的虛熱現象。而H1N1新型流感在最初發作時，伴隨有咳嗽、喉痛、食慾減退、眼結膜潮紅、高燒不退、精神萎靡、四肢無力等病狀，亦為脾虛的表現。

近年來，二次的疫病驗證了中國老祖宗的智慧，也證明了天地運行自有其規律與法則，由此可知，人類唯有順天應人，才能常保身心健康。

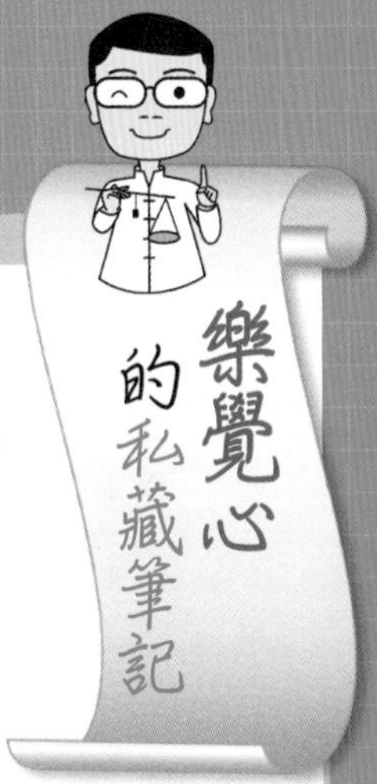

五運六氣和萬物息息相關

❶五運是土氣、金氣、水氣、木氣、火氣的統稱，用來說明全年氣候變化的正常與異常狀況。

❷六氣則是風、熱、火、溼、燥、寒的通稱，以三陰三陽做為代表，結合地支，藉以說明一年中的正常和異常氣候變化。

❸木氣太過時，就會有風氣大流行，這時脾土受到邪氣侵害，在土氣無法發揮正常作用下，木氣便顯得過盛。

❹火氣太過時，就會有炎熱大流行，此時肺金受到邪氣侵害，不能發揮正常作用，而心火功能過於旺盛。

❺土氣太過時，雨溼之氣大流行，此時腎水受到邪氣侵害，在腎水不能發揮作用之下，脾土功能便過於旺盛，造成水氣被制約。

❻金氣太過時，就會有燥氣大流行，此時肺金旺盛而肝木被壓抑。

❼水氣太過時，就會有寒氣大流行，此時腎水旺盛而心火被壓抑。

Chapter 4

第三節 五行在當令之年與人體的表現

「五」這個數字在《黃帝內經》中至關重要，因為它是天地萬物生成的根本。萬物皆由一、二、三、四、五衍生而來。若與五行搭配：水，在天為一，在地為六，六一合於北；火，在天為七，在地為二，二七合於南。金，在天為九，在地為四，四九合於西。木，在天為三，在地為八，三八合於東。土，在天為五，在地為十，五十合於中。

五運的平氣、太過、不及，除了對大自然與人體健康具有影響力之外，它們還各有不同的標誌與外在表現。

五運平氣之年的表現

簡單來說，如果五運是平年，五行相生相剋，能量維持平衡，就能風調雨順。而主生的木氣主時，就不會有金氣的肅殺之氣產生；主長的火氣主時，就不會有水氣的討伐之氣產生；主化的土氣主時，就不會有木氣的制止之氣產生；主收的金氣主時，就不會有火氣的殘害之氣產生；主藏的水氣主時，就不會有土氣的抑制之氣產生，此即為「平氣」。

◆木氣的敷和之年

在木氣的敷和之年，木氣作用可以周行於四方，促使陽氣舒展，陰氣也得以散布，生、長、化、收、藏等五氣皆能穩定平和，木氣正直，能曲能直，它的生化之氣能使萬物繁盛，在物類上屬於草木類，職權為發散，氣候特性溫和，表現為風氣，與人體五臟之肝臟相應，與四季之春季相對應，顏色為青色，在五味中為酸味，在**五音**中為角，在五行中成數為八。

養生關鍵小補充

何謂五音？

五音包含宮、商、角（音ㄐㄩㄝˊ）、徵（音ㄓˇ）、羽。在漢代，五音配以五行，對應土、金、水、木、火及中、西、北、東、南；在漢語音韻學中，五音則代表漢語聲母的調音位置和調音方法—脣音、舌音、齒音、牙音與喉音。

◆火氣的升明之年

在火氣的升明之年，陽氣旺盛，火氣作用可以普施於四周，使得生、長、化、收、藏等五氣能均衡發展，在物類上屬火，職權為光明及照耀，氣候特性為炎暑，表現為熱氣，與人體五臟之心臟相應，與四季之夏季相對應，顏色為紅色，在五味中為苦味，在五音中為徵，在五行中成數為七。

◆土氣的備化之年

在土氣的備化之年，天地之氣協調，土氣作用可以布達於四周，使生、長、化、收、藏等五氣能均衡發展，促使萬物成熟、豐美，在物類上屬於土類，職權為寧靜，氣候特性為溼熱，表現為溼氣，與人體五臟之脾臟相對應，顏色為黃色，在五味中為甜味，在五音中為宮，在五行中成數為五。

◆金氣的審平之年

在金氣的審平之年，天地之氣收斂，使生、長、化、收、藏等五氣皆能化生舒展而清潔，在物類上屬於金類，職權為剛勁，氣候

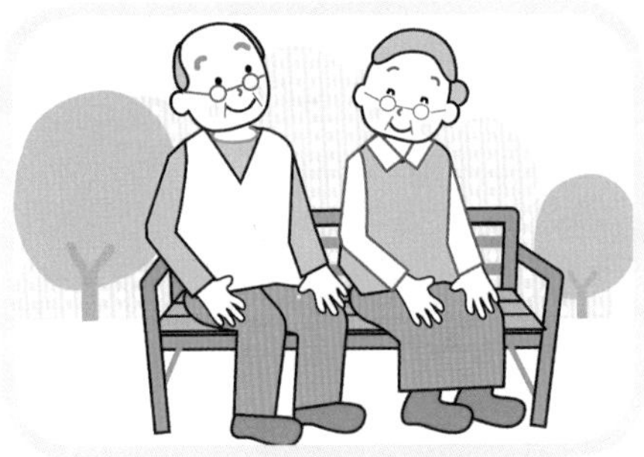

在五運的平氣之年，能量維持平衡，萬物祥和。

特性為清涼，表現為燥氣，與人體五臟之肺臟相對應，與四季之秋季相對應，顏色為白色，在五味中為辛味，在五音中為商，在五行中成數為九。

◆水氣的靜順之年

在水氣的靜順之年，天地之氣閉藏，使生、長、化、收、藏等五氣皆能化生完整而均衡，在物類上屬於水類，職權為川流不息的水源，氣候特性為嚴寒，表現為寒氣，與人體五臟之腎臟相對應，與四季之冬季相對應，顏色為黑色，在五味中為鹹味，在五音中為羽，在五行中成數為六。

五運不及之年的表現

凡運氣不及的年分，不勝之氣便容易乘虛而入，對人體造成影響，而傷害較輕者，不適症狀較為輕微，傷害較重者，對身體的損害則較為嚴重，這也是運氣中的正常規律。

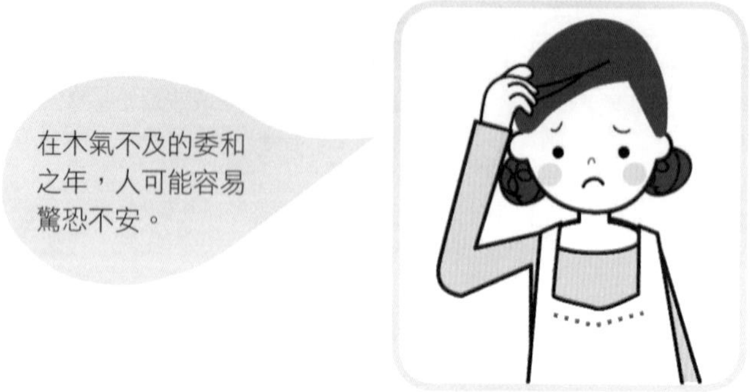

◆木氣不及的委和之年

在木氣不及的委和之年，木的生氣被金氣所克制，不能發揮作用，人體筋脈此時會收縮或弛緩，也可能變得容易受到驚嚇，與人體的肝臟相對應，所引發的病變為驚恐不安，相關病變多為肢體萎縮、癱腫、瘡瘍等，主要是由邪氣傷害肝臟所致。

◆火氣不及的伏明之年

在火氣不及的伏明之年，火的生氣被水氣所克制，伏明之氣不舒，所引發的病變主要為疼痛感，與人體五臟之心臟相對應，所導致的其他病變為昏沉、情緒低落哀傷、健忘等。

◆土氣不及的卑監之年

在土氣不及的卑監之年，土的生氣被木氣所克制，而引發的病變主要為癱腫、瘡瘍、流膿、潰爛、腹脹與嘔吐等症狀，與人體五臟之脾臟相對應。

◆金氣不及的從革之年

在金氣不及的從革之年，金的收氣被火氣所抑制，容易引發咳嗽、胸悶、氣逆等症狀，與人體五臟之肺臟相對應，所引發的其他病變有打噴嚏、流鼻血等。

◆水氣不及的涸流之年

在水氣不及的涸流之年，水不能克制火氣，容易使體內大便堅硬不通，出現乾燥、焦枯症狀，與人體五臟之腎臟相對應，所引發的其他病變為肌肉萎縮、大小便異常。

五運太過之年的表現

如果五運之氣太過而不能發揮正常作用，所勝之氣必定反過來傷害身體；相對地，如果五運之氣能正常地發揮作用，即使所勝之氣侵犯身體，也可能與主歲之氣同化，不致形成嚴重病症。

◆木氣太過的發生之年

在木氣太過的發生之年，陽氣過盛，萬物發生，木盛剋土，土氣疏鬆而通暢，溫和的陽氣布化至四方，陰氣隨陽氣而行，春生之氣得以生化，萬物欣欣向榮，其生化作用為生髮，職權為布散，表現為舒展。一旦產生變動，可能使人出現震顫、眩暈之感，其代表顏色為青色、黃色與白色，在五味中為酸味、甜味與辛味，與春季相應，同時與人體經脈之足厥陰肝經、足少陽膽經相對應，與內臟之肝、脾相對應，所引發的病變為易怒、嘔吐、腹瀉等症狀。

◆火氣太過的赫曦之年

在火氣太過的赫曦之年，火的長氣旺盛，萬物繁茂，其生化作用是長，職權為活動，表現為聲色外顯，一旦變動產生可能使人體發生高燒，四肢躁動不安等症狀，其代表的顏色為紅色、白色與黑色，在五味中為苦味、辛味與鹹味，與夏季相應，且與人體經脈之手太陽小腸經、手少陰心經、手厥陰心包經、手少陽三焦經相對應，同時與內臟之心臟、肺臟相對應，引發的其他病變為喜怒無常、瘧疾、瘡瘍、出血、眼紅、肢體抽搐、口噤不開等症狀。

◆土氣太過的敦阜之年

在土氣太過的敦阜之年，土的化氣旺盛，其生化作用是圓潤充盈，職權為寧靜，表現為周全而完備，一旦變動產生可能使體內的

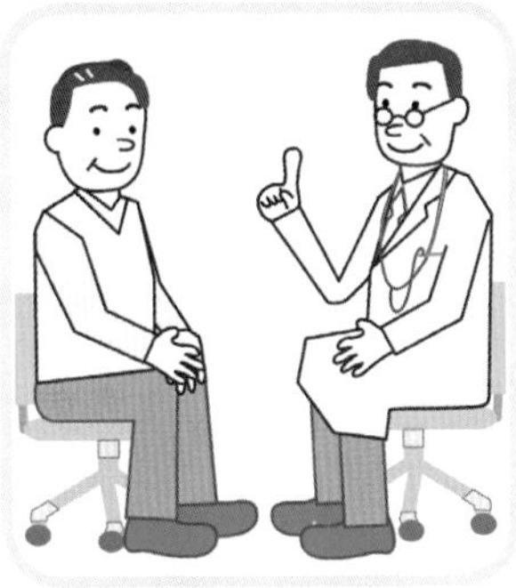
在火氣太過的赫曦之年，可能使人出現高燒等症狀。

溼氣聚集，其代表的顏色為黃色、黑色與青色，在五味中為甜味、鹹味與酸味，與長夏相應，且與人體經脈之足太陰脾經、足陽明胃經相對應，同時與脾臟、腎臟相對應，而引發的其他病變為腹脹，手足無法舉動等。

◆金氣太過的堅成之年

在金氣太過的堅成之年，陽氣收斂，陰氣主事，其生化作用為收成，職權為清肅，表現為剛勁，一旦變動產生，可能使人體出現瘡瘍、咳嗽等症狀，其代表的顏色為白色、青色與紅色，在五味中為辛味、酸味與苦味，與秋季相應，且與人體經脈之手太陰肺經、手陽明大腸經相對應，同時與內臟之肺臟、肝臟相對應。

◆水氣太過的流行之年

在水氣太過的流行之年，藏氣旺盛，其生化作用為凜寒，職權為靜謐，表現為流通與灌注，一旦變動產生，可能使人體產生腹瀉、嘔吐等症狀，顏色為黑色、紅色與黃色，在五味中為鹹味、苦味與甜味，與冬季相應，且與人體經脈之足少陰腎經、足太陽膀胱經相對應，同時與內臟之腎臟、心臟相對應。

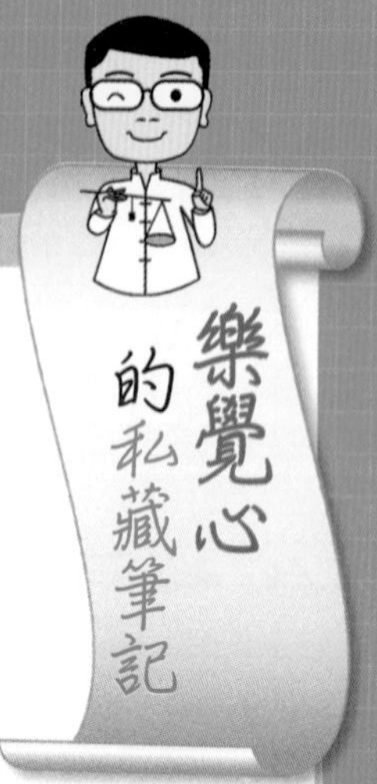

五運的平氣、不及與太過之年

❶如果五運是平年，主生的木氣主時，就不會有金氣的肅殺之氣產生；主長的火氣主時，就不會有水氣的討伐之氣產生；主化的土氣主時，就不會有木氣的制止之氣產生；主收的金氣主時，就不會有火氣的殘害之氣產生；主藏的水氣主時，就不會有土氣的抑制之氣產生，此即為「平氣」。

❷五運平氣之年：木氣平氣的敷和之年、火氣平氣的升明之年、土氣平氣的備化之年、金氣平氣的審平之年、水氣平氣的靜順之年。

❸凡運氣不及的年分，不勝之氣便容易乘虛而入，對人體造成影響，傷害較輕者，不適症狀較為輕微，傷害較重者，對身體的損害則較為嚴重。

❹五運不及之年：木氣不及的委和之年、火氣不及的伏明之年、土氣不及的卑監之年、金氣不及的從革之年、水氣不及的涸流之年。

❺如果五運之氣太過而不能發揮正常作用，所勝之氣必定反過來傷害身體；相對地，如果五運之氣能發揮正常作用，即使所勝之氣侵犯身體，也可能與主歲之氣同化，不致產生嚴重病症。

❻五運太過之年：木氣太過的發生之年、火氣太過的赫曦之年、土氣太過的敦阜之年、金氣太過的堅成之年、水氣太過的流衍之年。

Chapter 4

第四節 五行復氣發作時的徵兆與治療

中醫講求陰陽調和，因為在陰陽調和的前提下，五臟六腑才能夠運作正常，而五運過與不及，都會影響身體健康，不利於養生。一般而言，五運太過，發作急；五運不及，發作徐緩，前者導致病情嚴重，後者則讓疾病持續影響健康。

五運不及，產生的疾病通常發作徐緩，雖然不至於致命，但是卻會持續影響身體，這就是一般人所說的慢性疾病。現代人常以「大病不來，小病不斷」來形容身體的狀況不佳、抵抗力弱，而在中醫的看法，也大多與五運不及有關。

五氣鬱結而發作的情況

五氣之鬱相應之後會出現報復之氣，鬱到極點時，**復氣**才會產生。只要注意觀察五鬱的發作症狀與時間，就能預防疾病的發生，反之，如果正常的時令、歲氣無法運作，五行之氣就不能正常運行，生化與收藏之氣也會變得異常。

養生關鍵

小補充

勝氣與復氣

復氣是相對於勝氣的說法，簡單來說，若勝氣是熱氣，復氣則指寒氣。復氣，意為「報復之氣」，當體內陰陽失調，熱氣過盛時，根據物極必反的道理，必會爆發一股寒氣與之對抗。

◆土鬱發作與健康的關係

土鬱發作時，天地黑暗，水溼化成白氣，洪水爆發，溼土之氣瀰漫，降雨機率高，此時人體可能出現腹部脹滿、大便次數增多、心痛、嘔吐、身體浮腫等病症。

◆金鬱發作與健康的關係

金鬱發作時，天清地朗，燥氣流行，草木焦枯，此時容易產生咳嗽、咽喉乾燥、氣逆、渾身疼痛、身體無法活動自如等症狀。

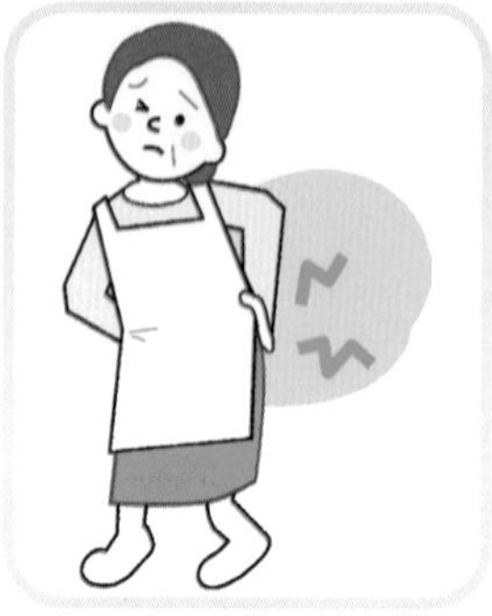

◆水鬱發作與健康的關係

水鬱發作時，陽氣退而陰氣起，大寒降臨，霜雪覆蓋大地，此時容易出現傷寒、心痛、腰痛、關節不靈活、四肢冰冷、腹部脹滿堅硬等病症。

◆木鬱發作與健康的關係

木鬱發作時，大風暴起，草木變異，此時容易導致胃痛、咽喉阻塞、吞嚥困難、耳鳴、頭暈目眩等病症。

◆火鬱發作與健康的關係

火鬱發作時，炎熱降臨，暑氣逼人，此時容易出現瘡瘍、四肢脹滿、痱子、抽搐、關節疼痛、腹瀉、腹痛、精液減少、心熱、煩悶、暈眩等病症，甚至可能引起暴斃。

六氣的變化與四時之氣

六氣分為厥陰風木之氣，少陰君火之氣，太陰溼土之氣，少陽相火之氣，陽明燥金之氣，太陽寒水之氣。

御醫養生帖

六氣的變化

分別為正化、變化、勝氣、復氣、病氣與正常變化，而隨著六氣不同的變化，萬物會有不同的表現。

厥陰風木之氣，為風所聚，此時萬物破土而出；少陰君火之氣，為火所聚，此時萬物繁榮生長；太陰溼土之氣，為雨所聚，此時萬物豐滿昌盛；少陽相火之氣，為熱所聚，氣化傳達於外；陽明燥金之氣，為肅殺所聚，此時萬物依時更替；太陽寒水之氣，為寒氣所聚，此時萬物歸於寧靜而收斂。

這些都是屬於六氣的正常的規律與四時之氣變化。隨著六氣的不同來變化，萬物就有不同的表現。

◆六氣生化的一般規律

厥陰之氣到來，則產生風氣，氣候變涼，最終轉為肅靜；少陰之氣到來，則產生熱氣，大熱大寒，最終轉為寒冷；太陰之氣到來則產生溼氣，出現雷霆、暴雨、大風，最終轉為降雨；少陽之氣到來則產生火氣，出現旋風、炎熱、霜凝，最終轉為溼熱；陽明之氣到來則產生燥氣，氣候溫和，最終轉為清涼；太陽之氣到來，則產生寒氣，出現寒雪、冰雹，最終轉為溫熱。

◆六氣為病的一般規律

厥陰之氣來時，或筋脈拘急，或筋脈軟弱收縮，兩脅處支撐有疼痛感，或者產生嘔吐、腹瀉等症狀；少陰之氣來時，易生瘍疹，還有身熱、易悲、驚恐、疑惑、妄言等症；太陰之氣來時，水飲積滯、身體浮腫，或有腹中脹滿、上吐下瀉等症；少陽之氣來時，會有打噴嚏、腹瀉、瘡瘍、耳鳴、嘔吐、抽筋等症；陽明之氣來時，皮膚腫脹、乾燥，筋骨容易感到痠痛，或有打噴嚏、鼻塞等困擾；太陽之氣來時，關節屈伸不利、腰部疼痛、睡臥出汗、二便不通等症狀。

養生關鍵小補充

六淫致病說

《左傳》記載，秦國名醫醫和（公元前六世紀）曾為晉平公治病，他認為：淫慾過度可使人發生內熱蠱惑之疾，並非鬼神降災所致。六氣為陰、陽、風、雨、晦、明。六氣致病說是我國最早的病因學說，之後演變為《黃帝內經》所論風、寒、暑、溼、燥、火之「六淫致病說」。

御醫養生帖

✦中醫論述中常有「外因、內因」等說法，具體來說指的是哪些病症？

中醫認為，引起疾病的原因不外有三大類：外因、內因與不內外因。

所謂的外因是指致病原因來自於自然界，如寄生蟲、細菌、病毒等相關的疾病，這些致病因子存在於自然界中，由外侵入人體後致病，又稱為「外邪」。

所謂的內因是指來自於人體內部的致病因素，如負面情緒、不當的飲食習慣、過勞等，又稱為「內邪」。

所謂的不內外因，如跌打損傷、創傷、燒傷、燙傷、凍傷、蟲獸咬傷、房事因素等其他疾病，有別於外因與內因。

✦五運六氣也會影響疾病的產生

《黃帝內經》指出，五運與六氣的變化都會影響自然界的氣候變化與人體疾病的產生，由於病因不同，個人體質屬性也不同，五運與六氣的變化自然天差地別。在中醫的觀點，外因病又可分成六個症候群，分別以厥陰、少陰、少陽、太陰、陽明、太陽、陽明等六經命名。

二十四節氣

六氣	厥陰風木	少陰君火	少陽相火	太陰溼土	陽明燥金	太陽寒水
節氣順序	大寒、立春、雨水、驚蟄	春分、清明、穀雨、立夏	小滿、芒種、夏至、小暑	大暑、立秋、處暑、白露	秋分、寒露、霜降、立冬	小雪、大雪、冬至、小寒

◆六氣與二十四節氣的變化

中國古代的天算家，以黃道上的春分點為零度，每十五度定一個節氣。黃道一周為三百六十度，分成十五等分，正好有二十四個節氣，可以作為指導農事的補充曆法。不同的氣候，容易產生不同的疾病類型，故厥陰、少陰、少陽、太陰、陽明、太陽等六經又可分別對應到二十四節氣。

六淫致病說

所謂的六淫是指「風、寒、暑、溼、燥、火」，原為大自然氣候之變化，不過，若是環境、氣候變動太劇烈，或者出現過與不及等狀況，就會導致人體產生疾病。

古人認為，六淫之邪致病具有規律性，如春多傷於風、夏多傷於暑、長夏傷溼、秋多傷燥、冬多傷寒等，此外，六淫之邪可能相互轉換，如寒可化熱、化火，或者同時具有二種以上的外感疾病，如暑、溼可能同時出現，風、寒也可能同時並存。

◆六淫所引發的疾病與預防之道

中醫將六淫所引發的疾病歸類為四：風寒型感冒、風熱型感冒、流行性感冒、夏季暑溼型感冒。

★風寒型感冒的主要症狀

頭痛、怕冷、發熱輕、四肢痠痛、鼻塞、喉嚨癢、打噴嚏、流鼻水、咳嗽。

★風熱型感冒的主要症狀

發熱、怕冷、咽喉乾熱、腫痛、口渴、頭脹痛、咳嗽。

★流行性感冒的主要症狀

劇烈頭痛、發高燒、怕冷、疲倦、全身痠痛、咽喉乾渴、口乾舌燥、咳嗽，如合併感染腸胃方面的疾病，可能造成食慾不振、噁心、嘔吐、腹痛、腹瀉等症。

★夏季暑溼型感冒的主要症狀

頭痛、四肢無力、倦怠感、腸胃不適。

以中醫的說法，感冒就是由六種邪氣（六淫）所造成的病症。

而呼吸道是人體用來吐納「氣」的正式呼吸系統，所以感冒在中醫被視為「上呼吸道感染」。有鑑於此，如果出現感冒症狀，中醫通常會建議使用具有改善呼吸道疾病的藥材，而平時多食用這些中藥加以食補，也能有效預防感冒，若是遇到流行性感冒的好發期間，就能提高自我的抵抗力。

◆六淫之病的預防之道

★順應四時寒暑的變化

生活上的食衣住行應該隨著四時節氣與寒暑的變化，來予以調整，不可逆勢而為。

★飲食有節，增強脾胃功能

飲食有節則脾胃功能強，因為暴飲暴食傷脾胃，攝取的飲食內容適當且精緻，得以周行全身，充實氣血，經絡通暢則不易致病。

★養心神，安定情緒

中醫有七情內傷的說法，七情為喜、怒、憂、思、悲、恐、驚，而七情太過，將會影響神經及內分泌系統，甚至加重病情，因此，最好保持情緒的平穩，避免大悲或大喜，才能有助於養生。

★起居有節，適度運動

日常起居要順應環境與氣候的變化來調整，不論是工作或運動都要秉持適中的原則，過與不及皆有損健康。

★自行鍛鍊，提升免疫力

透過適度的運動或氣功等鍛鍊，可以增強人體五臟之氣，進而提高免疫力，有助於抵抗外來病邪。

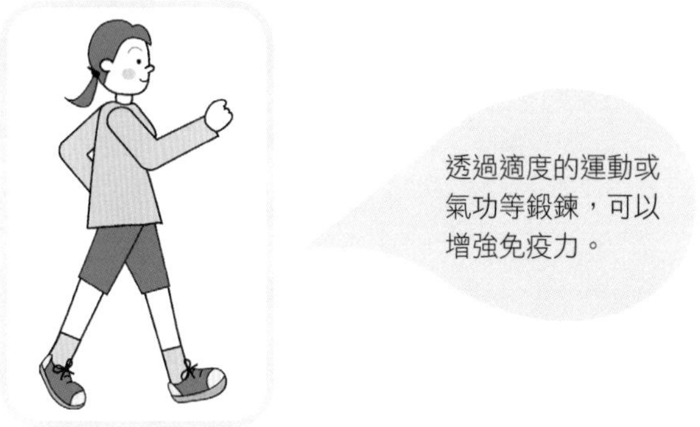
透過適度的運動或
氣功等鍛鍊，可以
增強免疫力。

◆幫助改善呼吸道疾病的中藥

❶大棗

味甘而性溫，可治療支氣管與哮喘等呼吸道疾病，還有保護肝臟、增強體力、改善失眠、調節經期不順等功效。

❷川芎

味辛而性溫，能夠治療感冒、頭痛等症狀，還具有活血醒腦的功效。

❸川貝母

味甘而苦，性微寒，具有止咳潤肺、清熱化痰等功效，適合肺結核與慢性支氣管炎患者食用。

❹天花粉

味酸而甘，性微寒，具有清熱潤燥的效果，可用來治療咳嗽、喉嚨腫痛等症，還具有預防心血管疾病的功效。

❺甘草

味甘而性平，能止咳清熱、祛痰解毒，還具有補中益氣、抗過敏、止痛等功效。

❻白芷

味辛而性溫，能改善頭痛、鼻塞、流鼻水等感冒症狀，還具有止痛消腫、驅風除溼等功效。

❼冬蟲夏草

味甘而性平，不但具有平喘鎮咳、止血化痰等功效，還能降低膽固醇、提升免疫力、增強體力。

❽艾葉

味苦而辛，性溫，不但具有平喘鎮咳、祛痰、散寒止痛等功

御醫養生帖

有效改善呼吸道疾病的中藥

大棗、川芎、川貝母、天花粉、甘草、白芷、冬蟲夏草、艾葉、杏仁、防風、辛夷、羌活。

效，還能治療婦女月經不調、經痛、白帶過多等病症。

❾杏仁

味苦而性溫，能改善感冒所引起的支氣管炎、咳嗽、多痰、氣喘、急性咽喉炎等症。

❿防風

味辛而甘，性微溫，能有效預防感冒及風寒頭痛等症狀，還能祛溼解痛、抗菌、抗過敏。

⓫辛夷

味辛而性溫，能保護鼻腔黏膜，促進血液循環與黏膜分泌物的吸收，有助於治療慢性鼻炎、頭痛等症。

⓬羌活

味辛而苦，性溫，可以用來治療感冒，具有驅風止痛的效果。

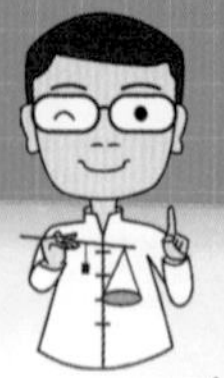

樂覺心的私藏筆記

五運與六氣的致病論

❶ 五運太過，發作急暴；五運不及，發作徐緩，前者導致病情嚴重，後者則讓疾病持續影響健康。

❷ 五氣之鬱相應之後，才會產生報復之氣。因此，只要注意觀察五鬱的發作症狀與時間，就能預防疾病的發生。

❸ 六氣有正化、變化、勝氣、復氣、正常作用、病氣等變化。厥陰風木之氣是和煦的，少陰君火之氣是溫和的，太陰溼土之氣是溼潤的，少陽相火之氣是炎熱的，陽明燥金之氣是清涼的，太陽寒水之氣是寒冷的。

❹ 外界環境變化所導致的疾病可稱為「外因病」，又可分成六個症候群，分別以厥陰、少陰、少陽、太陰、陽明、太陽、陽明等六經命名。

❺ 所謂的六淫是指「風、寒、暑、溼、燥、火」，原為大自然氣候之變化，如果環境、氣候變動太劇烈，或者出現過與不及等狀況，很容易導致人體產生疾病。

第五章

CHAPTER 5

臟腑氣血的養生關鍵

人體各臟腑有如金鑾殿上的皇帝與大臣之間的關係，互相協調卻又各有分工，共同維持著人體的陰陽調和，而各臟腑器官必須在人體內不停地工作，才能使人們正常吃飯與睡覺。故五臟堅固，為長壽之本；五臟皆虛，乃為衰敗之因。

Chapter 5

第一節 把身體當成國家治理

人體內含五臟、六腑與各氣血、經絡，彼此之間相互獨立，卻又交互作用，無法單獨存在或運作。這一宇宙分而成五行，並依四時節氣之變化而分工、調和，於是人體機能才能運作不息。

如果把身體當成是一個國家來看，人體十二臟腑各有不同的角色扮演，其中心最為重要，因為心即為國家領導者，也就是所謂的君王，其他臟腑則在君王的領導下，各司其職，只要將分內的工作做好，十二臟腑便能相安無事，人體自然健康。

養生關鍵 小補充

何謂九竅？

「夫九竅者，在天為九星，在地為九州，在人為九竅」。意思就是：太陽系有九大行星，地球上有九大州，人體上有九個竅。地球為一宇宙，人體也為一宇宙，人體與天體，人體與地球都是相互對應的。

御醫養生帖

所謂的「九竅」是指雙眼、雙耳、雙鼻孔、嘴巴、尿道及肛門。中醫認為，各竅穴與內臟間相互聯繫，關係密切，若平日保健得宜，便能達到調節內臟功能、防病、強身等目的。

臟腑的特性與功能

古人認為，人體十二臟腑各自作用也相互關聯，同時也有主次之分。

心相當於人身體中的君主，掌管精神、意識等思維活動，統率並協調全身臟腑的活動，為「君主之官」；肺位於心的旁邊，地位如同輔佐君主的「宰相」，主一身之氣，為「相傅之官」；肝相當於人身體中的「將軍」，主管謀略與執行，為「將軍之官」；膽相當於剛直不阿的「中正之官」，性格堅毅、果斷；**膻中**（胸口正中央）則相當於內臣（即宦官），傳達心（君主）的各種情緒；脾和胃相當於管理糧倉的主官，主要任務為接受和消化食物，將食物化為營養物質，再輸送到人體各部位，二者皆為「倉廩之官」；大腸相當於傳輸通道，主管傳導身體廢料，為「傳道之官」；小腸相當於「受盛之官」，主管接收從胃而來的食物與營養成分，進行再消化與吸收，並將水和廢物做區隔；腎主藏精，而精生骨髓，能滋養人體骨骼，因此，腎臟有保持人體精力充沛的功能，為「作強之官」（即大力士）。

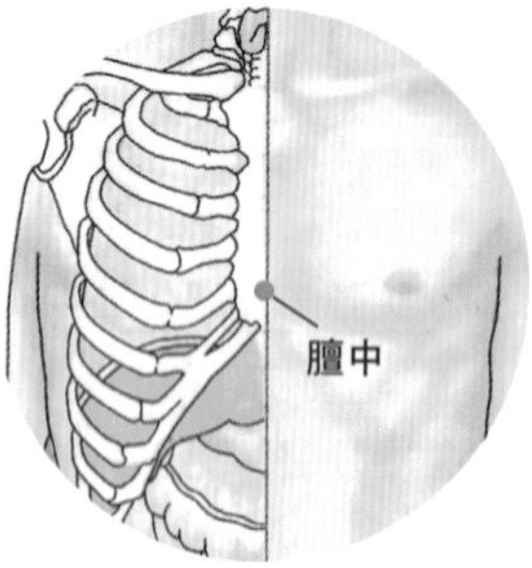

膻中穴

養生關鍵 小補充

膻（音ㄊㄢˇ）中

膻中位於前胸正中央的位置，也就是在前正中線上，平第四肋間，兩乳頭之間連線的中點，膻中有膻中穴，能治療氣喘、咳嗽等症。

十二臟腑的功能活動雖各有分工，但仍需相互協調。作為君主的心臟尤其重要，心的功能若健全且健康，其餘各臟腑的功能與活動才會正常，用這種方式治理國家，國家必能昌盛繁榮。反之，一旦心臟的功能失常或不健全，十二臟腑的功能一定隨之紊亂，氣血運行不通，臟腑之間不協調，身體就會產生各種問題，如果這樣治理國家，一定會出現危機與災難。

◆臟腑功能反映於體表

人體內臟腑的功能與狀況可以從體表反映出來。心是生命的根本，主宰精神與意識，功能是充實血脈，心氣旺盛則面色紅潤。而

御醫養生帖

五臟的主要功能

心以傳輸為要；肝以生發為要；脾以造化為要；肺以肅降為要；腎以收藏為要。

心位於橫膈膜之上，為「陽中之太陽」，與夏季的盛暑相通。

肺是氣的根本，主藏魄，肺的健康與否反映在身體的毛髮上，主要功能是充盈皮膚，肺氣旺則皮膚與毛髮呈現健康的潤澤感，肺與心相同，都位於橫膈膜之上，為「陽中之少陰」，與秋季的陽氣相通。

腎是潛藏的根本，為藏精之所，腎的健康與否反映在頭髮上，主要功能是充盈骨骼，腎氣旺則頭髮亮澤，骨骼也相對堅韌，腎位於橫膈膜之下，為「陰中之太陰」，與陰氣最盛的冬季相通。

肝是人體忍受疲勞的根本，主藏魂，肝的健康與否反映在指甲上，主要功能是充盈筋膜與生養血氣，肝血充足則指甲堅潤，筋膜柔韌，肝位於橫膈膜之下，為「陰中之少陽」，與春季的陽氣相通

脾為飲食的根本，營氣之所，脾的健康與否反映在嘴脣四周，主要的功能是充盈肌肉，脾位於從陽到陰的位置，為「至陰」，與長夏的土氣相通；而胃、大腸、小腸、三焦、膀胱等同於人體中的容器，主要的功能為貯運飲水，也是營氣之所，能將身體所產生的

五臟對應五華

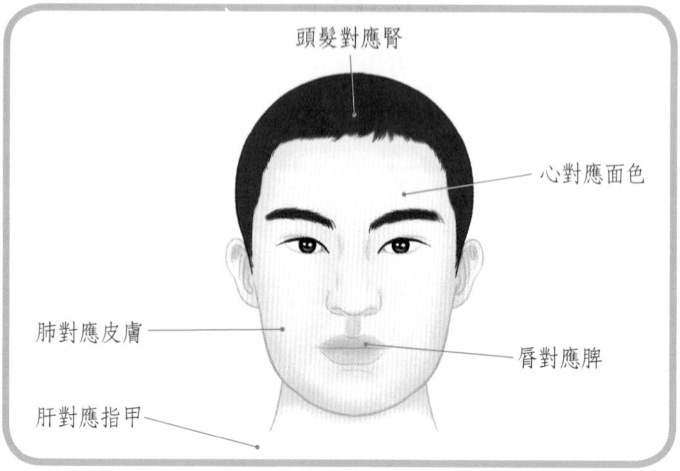

廢物做轉變，在傳輸水分與養分的同時，將身體的廢物排出。

《黃帝內經》論五藏

《黃帝內經》中提到五藏觀念，指的是四時節氣中的五藏，如春天主生發、夏天主夏長、秋天主秋收、冬天主冬藏。所謂「藏」即為「臟」，亦即五臟，是人體的內臟系統，與中醫所說的五臟——「心、肝、脾、肺、腎」的思維相通，對應於西醫的論點則為五個臟器——心臟、肝臟、脾臟、肺臟、腎臟，唯一不同的是，《黃帝內經》裡的五藏，更強調其動態的運行過程，代表人體內五種氣血運行、消化代謝的系統。

《黃帝內經》五臟對應表

五臟	肝	心	脾	肺	腎
五臟之官	將軍之官，謀慮出焉。	君主之官，神明出焉。	倉廩之官，五味出焉。	相傅之官，治節出焉。	作強之官，技巧出焉。
五腑	膽	小腸	胃	大腸	膀胱
五腑之官	中正之官，決斷出焉。	受盛之官，化物出焉。	倉廩之官，五味出焉。	傳道之官，變化出焉。	州都之官，津液藏焉，氣化則能出矣。
三焦 心包經	三焦者，決瀆之官，水道出焉。膻中者（心包經），臣使之官，喜樂出焉。				
臟象	肝	心	脾、胃、大腸、小腸、三焦、膀胱。	肺	腎
	罷極之本，魄之居也，其華在爪，其充在筋，陽中之少陽，通於春氣。	生之本，神之變也，其華在面，其充在血脈，陽中之太陽，通於夏氣。	倉廩之本，營之居也，其華在脣四白，其充在肌，至陰之類，通於土氣。	氣之本，魄之處也，其華在毛，其充在皮，陽中之太陰，通於秋氣。	封藏之本，精之處也，其華在髮，其充在骨，陰中之少陰，通於冬氣。
	凡十一臟，取決於膽也。				

五臟	肝	心	脾	肺	腎
五臟生成	肝之合筋也，其榮爪也，其主肺也。	心之合脈也，其榮色也，其主腎也。	脾之合肉也，其榮脣也，其主肝也。	肺之合皮也，其榮毛也，其主心也。	腎之合骨也，其榮髮也，其主脾也。
五臟所主 五體	筋膜	脈	肌肉	皮毛	骨髓
五華	爪（指甲）	面	脣四白	毛	髮
五竅	肝開竅於目	心開竅於舌	脾開竅於口	肺開竅於鼻	腎開竅於耳
五臟所化之液	淚	汗	涎	涕	唾
五志	怒	喜	思	憂、悲	驚、恐
關節分布	兩腋	兩肘	兩髀（髖）	兩肘	兩膕（膝後）
臟熱分布	左臉頰紅	顏面全紅	鼻紅	右臉頰紅	兩側顴骨紅
舌分布（舌診）	舌兩旁（肝、膽）	舌尖（心）	舌中心（脾、胃）	舌中心	舌根（腎）
五精所並	精氣並於肝則憂。	精氣並於心則喜。	精氣並於脾則畏。	精氣並於肺則悲。	精氣並於腎則恐。

五竅與五行、五臟、六腑、五色、五音的關係

五竅	五行	五臟	六腑	五色	五音
目	木	肝	膽	綠	角
舌	火	心	小腸	赤	徵
口	土	脾	胃	黃	宮
鼻	金	肺	大腸	白	商
耳	水	腎	膀胱	黑	羽

人體的五竅

中醫認為，透過外貌所呈現的各種症狀可以判斷人體五臟健康與否，而觀察五臟必須透過五竅——目、舌、口、鼻、耳。

中醫按照陰陽五行理論，將人體分成五大系統：木、火、土、金、水。人體內的五臟六腑都能與五行對應。若希望身體可以達到平衡與健康，五大系統不僅要按照陰陽五行的規律調節外，還必須與外界的五行相互協調。

而人體的五大系統與外界聯繫的五個窗口稱之為「竅」，肝之竅為目，心之竅為舌，脾之竅為口，肺之竅為鼻，腎之竅為耳。

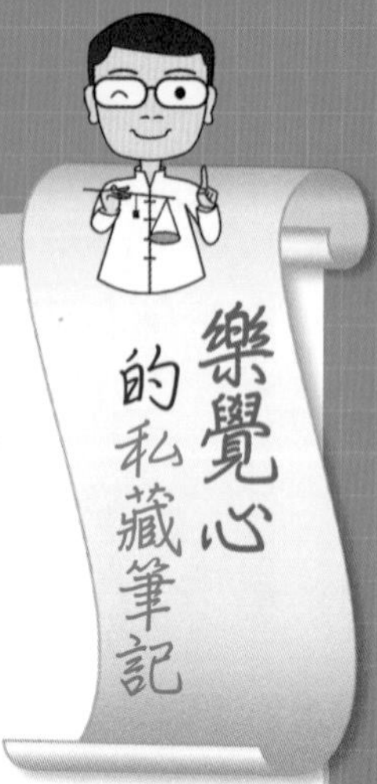

五臟六腑的養生觀念

❶天地交匯陰陽之氣形成有靈性的生命，就叫做人，人既然來自於天地，自然與天地有所對應。

❷心相當於人體中的君主，掌管精神，為「君主之官」；肺一如輔佐君主的「宰相」，主一身之氣，為「相傅之官」；肝相當於人體中的「將軍」，主管謀略與執行，為「將軍之官」；膽相當於剛直不阿的「中正之官」；脾和胃相當於管理糧倉的主官，為「倉廩之官」；腎主藏精，精生骨髓，能滋養人體骨骼，為「作強之官」。

❸心的榮枯反映在臉部，肺的榮枯反映在毛髮，腎的榮枯反映在頭髮，肝的榮枯反映在指甲，脾的榮枯反映在嘴唇。

❹透過面相所呈現的各種症狀可以判斷人體五臟的健康與否，而觀察五臟必須透過五竅——目、舌、口、鼻、耳。

❺肝之竅為目，心之竅為舌，脾之竅為口，肺之竅為鼻，腎之竅為耳。

Chapter 5

第二節 順應時日療五臟

人體的疾病必須按照四時與五行的變化來治療，也必須順從自然界的規律才能達到內外和諧的境界。古人判斷病人生死與生命力的強弱指標是依據五行——即金、木、水、火、土的興衰來推測的，以確定五臟之氣的病症是否在治療後得以減輕，同時也依據五行的盛衰來判斷生死之日。邪氣侵入人體時，也是按照五行相剋的規律來治療。疾病在遇到所生之臟所主的時日，病症就容易痊癒，若是遇到不勝之臟所主的時日，病情可能會加重。

肝病與五行的關係

肝臟屬木，旺於春季，經絡上屬於足厥陰肝經和足少陽膽經，旺日為甲、乙日，肝最怕**拘急**，此時要立刻服用甘味藥物予以緩和。

養生關鍵
小補充

何謂拘急？

拘急一詞出自於《黃帝內經・素問・六元正紀大論》。指肢體牽引不適，並有緊縮感，屈伸不利之症。肢體伸屈不利，也是一種病症名稱，常見於四肢及腹部。若為四肢拘急，則是因為外感六淫，傷及筋脈，或血虛不能養筋所致。少腹拘急，則多因腎陽不足，膀胱之氣不化，常伴隨腰痛、小便不利。

◆肝病的四時變化與症狀表現

肝臟病變，一般到了夏季能痊癒，否則秋季病情將會加重，若秋季沒有病逝，冬季時節，疾病會趨於平緩，直到第二年春季，健康才會有起色。

★肝實證

兩邊胸部下疼痛，有時連腹部也會疼痛，而病人容易發脾氣。

養生關鍵 小補充

何謂實證？

身體受到病邪入侵，體質好者能與病邪對抗，病者則因臟腑機能失調，導致氣血鬱結、腹瀉、食積。而實證與虛證相對，症狀有高熱、面紅、煩燥、腫脹、腹痛、便祕、尿少而色黃等。

★肝虛證

兩眼視力不佳，兩耳失聰，膽子小，總疑心有人要抓他。

養生關鍵 小補充

何謂虛證？

主要因精氣不足或久病未癒而傷及正氣，身體的抵抗力下降，並且造成部分臟腑的功能衰退。虛證可分氣虛、血虛、陰虛、陽虛等，症狀各不相同，通常會出現面色蒼白、疲憊、乏力、心悸、失眠等。

◆肝病的預防

肝病要注意再度受到風邪感染。一般來說，若是肝病遇到丙、丁日即可痊癒，否則，到了庚、辛日時，病情就會加重，若庚、辛日沒有死亡，壬、癸日時，病情就會趨於平緩，到了下一個甲、乙日時，病情才會有起色。肝病在早晨時，症狀較輕微，傍晚時病情較為嚴重，半夜時則較為平穩。

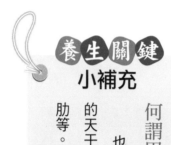

養生關鍵 小補充

何謂甲乙丙丁戊己庚辛日？

也就是所謂的天干值日，人體的每個部位，每天都會輪到一個值日的天干。舉例來說，丙日所對應的部位就是肩背，丁日所對應的就是胸肋等。

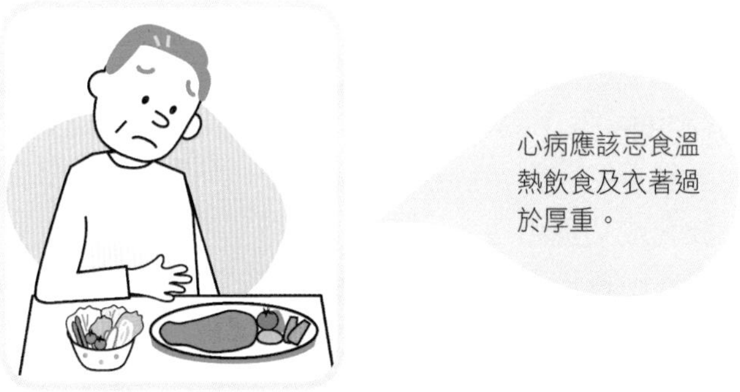

心病與五行的關係

心臟屬火，旺於夏季，經絡上屬於手少陰心經和手太陽小腸經，旺日為丙、丁日，心氣最怕弛緩，此時要服用酸味藥以收渙散之效。

◆心病的四時變化與症狀表現

心臟病變，假如在長夏季節未能痊癒，到了冬季時，病情就會加重，若冬季沒有病逝，下一年春季時，疾病會處於相對平穩的階段，到了夏季時才會有起色。

★心實證

胸中疼痛，兩脅下支撐時有脹滿感與疼痛感，胸背部、肩胛間、兩臂內側也有疼痛感。

★心虛證

胸腹脹大，脅下與腰部在移動或伸展時感到疼痛。

◆心病的預防

心病應該忌食溫熱飲食及衣物過於厚重。一般遇戊、己日即可

御醫養生帖

何謂針刺？

針刺是中醫針灸的一種外治法，主要是利用針刺或艾灸手法刺激體表穴位，以達到疏通經絡、行氣活血的治療目的。

痊癒，不然到了壬、癸日病情就會加重，若患者在壬、癸日沒有病逝，而甲、乙日到來時，病情就會趨於平緩，直到丙、丁日，病情就會有起色。心病通常在中午時症狀較為輕微，半夜時病情較為嚴重，清晨時則較為平穩。

脾病與五行的關係

脾臟屬土，旺於長夏季節，屬於足太陰脾經和足陽明胃經，旺日為戊、己日，而脾最怕溼氣，此時要服用苦味藥以祛除溼氣。

◆脾病的四時變化與症狀表現

脾臟病變，一般到了秋季即可痊癒，不然到了下一年春季時，病情可能就會加重，若春季沒有病逝，而夏季的病情便會趨於平緩，到了長夏季節才會有起色。

★脾實證

患者會出現身體沉重、常有飢餓感、肌肉萎縮、雙足弛緩，走路時容易腳抽筋，腳底也有疼痛感等症狀。

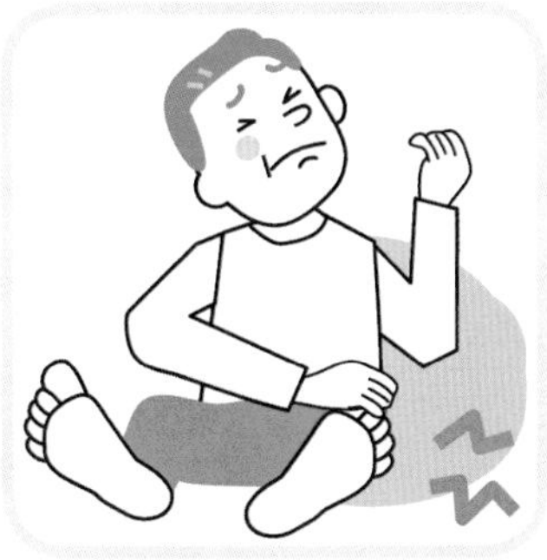
脾實證的患者，容易出現腳抽筋、腳底疼痛等症狀。

★脾虛證

患者會出現腹部脹滿，腸鳴，不容易消化，腹瀉等症狀。

◆脾病的預防

脾病應忌食溫熱飲食，不宜過飽，如果周遭環境較為潮溼，則不利於病情。一般來說，脾病遇庚、辛日即可痊癒，否則到了甲、乙日，病情就會加重，若甲、乙日沒有病逝，到了丙、丁日，病情將會趨於平緩，而戊、己日來臨時，病情就會出現起色。脾病通常在下午時段的症狀較為輕微，凌晨時，病情較為嚴重，傍晚時則較平穩。

肺病與五行的關係

肺臟屬金，旺於秋季，經絡上屬於手太陰肺經和手陽明大腸經，旺日為庚、辛日，而肺最怕氣機上逆，此時要服用苦味藥洩其氣。

◆肺病的四時變化與症狀表現

肺臟病變，一般到冬季即可痊癒，否則到第二年夏季，病情就

御醫養生帖

適合人體排毒的時間點

肝臟排毒：晚間11 點至凌晨1點。

肺臟排毒：凌晨3點至5點。

大腸排毒：早上5點至7點。

會加重，若夏季沒有病逝，長夏季節時，疾病便會趨於平緩，直到秋季，病情才會出現起色。

★肺實證

患者會出現喘息、咳嗽、肩背疼痛、出汗，尾椎部、大腿內側與外側上部、膝、小腿前後、腳等處等感疼痛。

★肺虛證

患者會出現氣少、耳聾、咽喉乾燥等症狀。

◆肺病的預防

肺病忌食冷飲與冷食或穿著過於輕薄的衣物。通常肺病遇壬、癸日，疾病即可痊癒，不然到了丙、丁日，病情就會加重，若丙、丁日沒有病逝，戊、己日則會趨於平緩，直到庚、辛日，疾病便會有起色。一般來說，肺病在傍晚的病情較輕微，中午時病情較嚴重，半夜時則較平穩。

腎病與五行的關係

腎臟屬水，旺於冬季，在經絡上屬於足少陰腎經和足太陽膀胱

五臟與五味、經脈的對應關係

五臟	對應季節	對應經脈	對應五味	適宜食物
肝	春	足厥陰肝經、足少陽膽經	酸	芝麻、李子、棗
心	夏	手少陰心經、手太陽小腸經	苦	麥子、羊肉、野蒜
脾	長夏	足太陽膀胱經、足陽明胃經	甘	粳米、牛肉、葵菜
肺	秋	手太陰肺經、手陽明大腸經	辛	蔥、雞肉、桃子
腎	冬	足少陰腎經、足太陽膀胱經	鹹	大豆、栗子、豆葉

經，旺日為壬、癸日。腎臟最怕乾燥，此時要服用辛味藥予以濡潤，因辛味能暢通肌膚的紋路與氣血，並能促使津液產生。

◆腎病的四時變化與症狀表現

腎臟病變，一般到了春季即可痊癒，不然進入長夏季節，病情便會加重，若長夏季節沒有病逝，秋季時節，病情就會趨於平緩，直到冬季時節，疾病才會有起色。

★腎實證

患者的身體沉重、腹部脹大、足脛腫、喘息、咳嗽、出汗、怕風。

★腎虛證

患者的胸中常感疼痛、腹部疼痛、腳冷、心情抑鬱。

御醫養生帖

適合人體排毒的時間點

小腸排毒：早上7點至9點。

淋巴排毒：晚上9點至11點。

皮膚排毒：晚上10點至凌晨2點。

◆腎病的預防

腎病忌吃煎炸類食物或穿著過於保暖的衣物。腎病若遇到甲、乙日時，疾病即可痊癒，若是到了戊、己日，病情就會加重，假如戊、己日沒有病逝，庚、辛日就會趨於平緩，到了壬、癸日，病情便會有起色。腎病在半夜時症狀較輕微，而早晚七至九點、早晚一至三點，病情較為嚴重，傍晚則較為平穩。

中醫如何看五臟方面的疾病

中醫通常會運用望聞問切，這四種方式來了解病人的疾病，因此，若要知道疾病是如何產生的，首先要明確得知致病原因。

◆中醫看心經方面疾病

古人認為：「心者，君主之官也，神明出焉。」意思是，心在五臟六腑中扮演君王的角色，心藏神明、主血脈、主喜樂、主諸癢痛瘡等症。西醫認為，與心有關的病症統稱為心臟病，中醫則認為，心病可能包含心臟病（心主血脈）與精神方面（心主神明）的疾病，與人體中的心經、肺經、胃經、脾經與腎經等有關。

一般而言，心腎相交功能越強的人身體越好，因為心火下沉而腎水上升的結果，往往讓人看起來精神飽滿、神清氣爽。

★心經當令的主要時段

心經當令的時間約在上午十一點至下午一點，這個時間若能適度午休，讓心腎功能相交，陰陽交替順暢，有助於養生，反之，如果這個時段經常睡不安穩、多夢，則表示心腎不交。

養生關鍵
小補充

關於心臟病

根據統計顯示，不少心臟病患者容易在凌晨三點到五點間發病，甚至死亡，其原因在於凌晨三點至五點為肺經當令的時間，肺經會重新分配體內的氣血，而人體也會因為此一運作狀態來增加對於氣、血的需求量，導致心臟的負荷量加重。

御醫養生帖

✦日常生活中，如何鍛鍊「心腎相交」的能力？

「心腎相交」是指透過讓心火與腎水相互協調的方法，來平衡人體的陰陽二氣，以達到養生的目的。

腎精要足的首要之務就是讓心神安定，也就是精神內守的工夫，只要心神安定、精氣不妄動，就能保持內在平穩與安定，並且不容易生病。平時可以用雙手搓揉兩個穴道：勞宮與湧泉穴。勞宮穴位於手心，心包經會通過勞宮穴；湧泉穴位於足心，腎經會通過湧泉穴，由此可知，平時搓揉此二穴位，就可以達到心腎相交的目的。

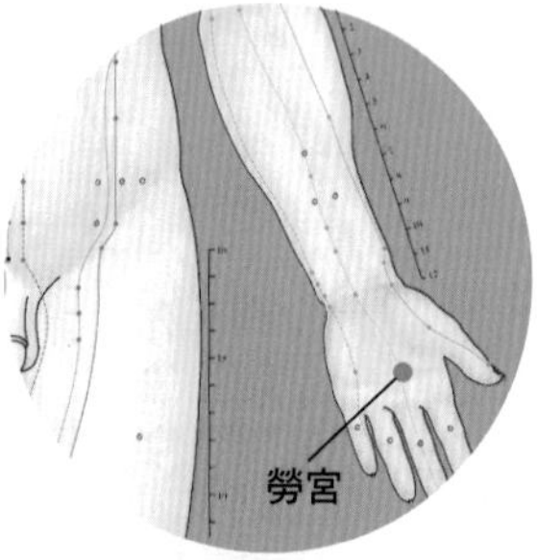

勞宮穴

在手掌心，第二、第三掌骨之間偏於第三掌骨，握拳屈指時，中指所對應的掌心位置即是。

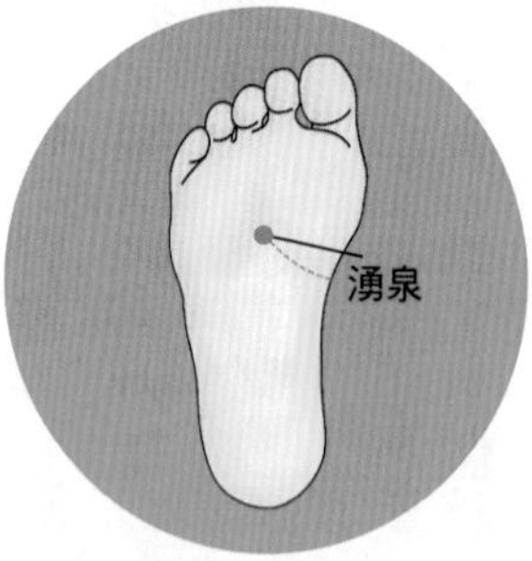

湧泉穴

在足底前部凹陷處，第二、三趾的趾縫紋頭端和足跟連線的前1/3處。

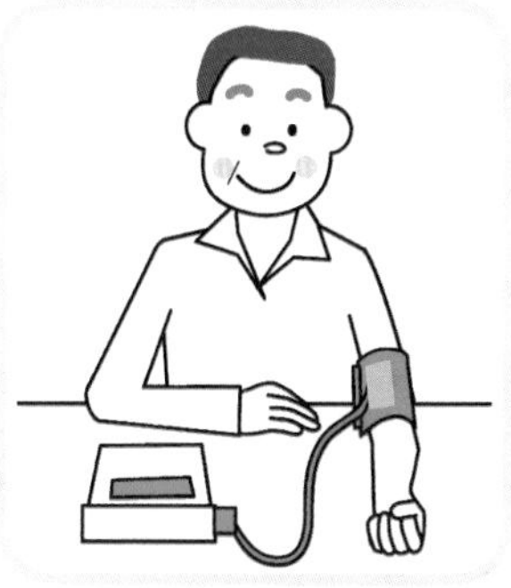

◆心臟病

心臟病患者在冬天應該加倍小心。因為冬天天氣寒冷，許多人不喜歡運動或懶得動，但是在這個季節，心臟病患者必須特別注意自己的飲食習慣，並且定時做運動，還要注意保持身體溫暖。

飲食上應該盡量清淡，減少肉類的攝取，不妨多吃蔬菜、水果。然而，許多人在冬天習慣吃火鍋，但火鍋的湯頭以及大量的肉類含有相對較高的鹽量及脂肪，這些正是引發心血管疾病的主要原因，再加上吃火鍋時，會因為沾醬而攝取更多的鹽分，對於心臟病患者來說，反而更加危險。

由此可知，罹患心臟病或心血管疾病的患者，在冬天必須特別注意保暖，也要避免不宜攝取的食物，同時應該維持情緒的穩定，如果能搭配適量的運動與定期身體檢查更好，此外，勤量血壓也是預防疾病的好方法。

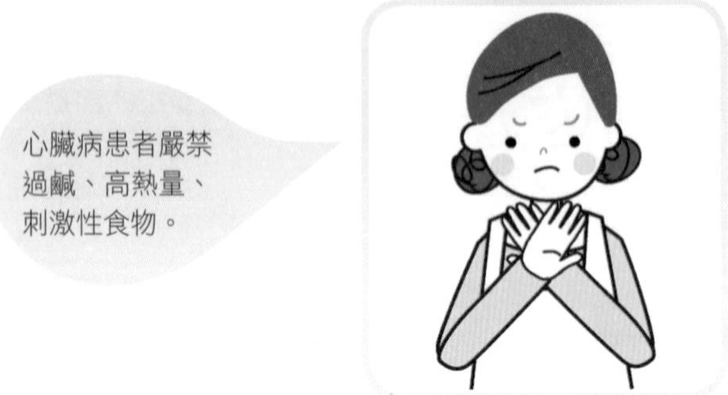

★心臟病患者的飲食注意事項

❶控制食鹽量

鹽分攝取過多，容易使血壓升高。此外，鹽分還有吸收水分的作用，食入過量會促使體內水分增加，容易增加心臟的負荷量。因此，每日飲食中的鹽分含量以低於三公克為宜，過鹹的食物盡量少吃或不吃為宜，例如：鹹菜、榨菜、豆瓣醬等。

❷控制熱量

熱量過高時，血清膽固醇也會跟著升高，因此，最好注意每日攝取食物的總熱量，若是本身為體重過重者，更應該考慮節制飲食。舉例來說，每日膳食中，應該盡量避免食用含有動物性脂肪及膽固醇較高的食物，如動物類油脂、肥肉與內臟、蛋黃等，改成食用植物油及豆類製品為宜。

❸盡量少吃刺激性食物

如生薑、辣椒、胡椒等辛辣調味品最好控制食用量，或者盡量不吃為宜，飲食以清淡為佳。

心臟病發作的幾個主要時段

主要時段	原因說明	主要症狀
上午約9:00前後（卯時至辰時）	脾胃方面問題所引發的心臟病症。	胃經問題：心慌意亂。 脾經問題：心煩、心痛。
下午約2:00~3:00（未時）	小腸經方面問題所引發的心臟病症。	胸悶、心慌、氣短。
下午約3:00~5:00（申時）	膀胱經方面問題所引發的心臟病症。	陽氣不足、心腦的氣血無法上升。
下午約5:00~7:00（酉時）	腎經方面問題所引發的心臟病症。	煩躁、易怒、易受驚嚇、心痛。

❹戒除壞習慣

嚴禁吸菸、喝酒，濃茶、濃咖啡等飲品最好少喝或不喝為宜。

❺多吃新鮮蔬果

新鮮蔬果如芹菜、番茄、豆芽、海帶、紫菜、木耳等食物，具有防止血管硬化的作用，經常食用能夠有助於降低血壓。

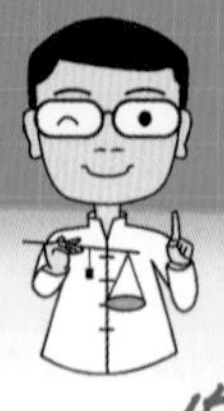

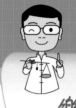

樂覺心的私藏筆記

讓五臟順應四時，為氣血的養生關鍵

❶肝臟屬木，旺於春季，經絡上屬於足厥陰肝經和足少陽膽經，旺日為甲、乙日，而肝最怕拘急，此時要服用甘味藥物予以緩和。肝病一般在早晨的症狀較輕微，傍晚的病情較為嚴重，半夜則較為平穩。

❷心臟屬火，旺於夏季，經絡上屬於手少陰心經和手太陽小腸經，旺日為丙、丁日，心氣最怕弛緩，此時要服用酸味藥收斂。心臟病在中午的病情較為輕微，半夜時病情較為嚴重，清晨時則較為平穩。

❸脾臟屬土，旺於長夏季節，經絡上屬於足太陰脾經和足陽明胃經，旺日為戊、己日，脾最怕溼氣，此時要服用苦味藥以袪除溼氣。脾病通常在下午時段病情較為輕微，凌晨時病情較為嚴重，傍晚時則較平穩。

❹肺臟屬金，旺於秋季，經絡上屬於手太陰肺經和手陽明大腸經，旺日為庚、辛日，肺最怕氣機上逆，此時要服用苦味藥洩其氣。肺病在傍晚時

病情較輕微，中午時病情較嚴重，半夜時則較平穩。

❺腎臟屬水，旺於冬季，經絡上屬於足少陰腎經和足太陽膀胱經，旺日為壬、癸日，腎臟最怕乾燥，此時要服用辛味藥予以濡潤。腎病一般在半夜的症狀較輕微，一日之間的早晚七至九點、早晚一至三點時，病情會較為嚴重，傍晚時則較為平穩。

❻不少心臟病患者容易在凌晨三點到五點間發病，甚至死亡，原因在於凌晨三點至五點正是肺經當令的時間，此時肺經會重新分配人體體內的氣血，身體也會因此增加對氣、血的需求量，自然會加重心臟的負荷量。

Chapter 5

第三節 從面色看五臟榮枯

中醫論點認為，五臟彼此相互制約與協調，如果五臟之間的關係能夠維持平衡，人體自然健康無病痛。而五臟、五味與五色三者也是彼此相互對應，原因在於：氣血可以滋養五臟，而氣血變化會直接影響到人體健康，只要明白三者之間的對應關係，透過觀察面色便能判斷五臟榮枯，所以，中醫在診斷疾病時，一定會透過望、聞、問、切等方式，將望色與切脈結合，經過全盤性的考量後，再根據患者的身體健康狀況與疾病輕重做出整體的考量與建議。

從脈象看體內陰陽變化

中醫把脈論診時，會從脈象的變化中，找出病因與適合的診療方式，一般而言，如果脈的搏動有力，來時旺盛，去時力衰，即為鉤脈，這種脈象反映出身體的陽氣正盛；脈的搏動無力、虛而浮為毛脈，這種脈象反映出身體的少陰初生；脈的搏動緊張如琴弦般有彈性，則為弦脈，這種脈象反映出身體的陽氣初生；脈的搏動雖有

面色、脈象與疾病的關係

面色	脈象	表現	屬性	病因
青色	脈象長而有力。	頭痛、腰痛、腳冷。	肝脈	傷於寒溼。
赤色	脈象急而實。	氣滯於胸，飲食困難。	心脈	思慮過度，由於心氣傷而導致邪氣乘虛而入。
白色	脈象躁而浮，上虛下實。	喘、容易驚恐	肺脈	外傷寒熱，醉後行房。
黃色	脈象大而虛。	氣滯於腹，感覺腹中有氣上逆。	脾脈	四肢過勞，出汗後受風寒。
黑色	脈象大而堅實。	邪氣積聚在小腹與前陰。	腎脈	冷水浴後入睡，受寒溼之氣所侵襲。

力但需重按，如石沉水底則為石脈，這種脈象反映出身體的陽藏而陰盛；脈的搏動滑而和緩則為溜脈，即滑脈，這種脈象反映出身體的陰陽和平。

◆面色與脈象

如果患者面部呈現白色，脈象躁而浮，上部脈虛而下部脈實，為肺痺之症；若患者容易驚慌失措，胸中因邪氣壓迫而易喘，主要病因為外傷寒熱或醉後行房；如果患者面部發青，脈象呈現長而有力，為肝痺之症，病因是傷於寒溼，表現症狀包括頭痛、腰痛、腳冷等；如果患者面部發黃，脈象大而虛，而患者常自覺腹中有氣上逆，其致病原因是四肢過勞或出汗後受風寒所致；如果患者面部發黑，脈象大而堅實，為腎痺之症，邪氣聚積於小腹與前陰，致病主因是冷水浴後入睡或受寒溼之氣所侵襲。

◆面色反映五臟榮枯

《黃帝內經．靈樞．五色》以顏面之五色來辨別病證。一般而言，青黑色為痛、黃赤色為風熱、白色為寒、黃而膏潤為膿、紅赤者為血。

《黃帝內經》論五色

五色為青、赤、黃、白、黑，古代中醫多半可從病患面部所呈現的五色中推斷疾病種類與臟腑狀況，還能據此斷人生死。肝與筋膜相應，與六腑中的膽互為表裡，它的榮枯表現在爪甲（指甲）上，對應的顏色為青色，制約肝木的是肺金；心與脈相應，與六腑中的小腸互為表裡，它的榮枯表現在面部顏色上，對應的顏色為赤色（紅色），制約心火的是腎水；肺與皮膚相應，與六腑中的大腸互為表裡，它的榮枯表現在毛髮上，對應的顏色為白色，制約肺金

五色對應關係

五色	青	赤	黃	白	黑
五色見死	色青如草者死。	色赤如黑血者死。	色黃如橘者死。	色白如枯骨者死。	色黑如煤灰者死。
五色見生	色青如翠羽者生。	色赤如鷄冠者生。	色黃如蟹腹者生。	色白如豬油者生。	色黑如烏羽者生。
五色、五味與五臟	青色對應於肝。酸味。	赤色對應於心。苦味。	黃色對應於脾。甘味。	白色對應於肺。辛味 。	黑色對應於腎。鹹味。
生死面色	生之顏色：面黃目青、面黃目赤、面黃目白、面黃目黑。 死之顏色：面青目赤、面赤目白、面黑目白、面赤目青。				

的是心火；脾與肌肉相應，與六腑中的胃互為表裡，它的榮枯表現在嘴脣上，對應的顏色是黃色，制約脾土的是肝木；腎與骨骼相應，與六腑中的膀胱互為表裡，它的榮枯表現在頭髮上，對應的顏色是黑色，制約腎水的是脾土。

◆面色與五臟的關係

古代中醫觀察人的氣色便可得知其人的健康狀況，如果面部顏色看來青如死草、赤如黑血、黃如橘者、白如枯骨、黑如煤灰，都是沒有光澤的顏色，代表五臟之氣敗絕，為死亡的徵兆。反之，如果面部顏色看來青如翠鳥羽毛，青綠而有光澤；赤紅如雞冠，紅而具潤澤感；黃如蟹腹，黃而明潤；白如豬油，白而有光澤；黑如烏鴉羽毛，黑中透亮，這些都屬於有光澤的顏色，也代表五臟之氣充盈，即便身患疾病也具有康復與治癒的機會。

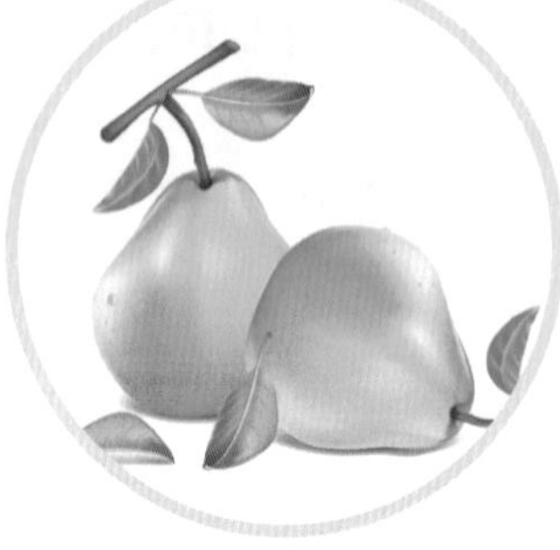

多補充綠色蔬果即為補血，對肝、膽和眼睛都有幫助。

五色蔬果養五臟

既然五色與五臟間存在著關聯性，自有其相生相剋的道理，日常生活中，若能依照五色與五臟之間相生相剋的概念，來選擇適合的食物類別進行食療，對於健康一定有所助益。筆者將分別列舉出五色蔬果的功能與種類，以作為讀者日常飲食的參考。

◆綠色食物能養肝

中醫認為，綠色蔬果代表五行中的木，對應的臟腑即為肝臟，肝臟具有藏血功能，當人體的血量不足時，肝血也會不足，而無法提供肝臟所需養分，使得肝臟功能受損。一旦肝臟功能受損，眼睛可能會出現乾澀、眼花，而女性生理期會變得異常。按照中醫五臟五色的理論來說，多補充綠色蔬果即為補血，對人體的肝、膽和眼睛都很有幫助。所有的深綠色蔬菜皆含有豐富的維生素、礦物質、纖維素、葉酸和鐵、硒、鉬等微量元素，能夠維持人體的酸鹼平衡，保持腸道菌群繁殖，有助於消化。

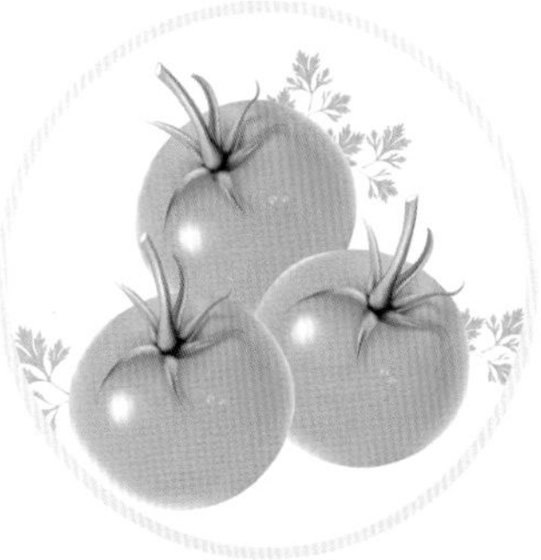

★綠色蔬果有哪些？

綠色花椰菜、青江菜、四季豆、黃瓜、青椒、菠菜、蘆筍、芹菜、萵苣、甘藍、絲瓜、地瓜葉、大白菜、酪梨、奇異果、西洋梨、芭樂、棗子、哈密瓜等。

◆紅色蔬果能養心

紅色蔬果富含維生素A，具有護眼、明目、減輕疲勞、穩定情緒的功效；紅色蔬果還含有大量的茄紅素，並且具有抗氧化作用，可以保護細胞膜。中醫的說法是，紅色蔬果具有補血、生血的功效，適合「虛證」及「實證」者食用，像是體型瘦弱、臉色黯沉無光澤、貧血、心悸、四肢冰冷、手足無力等患者。

★紅色蔬果有哪些？

紅甜椒、甜菜根、紅馬鈴薯、紅辣椒、蘋果、草莓、番茄、蔓越莓、櫻桃、紅葡萄、紅肉西瓜、紅葡萄柚、山楂、桑葚、荔枝等。

黃色蔬果具有健
脾、護肝、使皮膚
細嫩光滑的作用。

◆黃色蔬果能養脾

中醫理論認為，黃色蔬果對應五行為土，能增強脾臟之氣，促進新陳代謝，保護脾胃健康，而人體的五臟六腑皆需仰賴脾胃的滋養。黃色蔬果含有豐富的胡蘿蔔素和維生素C，有健脾、預防胃炎及夜盲症、護肝、使皮膚細嫩光滑等作用。根據研究顯示，黃色蔬果能夠培養正面而開朗的心情，強化消化系統與肝臟，以及清除血液中的毒素，並且使人更容易集中精神。

★黃色蔬果有哪些？

胡蘿蔔、南瓜、地瓜、薑、金針、韭黃、芒果、橘子、柳橙、木瓜、鳳梨、葡萄柚、檸檬、柿子等。

◆白色食物能養肺

白色蔬果具有養肺的功效，其富含硫有機化合物、蒜素、薑黃素、纖維素及抗氧化物質，因此，多攝取白色蔬果可以維持血壓正常、降低膽固醇、抗發炎，還有提高免疫功能、預防潰瘍與胃癌、保護心臟等功效。如果屬於腸胃脆弱且容易發胖的體質，一定要多

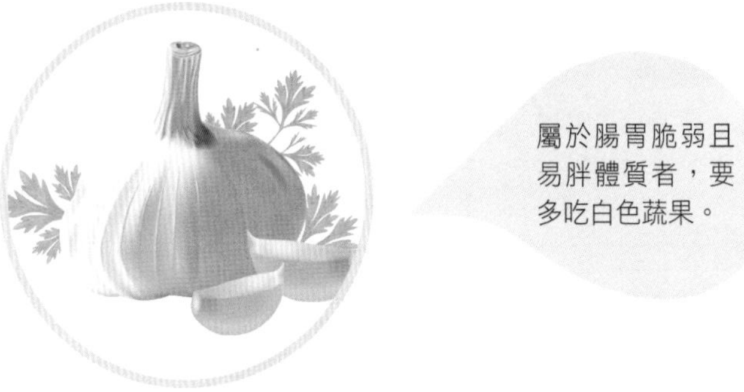

吃白色蔬果。

★白色蔬果有哪些？

大蒜、山藥、蔥、白蘿蔔、苦瓜、竹筍、白玉米、香菇、香蕉、梨子、水梨、桃子、甘蔗等。

◆黑色食物能養腎

黑色蔬果對應五行為水，能夠增強腎臟之氣、保健養顏、抗衰老，對於生殖與排泄系統有益。這類食物通常含有豐富的多酚類，可以抑制癌細胞生長，而且能預防心血管疾病，同時具有幫助消化、增強免疫力、美容保健等功效。

★黑色蔬果有哪些？

茄子、黑木耳、紫菜、牛蒡、髮菜、海帶、藍莓、梅子、無花果、桂圓、百香果等。

御醫養生帖

✦蔬果579，健康人人有

台灣癌症基金會為了提倡均衡飲食預防癌症的觀念，建議全民力行「蔬果579，健康人人有」之正確蔬果攝取的分量，其內容如下：

◎學齡前兒童：蔬菜3份＋水果2份＝總分量5份

◎小學學童及女性：蔬菜4份＋水果3份＝總分量7份

◎男性：蔬菜5份＋水果4份＝總分量9份

簡單來說，就是二至六歲之學齡前兒童，每天應攝取5份新鮮蔬菜水果，包含3份蔬菜及2份水果；六歲以上的學童、少女及所有的女性成人，每天應該攝取7份新鮮蔬菜水果，其中包含4份蔬菜及3份水果；而青少年及所有男性成人，則應該每天攝取9份新鮮蔬菜水果，其中包括5份蔬菜及4份水果。

只要能確實攝取足夠的蔬果養分，再搭配上「彩虹原則」——每日均衡攝取紅、橙、黃、綠、藍、紫、白等七種不同顏色的蔬果，就能降低罹癌率。

備註：蔬菜1份約為1碗生菜或半碗熟菜，水果1份約為柳丁1個或葡萄柚半個。

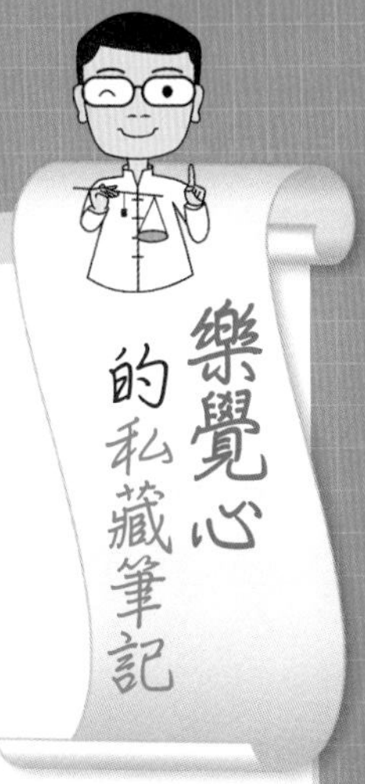

由脈象與面色判定健康與否

❶如果脈的搏動有力，來時旺盛，去時力衰，即為鉤脈，這種脈象反映出身體的陽氣正盛；脈的搏動無力、虛而浮為毛脈，這種脈象反映出身體的少陰初生；脈的搏動緊張如琴弦般有彈性，則為弦脈，這種脈象反映出身體的陽氣初生；脈的搏動雖有力，但需重按，如石沉水底則為石脈，這種脈象反映出身體陽藏而陰盛；脈的搏動滑而和緩，則為溜脈，也稱為滑脈，這種脈象反映出身體的陰陽和平。

❷如果面部顏色看來青如死草、赤如黑血、黃如橘者、白如枯骨、黑如煤灰，都是沒有光澤的顏色，代表五臟之氣敗絕，為死亡的徵兆。

❸如果面部顏色看來青如翠鳥羽毛，青綠而有光澤；赤紅如雞冠，紅而具潤澤感；黃如蟹腹，黃而明潤；白如豬油，白而有光澤；黑如烏鴉羽毛，黑中透亮，這些都是屬於有光澤的顏色，也代表五臟之氣充盈，即便身患疾病，也有康復與治癒機會。

Chapter 5

第四節 從五臟看人體健康與性格

人體為統一的整體，以五臟為中心、經絡為通道、氣血為媒介，內聯臟腑、外絡肌膚、感觀四肢百骸。彼此之間相互溝通、影響與作用，因此體內一旦發生疾病，便會顯露於身體外部；身體外部的疾病，也會影響到內部器官的變化，而局部的病變，也會擴大影響至全身，故人體病症產生，等同於整個身體機能的失調。

在前一節裡，可以知道面色能夠進一步了解內在的臟腑情況，而在這一節當中，可以依照五臟的位置高低，以及五藏六腑的對應關係，進而得知內在的身體變化。

五臟論體質與健康

五臟六腑除了各有相對應的臟腑器官與功能以外，從其外形、顏色、發育狀況、功能強弱與所在位置高低等，都能做為判斷人體健康與性格的依據。

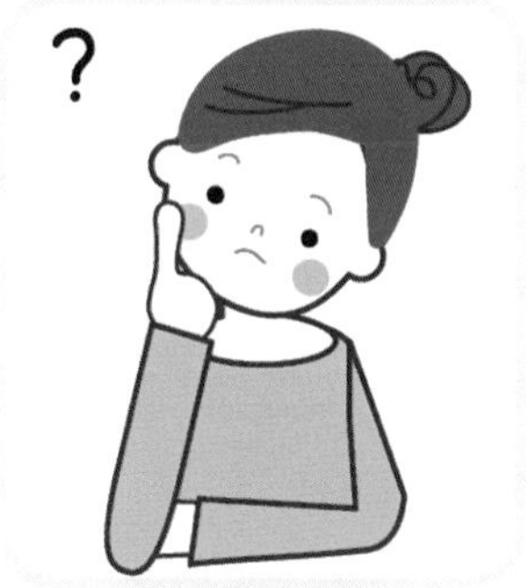

可以藉由臟腑器官來判斷體質與健康。

◆ 肝臟

皮膚顏色較青，紋理細緻的人肝臟較小；紋理粗糙的人則肝臟較大。胸部較寬闊，脅骨高張而突起的人，肝位偏高；脅骨低而向內收的人，肝位偏低。胸脅部位發育勻稱的人，肝臟較為強壯；胸脅部位發育較不勻稱的人，則肝臟相對脆弱。胸部與腹部發育良好而勻稱的人，肝臟端正；胸部與腹部一側突起的人，肝臟偏斜不正。

◆ 心臟

皮膚顏色較紅，紋理細緻的人心臟較小；紋理粗糙的人，則心臟較大。胸骨劍突不明顯的人，心位偏高；胸骨劍突短小如雞胸的人，心位偏低。胸骨劍突稍長的人，心臟較強壯；胸骨劍突軟而薄的人，則心臟相對脆弱。胸骨劍突向下而沒有突起的人，心位端正；胸骨劍突歪斜的人，則心位不正。

◆ 脾臟

皮膚顏色較黃，紋理細緻的人脾臟較小；紋理粗糙的人脾臟較大。嘴脣上揚而外翻的人，脾位偏高；嘴脣下垂而弛緩的人，脾位偏低。嘴脣外形堅實的人，脾臟較強壯；嘴脣鬆弛而不堅實的人，脾臟較脆弱。嘴脣勻稱的人，脾臟位置端正；嘴脣不正，甚至一側偏高、歪斜的人，脾臟傾斜不正。

◆肺臟

皮膚顏色較白，紋理細緻者，肺臟較小；紋理粗糙者，肺臟較大。兩肩高起，胸骨突出而咽喉下陷者，肺位偏高；兩腋之間窄而緊、胸廓斂縮者，肺位偏低。肩膀發育勻稱，背部肌肉厚實的人，肺臟較為強壯；肩背部削瘦的人，肺臟相對脆弱。胸背肌肉厚實而勻稱的人，肺位端正；胸背肌肉不勻稱的人，肺位傾斜不正。

◆腎臟

皮膚顏色較黑，紋理細緻的人，腎臟較小；紋理粗糙的人，腎臟較大。耳朵位置偏高的人，腎位相對偏高；耳朵向後而下陷的人，腎位偏低。耳朵堅挺而厚實的人，腎臟較強壯；耳朵瘦薄而不堅實的人，腎臟相對脆弱。耳朵發育完好，外形勻稱，貼近頰車穴的人，腎臟端正；耳朵高低不一的人，腎臟偏斜不正。

五臟六腑與各組織間的對應關係

五臟六腑之間互為表裡，與身體各組織之間也具有密切的關聯性。臟腑與體表各組織內外相應，因此，只要觀察外在的體表組織，就可以知道內在臟腑的變化，進而得知體內產生的病變。

養生關鍵 小補充

肝膽相照

「肝者，將軍之官，謀慮出焉。膽者，中正之官，決斷出焉。」意思就是足厥陰肝經在裡，負責謀慮；足少陽膽經在表，負責決斷。唯有肝經和膽經相輔相成，才能具備完善的健康。

由於這個緣故，現代人才以「肝膽相照」來形容朋友間情深義重、衷心相待的情誼。此外，許多人在喝酒之後，往往藉酒裝瘋、變得大膽，這是因為酒精進入人體後，首先影響肝，而肝又會影響膽，由此可見，「喝酒壯膽」，是非常符合中醫理論的。

◆肝臟與膽的關係

肝臟與膽互為表裡，膽則與筋膜相對應，因此，指甲厚實、色黃的人，膽較厚實；指甲薄弱、色紅的人，膽較薄弱；指甲堅硬、色青的人，膽氣較為急迫；指甲柔軟、色紅的人，膽氣較為弛緩；指甲正常、色白、無紋路的人，膽氣舒暢而和順；指甲異常、色黑、多紋路的人，膽氣鬱結不通。

◆心臟與小腸的關係

心臟與小腸互為表裡，小腸則與脈相對應，因此皮膚厚的人脈體厚，小腸也厚，皮膚薄的人脈體薄，小腸也薄；皮膚鬆弛的人脈體弛緩，小腸粗大而長；皮膚薄的人，小腸小而短。

養生關鍵小補充

為什麼稱讚人「心腸好」？

心和小腸互為表裡，小腸的狀況通常與心臟相繫，心臟健康則小腸也健康。因此我們稱讚一個人心地善良、寬厚時，習慣會說「心腸好」，將心、腸合稱。

五臟對應五腑

五臟	脾	心	腎	肝	肺
五腑	胃	小腸	膀胱	膽	大腸

◆肺臟與大腸的關係

肺臟與大腸互為表裡，大腸則與皮毛相對應，因此，皮膚厚的人大腸厚，皮膚薄的人大腸薄，皮膚弛緩的人，大腸鬆弛且長，皮膚緊繃的人，大腸緊而短，皮膚潤滑的人大腸通順，皮膚乾燥脫屑的人，大腸粗澀不通。

◆脾臟與胃的關係

脾臟與胃互為表裡，胃則與肌肉相對應，因此，肌肉結實的人，胃厚實；肌肉單薄的人，胃瘦薄且不堅實；肌肉瘦薄且與身體不相稱的人，胃容易下垂；肌肉不結實的人，胃弛緩。

◆腎臟與三焦、膀胱的關係

腎臟與三焦、膀胱互為表裡，三焦、膀胱則與肌膚紋理相對應，因此，皮膚紋理細緻而厚實的人，三焦與膀胱也相對厚實；皮膚紋理粗糙而瘦薄的人，三焦與膀胱也相對瘦薄；皮膚紋理疏鬆的人，三焦與膀胱弛緩；皮膚緊緻而看不到毛細孔的人，三焦與膀胱也相對緊緻。毫毛粗而潤澤的人，三焦與膀胱暢通；毫毛稀疏的人，三焦與膀胱之氣鬱結不通。

性格與對抗疾病的能力

《黃帝內經》指出，人在面對病痛時，是否能夠忍受疼痛，以及對抗疾病的能力也不盡相同，而忍痛能力自然影響著健康狀況與疾病痊癒的可能性。

勇敢而不能忍受疼痛的人，遇到危難時，可以勇往直前，但是感到疼痛時，則容易退縮不前；怯懦而能忍受疼痛的人，遇到危難時，或許會恐懼慌亂，但感到疼痛時，卻能發揮忍耐力；勇敢又能忍受疼痛的人，遇到危難時；不會顯得恐懼，感到疼痛時，也能夠忍耐；怯懦而不能忍耐疼痛的人，遇到危難或疼痛時，就會驚慌失措、恐懼又無計可施。

五臟大小影響人體健康與性格

五臟偏小的人，較少受到外邪侵襲而生病，但這種人的個性比較多愁善感，容易焦慮；五臟偏大的人，精神飽滿，做事從容不迫，不容易憂愁；五臟位置偏高的人，個性多好高騖遠，不切實

勇敢 v.s 怯懦

部位	個性勇敢之人	個性怯懦之人
目光	深邃、堅定。	無神、渙散。
皮膚	肌膚紋理是橫的。	肌膚紋理是縱的。
五臟	心臟端正、肝臟堅厚、膽汁盛滿。	胸骨劍突短而小、肝氣弛緩、膽汁不充足。
發怒時	目光炯炯、毛髮豎起、胸廓張大、肝氣上舉、膽氣橫溢	怒氣不能充滿胸中，肝肺雖怒而上舉，但無法持久

際；五臟位置偏低的人意志力較為薄弱，缺乏進取心；五臟強壯而堅實的人，身體體質強健，不易受邪氣侵犯，也不容易得病；五臟較脆弱的人，容易生病；五臟位置端正的人，個性溫和有禮，與人為善，人際關係佳；五臟位置偏斜的人，貪慾過多，較為自我，與人寡和，反覆無常。

◆皮膚厚薄決定忍痛能力

黃帝問少俞：「勇敢與怯懦之人會有哪些不同的表現？」

少俞回答：「能否忍受疼痛，取決於皮膚的厚薄程度，身體肌肉的堅實、脆弱及鬆緊度與性格中的勇敢、怯懦不同。勇敢的人，目光深邃而堅定，眉毛寬大，皮膚紋理是橫的，而且心臟端正，肝臟堅厚，膽汁盛滿，這種人在發怒時氣壯而盛，眼睛瞪大，面色鐵青，目光炯炯，令人不敢逼視，他們的肝氣上舉，膽氣橫溢，毛髮豎起，而這些也可以說是勇者性格。至於怯懦之人，目雖大但不深邃，眼神渙散，神氣散亂，氣血不調，皮膚紋理是縱向的，而且肌肉多半鬆弛，胸骨劍突短而小，肝氣弛緩，膽汁也不充足，怒氣不能充滿胸中，堅持力不足，容易氣衰，其發怒的時間無法維持太久，這些可以說是怯懦者的性格表徵。」

★為什麼罵人「厚臉皮」？

依據《黃帝內經》的觀點，皮膚厚的人承受疼痛與磨難的能力通常比較強。換個方向思考，皮膚厚的人較能忍辱負重，而且不在意他人的指責或異樣眼光，因此容易我行我素。所以，現代人常以「厚臉皮」罵人無恥、逾越禮教，就是這個原因。

此外，很多人的臉皮較薄，見到陌生人或者到陌生環境，就會顯得手足無措，同時還會臉紅、心跳、手心出汗。這種症狀，也就是中醫提到的「心包氣血較弱」，需要透過慢慢歷練，以及由內而外的調整，來提高心包的氣血能量，使自己的臉皮「厚」起來。

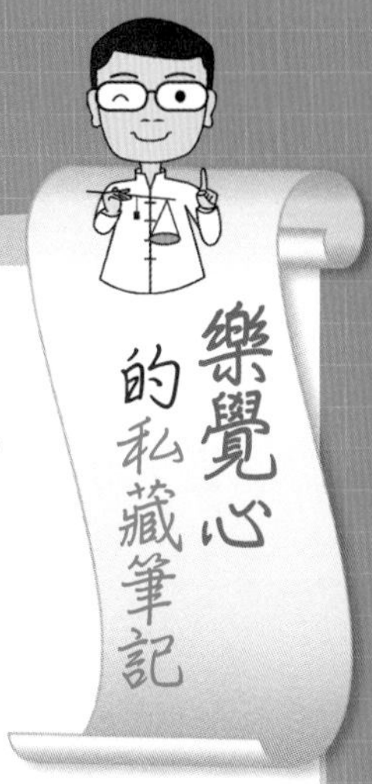

觀察五臟與各器官的關係

❶皮膚顏色較青，紋理細緻的人，肝臟較小；紋理粗糙的人，則肝臟較大。胸部與腹部發育勻稱的人，肝臟端正；胸部與腹部一側突起的人，肝臟偏斜不正。

❷皮膚顏色較紅，紋理細緻的人，心臟較小；紋理粗糙的人，則心臟較大。胸骨劍突向下而沒有突起的人，心位端正；胸骨劍突歪斜的人，則心位不正。

❸皮膚顏色較黃，紋理細緻的人，脾臟較小；紋理粗糙的人，脾臟較大。嘴唇勻稱的人，脾臟位置端正；嘴唇不正，甚至一側偏高、歪斜的人，脾臟傾斜不正。

❹皮膚顏色較白，紋理細緻的人，肺臟較小；紋理粗糙的人，肺臟較大。胸背肌肉厚實而勻稱的人，肺臟位置端正；胸背肌肉不勻稱的人，肺臟位置傾斜不正。

❺皮膚顏色較黑，紋理細緻的人，腎臟較小；紋理粗糙的人，腎臟較大。耳朵發育完好，外形勻稱，貼近頰車穴的人，腎臟端正；耳朵高低不一的人，腎臟偏斜不正。

❻五臟位置偏高的人，個性好高騖遠，不切實際；五臟位置偏低的人，意志力較為薄弱，缺乏進取心。五臟位置端正的人，個性溫和有禮，與人為善，人際關係佳；五臟位置偏斜的人，貪慾過多，較為自我，與人寡和，反覆無常。

❼能否忍受疼痛，取決於皮膚的厚薄程度。勇敢的人，目光深邃而堅定，眉毛寬大，皮膚紋理是橫的，而且心臟端正，肝臟堅厚，膽汁盛滿；怯懦之人，目雖大但不深邃，眼神渙散，神氣散亂，氣血不調，皮膚的紋理是縱的，而且肌肉多半鬆弛。

Chapter 5

第五節 看五味如何走臟腑

五味是指酸（肝）、苦（心）、甘（脾）、辛（肺）、鹹（腎）等五種味道，是中醫特有的理論體系，《黃帝內經》中，有關五味與飲食的理論包含四個部分，穀肉果蔬的五味屬性、五味歸屬五臟的規律、五臟相關疾病的飲食宜忌、五味損傷臟腑的表現及其規律。

具體說來，酸味具有收斂作用，苦味具有堅燥作用，甘味具有弛緩作用，辛味具有發散作用，鹹味具有軟堅作用，食物中的五穀、五果、五畜、五菜等都有五味，五味各有作用，治病時，只要根據四時與五臟的具體變化與症狀，再搭配適合的五味與食物，就能具備治病與強身之效。

五味歸走五臟

《黃帝內經》中，根據食物的自然屬性、五行分類及食物功效，來歸納食物的五味，如豬為黑色，五行屬水，水對應於鹹味，因此豬味屬於五味中的鹹味；牛為黃色，五行屬土，土對應於甘

御醫養生帖

五臟患病不宜食用的五味

肝病禁辛味，心病禁鹹味，脾病禁酸味，肺病禁苦味，腎病禁甘味。

味，因此牛味屬於五味中的甘味。簡單來說，酸入肝、苦入心、甘入脾、辛入肺，鹹入腎。

胃是五臟六腑營養物質的聚集處，人體所攝取的水穀等食物都是從嘴巴進入胃，經過胃部消化後，被五臟六腑所吸收，胃所納入的五味各自歸於所喜之臟器，如穀味酸，先走肝；穀味苦，先走心；穀味甘，先走脾；穀味辛，先走肺；穀味鹹，先走腎。根據此一中醫理論與基礎，形成酸補肝、苦補心、甘補脾、辛補肺、鹹補腎的飲食養生原則，並與五味結合，衍生出許多有益健康的食療法。舉例來說，大棗、糠味甘，甘入脾，所以大棗、糠可補脾；蔥味辛，辛入肺，所以蔥可補肺；大豆、栗子味鹹，鹹入腎，所以大豆、栗子可補腎。

◆五味、五色與養生

由此可知，五色中的青色適宜於酸味，肝喜酸味，因此青色的食物能夠補肝；五色中的紅色適宜於苦味，心喜苦味，因此紅色的食物有助於補心；五色中的黃色適宜於甘味，脾喜肝味，因此黃色的食物可以補脾；五色中的白色適宜於辛味，肺喜辛味，因此白色的食物有助於補肺；五色中的黑色適宜於鹹味，腎喜鹹味，因此黑色的食物有助於補腎。

★五臟患病時所適合的五味

肝病：適宜食用犬肉、芝麻、李子、韭菜。

心病：適宜食用羊肉、麥、杏子、薤。

脾病：適宜食用牛肉、糠、棗子、葵菜。

肺病：適宜食用雞肉、黍、桃子、蔥。

腎病：適宜食用豬肉、大豆、栗子、藿。

養生關鍵 小補充

食物與五味的關係

五穀：麻（酸）、麥（苦）、糠（甘）、黍（辛）、大豆（鹹）。

五果：李（酸）、杏（苦）、棗（甘）、桃（辛）、栗（鹹）。

五菜：韭（酸）、薤（苦）、葵（甘）、蔥（辛）、藿（鹹）。

《黃帝內經》論五味

五味	酸	苦	甘	辛	鹹
五臟	肝	心	脾	肺	腎
五腑	膽	小腸	胃	大腸	三焦膀胱
五色	青	赤	黃	白	黑
五行	木	火	土	金	水
五穀	麻	麥	糠	黃黍	大豆
五畜	犬	羊	牛	雞	豬
五果	李	杏	棗	桃	栗
五菜	韭	薤	葵	蔥	藿
五宜	肝病宜食麻、犬、李、韭。	心病宜食麥、羊、杏、薤。	脾病宜食糠、牛、棗、葵。	肺病宜食黃黍、雞、桃、蔥。	腎病宜食大豆、豬、栗、藿。
五禁	肝病禁辛味（金剋木）	心病禁鹹味（水剋火）	脾病禁酸味（木剋土）	肺病禁苦味（火剋金）	腎病禁甘味（土剋水）

五味與五臟的關係

分類	五味與五臟的關係	內容出處
五味所入	酸入肝、苦入心、甘入脾、辛入肺、鹹入腎。	《素問．宣明五氣篇》
五臟所欲	肝欲酸、心欲苦、脾欲甘、肺欲辛、腎欲鹹。	《素問．五臟生成篇》
五味所生	酸生肝、苦生心、甘生脾、辛生肺、鹹生腎。	《素問．陰陽應象大論》
五味所走	酸走筋（筋膜）、苦走血、甘走肉（肌肉）、辛走氣、鹹走骨（骨髓）。	《靈樞．九針論》

五味與疾病的關係

五臟各有喜忌，因此，適合五臟的五味與五色食物有助於養生，反之則有害健康。如酸味走筋（筋膜），酸味過多會引起小便不通；苦味走骨（骨髓），多食苦味會使人產生嘔吐症狀；甘味走肉（肌肉），多食甘味會使人感到煩悶；辛味走氣，多食容易讓人產生空虛感；鹹味走血，多食鹹味會使人感覺口渴。

適合五臟的養生食物與藥材

五臟各有喜忌，五味各有所入，如果要養生，就必須搭配適合五臟的五味、五色，挑選適當的食材與藥材，才能達到養生效果。但本身若為過敏患者，必須注意避開導致過敏的食物，否則有害健康。以下將列舉調養五臟的食物與藥材：

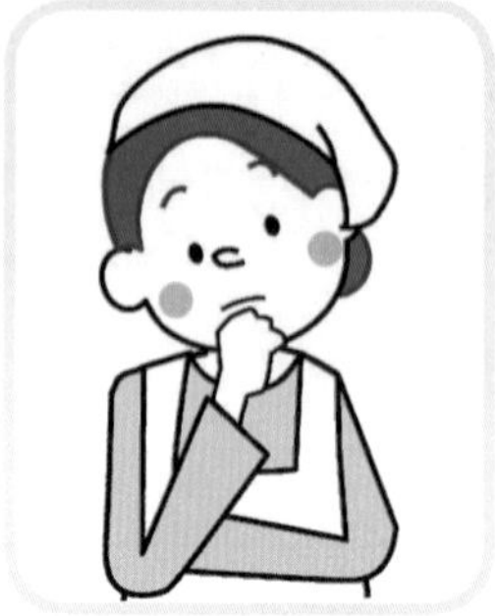

◆調養五臟的食物與藥材

★養肝

食材：竹筍、金針、蘑菇、香菇、芹菜、白木耳、雞肉、牛肉、豬肝、排骨、鰻魚、海參等。

藥材：紅棗、黨參、黃耆、白朮。

★養心

食材：牛奶、堅果類、糙米、小米、小麥、糯米、燕麥、芝麻、龍眼、蜂蜜、蝦米、紫菜、豆腐皮等。

藥材：紅棗、酸棗仁。

★養脾

食材：綠豆、四季豆、荷蘭豆、青豆、黑豆、紅豆、黃豆等。

藥材：蓮子、薏仁。

★養肺

食材：白蘿蔔、高麗菜、花椰菜、洋菇、白木耳、甘蔗、梨子等。

藥材：杏仁、山藥、茯苓、百合、白芍、銀耳。

★養腎

食材：牛奶、豆製品、豬腎、蘿蔔、萵苣、南瓜、芋頭、西瓜、香蕉、蘋果、柿子、芝麻、黑木耳、海參、蝦子等。

藥材：何首烏、山藥、蓮子、枸杞、栗子、冬蟲夏草。

養生關鍵 小補充

適合溫補陽氣的食物

生薑、韭菜、蔥、蒜、黃豆、蠶豆、大棗、山藥、胡蘿蔔、油菜、菠菜、香菜、牛肉、羊肉、雞肉、蝦等。

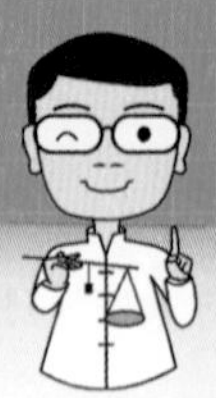

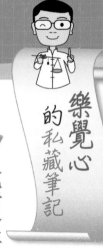

樂覺心的私藏筆記

吃對食材不生病

❶豬為黑色，五行屬水，水對應於鹹味，因此豬味屬於五味中的鹹味；牛為黃色，五行屬土，土對應於甘味，因此牛味屬於五味中的甘味。

❷穀味酸，先走肝；穀味苦，先走心；穀味甘，先走脾；穀味辛，先走肺；穀味鹹，先走腎。

❸五色中的青色適宜於酸味，肝喜酸味，因此青色的食物有助於補肝；五色中的紅色適宜於苦味，心喜苦味，因此紅色的食物有助於補心；五色中的黃色適宜於甘味，脾喜甘味，因此黃色的食物有助於補脾；五色中的白色適宜於辛味，肺喜辛味，因此白色的食物有助於補肺；五色中的黑色適宜於鹹味，腎喜鹹味，因此黑色的食物有助於補腎。

❹肝病適合食用李子、芝麻、韭菜。心病適合食用羊肉、麥、杏子、薤。脾病適宜食用牛肉、糠、棗子、葵菜。肺病適宜食用雞肉、黍、桃子、

蔥。腎病適宜食用豬肉、大豆、栗子、藿。

❺肝病禁辛味（辛味屬金，剋肝木），心病禁鹹味（鹹味屬水，剋心火），脾病禁酸味（酸味屬木，剋脾土），肺病禁苦味（苦味屬火，剋肺金），腎病禁甘味（甘味屬土，剋腎水）。

❻酸味走筋，酸味過多會引起小便不通；苦味走骨，多食苦味會令人產生嘔吐症狀；甘味走肉（肌肉），多食甘味會使人感覺煩悶；辛味走氣，多食會讓人產生空虛感；鹹味走血，多食鹹味會使人感覺口渴。

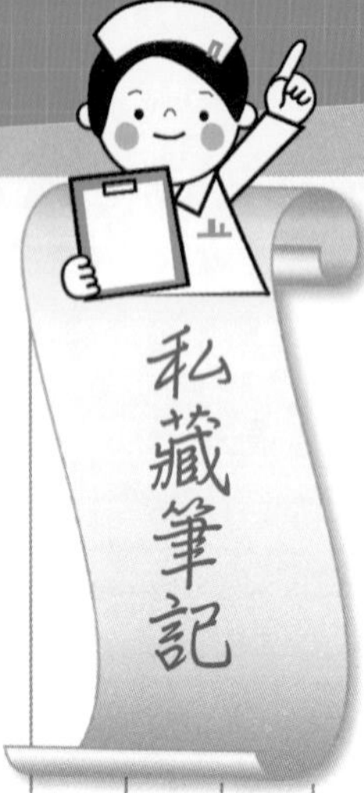
私藏筆記

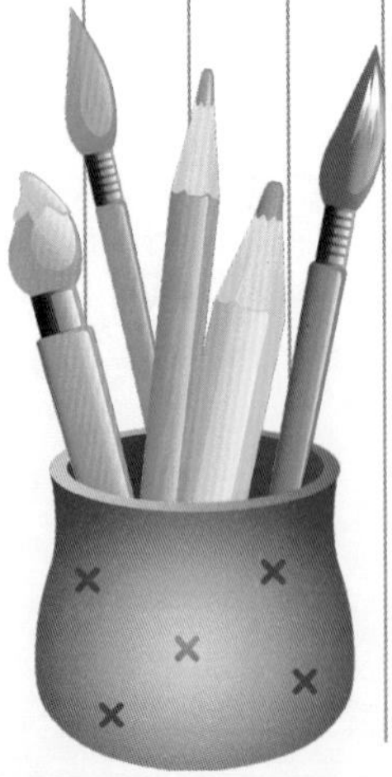

第六章

CHAPTER 6

顧十二經脈等於濡養全身

經絡不僅與臟腑有所連結，人體的警訊甚至還能表現在經絡上，若順應人體經絡的運行，輔以中藥調治，將能從根本驅除病灶。

Chapter 6

第一節 從經脈看邪氣侵擾

中醫認為，人體擁有一套精密的傳輸網絡，稱為經絡系統，主要負責傳送人體氣、血、津液等，而經絡系統將人體不同部位串聯起來，構成複雜且全面的人體地圖。

經絡的生理功能稱為「經氣」，主要在聯絡、滋養、調節身體活動，如果人體受到病邪侵入，病邪便可沿著四通八達的經絡傳布，進而侵襲身體各部位，如果體內臟腑受到病邪侵襲而構成病變，通常會透過各經絡反應出來，所以，診治者便可依據相關經絡病變與症候來辨別疾病的嚴重性。

針灸為經絡學說的延伸

古代針灸學內容如辨證歸經、循經取穴、針刺補瀉等，都是以經絡學說為理論基礎。中醫在疾病的治療上，通常透過針灸體表的相應腧穴（穴道）疏通經氣，達到調節臟腑氣血的目的，進而改善身體的各種失衡狀態。針灸為診治者找出患者發生問題的經絡與病症之後，便能對應精確的治療方式。

嚴格說起來，「針」與「灸」是不同的療法：「針」是將銀針刺在患者的身體穴位上，即一般人所知道的針灸，而針法更因病症的不同而分為瀉法與補法；「灸」則是採用中藥艾葉，將其擺放在患者的穴位處燃燒。

經脈能斷百病、論生死

在人類的孕育之初，源自於父母的陰陽之氣會合形成精，再生成腦髓，接著逐漸成形，然後以骨為支柱，以筋膜約束骨骼，以經脈輸送氣血，肌肉則堅實地護衛著身體，最後皮膚與毛髮生長出來。出生以後，人體以五穀入胃，所吸收的營養成分得以濡養全身，使脈道貫通，血氣運行，維持生命的機能。

◆經脈可反映臟腑健康

經脈不但能運送氣血，濡養全身，還可以斷百病、論死生，當然也可以治百病、調虛實。中醫認為，人體經絡若受到疾病侵擾，會有相對應的病症與部位，由此可知，經脈能夠反映臟腑的健康狀

十二經脈屬絡臟腑對照表

陰　經	臟	絡腑	陽經	腑	絡臟
手太陰	肺	大腸	手陽明	大腸	肺
手少陰	心	小腸	手太陽	小腸	心
手厥陰	心包	三焦	手少陽	三焦	心包
足太陰	脾	胃	足陽明	胃	脾
足少陰	腎	膀胱	足太陽	膀胱	腎
足厥陰	肝	膽	足少陽	膽	肝

況，相對地，經脈若受到外邪入侵，亦會造成相關臟腑的傷害，如：

頭痛病症：由於手足三陽經、督脈皆上匯於頭部，一般說來，陽經感受外邪，都可能導致頭痛。

腰部病症：多屬於虛症，以腎為主因；在經絡則多寒溼與扭傷，與足少陰、太陽和帶脈的關係較為密切。

肩背病症：多與手足三陽經、督脈有關。

胸脅、乳房病症：多與肝、胃兩經有所關聯。

腹部的諸病症：多與肝、脾、腎三經有關。

生殖系統疾病：大多與肝經有關，如婦女月經失調、血崩；男子睪丸、陰囊方面的疾病等。

四肢病症：多與手足三陰三陽經有關。此外，四肢的病症還與心、肝、脾、肺、腎五臟有關，如心絞痛、中風、口眼歪斜、手足不遂等症狀。

由此可知，不論生、死或治療疾病，經脈都扮演著相當重要的角色。

十二經脈

十二經脈有手經、足經、陰經與陽經之分。

十二經脈又稱為十二正經，為人體經絡系統的主幹，左右對稱分布於身體兩側，也是氣血運行的通路，與五臟六腑之間的關係密切，依循一定的方向行走，可能是上行或下行，主幹還會透過脈絡的各部分支，將身體的經絡全面連接。

此外，熟悉經絡循環、運行和相關規律，對於辨經絡、選穴位及定方位非常重要，也關乎治療結果。

◆十二經脈的分布規律與走向

十二經脈的每條經都會經過手或足，也會行經身體臟腑及組

陰經、陽經與臟腑的對應關係

部位	陰經/陽經	臟腑
手	太陰 厥陰 少陰	肺 心包 心
	陽明 少陽 太陽	大腸 三焦 小腸
足	陽明 少陽 太陽	胃 膽 膀胱
	太陰 厥陰 少陰	脾 肝 腎

織、部位，而四肢內、外兩側的經絡彼此互為表裡，在四肢末端相互連接，可分為六組：手太陰配陽明；手厥陰配少陽；手少陰配太陽；足太陰配陽明；足厥陰配少陽；足少陰配太陽。十二經脈中的經脈必定與某一臟腑相關，又和另一臟腑相聯絡，彼此之間的關係與連結必須透過陰經（陰經屬臟）與陽經（陽經屬腑）的配合才得以完備。

當你了解到經脈對於人體的重要性之後，以下各節分別以陰經、陽經與臟腑的對應關係來討論經脈的病變及其治療方法。

御醫養生帖

哪些病患適合以針灸治療？

1.長期服用西藥仍未獲改善者

本身若為過敏、虛弱體質者，長期為過敏性鼻炎、氣喘、皮膚病、慢性胃炎、咳嗽等症狀所苦，但服用西藥未明顯改善或有藥效減退的情形發生，可考慮改以中醫治療。由於中醫治療多從臟腑功能失調開始著手，服用藥物後可達強身、改變體質等功效，還能增強抵抗力與免疫力，減少罹病率。

2.跌打損傷等外傷患者

舉凡跌、打、損傷、挫傷、扭傷等都屬於外傷範圍。中醫師多半會採用針灸、推拿或電針等方式治療，搭配外敷藥膏消炎、解毒、止痛，效果頗受肯定，與一般西醫照X光，開立消炎、鎮痛、鬆弛等藥物的處置方法相比，更受大眾歡迎。如果患者有外傷方面的困擾，且服用西藥後仍未見效，不妨接受中醫與中藥治療、調理。

3.慢性病患者

慢性病如中風、糖尿病、手腳感覺異常、神經麻木、腎功能損傷、心血管病變等，都可採用中藥及中醫熱療、針灸等方式來減輕不適感，還能達到疾病防治的效果，因此建議慢性疾病患者在急性時期可以先配合西醫與西藥治療，當病情穩定後，再搭配中藥、針灸等方式減少發病次數。

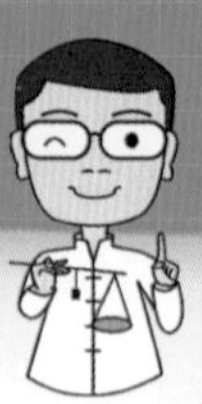

樂覺心的私藏筆記

保持經絡的暢通，就是養生之道

❶經絡的生理功能稱為「經氣」，主要在聯絡、滋養、調節身體活動，經絡會沿著特定路線運行，如果人體受到病邪侵入，病邪便沿著四通八達的經絡傳布，進而侵襲身體各部位，如果體內臟腑受到侵襲而形成病變，通常會透過各經絡反應出來，因此，診治者便可依據相關的經絡病變與症候來辨別疾病的嚴重性。

❷中醫在疾病的治療上，通常是透過針灸（刺灸）體表的相應腧穴（穴道）來疏通經氣，達到調節臟腑氣血的目的，進而改善身體的各種失衡狀態。

❸「針」是將銀針刺在患者身體的穴位上，即一般人所知道的針灸；「灸」則是採用中藥艾葉，將其擺放在患者的穴位處燃燒。

❹經脈不但能運送氣血，濡養全身，還可以斷百病、論死生。

Chapter 6

第二節 手太陰肺經的病變與治療

肺的經脈稱為手太陰肺經，起始於中焦胃脘部（即上腹部）向下行，脈長三尺五寸，多氣而少血，與互為表裡的大腸經連接後，環繞胃的上口，接著穿過橫膈膜，再與肺臟相連，從氣管橫走，由腋窩處出體表，沿著上臂內側，再沿著前臂內側、橈骨下緣，入寸口動脈，最後，從大魚際部的邊緣出拇指尖端。

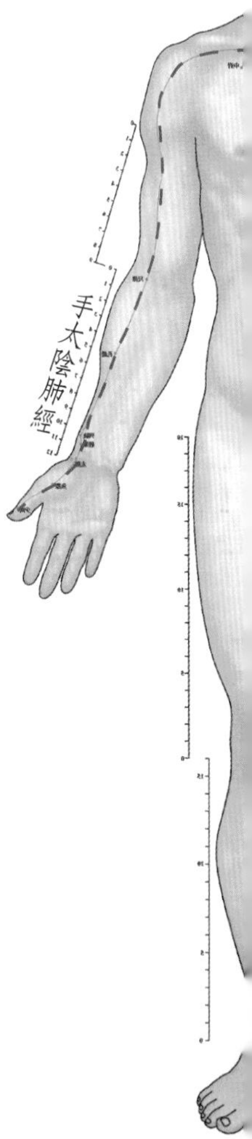

外邪侵犯手太陰肺經所生病變

當外邪侵犯手太陰肺經時，所生的病變主要為肺部脹滿、咳嗽、氣喘、呼吸急迫、喘息聲粗而急促、心煩意亂、胸部脹悶、掌心發熱，咳嗽劇烈等，此外，患者習慣交叉雙臂，按住胸前，同時會感到眼花、目眩、視力減退等現象，這是因為肺經之經氣逆亂，所產生的病症。

若本經受到外邪侵犯，患者的肩背部遇風寒時會感到疼痛，容易流汗而且易感風邪，小便次數會增加，但尿量會減少；若本經氣虛，患者可能會有肩背疼痛、氣短、小便顏色異常等症狀。

◆與呼吸道有關的疾病

如咳嗽、**鼻竇炎**、扁桃腺炎、上呼吸道感染、急性支氣管炎、流行性感冒、氣喘、過敏性鼻炎、鼻竇黏液囊腫、鼻前庭炎、聲帶麻痺、聲帶息肉、聲帶炎等。

養生關鍵 小補充

鼻竇炎

鼻竇是指鼻部骨骼附近充滿氣體的空腔，其功能為調節空氣的溼度、溫度，作為說話時的共鳴腔等。這些空腔內充滿著黏膜，若因感冒或過敏造成黏膜腫脹、發炎，不斷反覆感染後，就會形成俗稱的鼻竇炎。

御醫養生帖

鼻淵

中醫稱鼻竇炎為「鼻淵」，認為鼻竇炎來自於肺氣虛寒或脾溼內虛生痰。治療鼻竇炎，除了補氣外，還可經常按壓鼻翼兩旁的凹陷處，對於緩解鼻塞症狀，能夠立即見效。

◆與皮膚有關的疾病

由於肺臟直接影響皮膚，一旦肺臟產生病變，也可能引發各種皮膚病變，如皮膚炎、青春痘、蜂窩性組織炎、蕁痲疹等。

◆與大腸有關的疾病

肺經與大腸經互為表裡，當肺經出現異常時，可能會引發大腸病變，如痔瘡、大腸炎、大腸過敏症、腹瀉、便祕等。

◆與心臟有關的疾病

肺臟與心臟彼此相互影響，當肺臟出現病症時，可能也會影響到心臟，像是冠心病、心肌炎、心律不整等。

◆治療方式

以上病症導因於經氣亢盛，在治療上要使用瀉法；經氣不足則要用補法；屬於熱性要用速針法；屬於寒性就要用留針法；屬於陽氣內衰而導致脈道虛陷，就要用灸法。

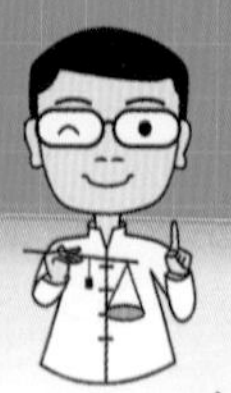

樂覺心的私藏筆記

主治肺部病症的手太陰肺經

❶肺的經脈稱為手太陰肺經。

❷當外邪侵犯手太陰肺經時，所生病變為肺部脹滿、咳嗽、氣喘、呼吸急迫、喘息聲粗、心煩意亂、胸部脹悶、掌心發熱，咳嗽劇烈等，患者通常習慣交叉雙臂，按住胸前，並且感到眼花、目眩、視力減退等，這是因為肺經之經氣逆亂而產生的症狀。

❸若本經遭遇外邪，患者的肩背部遇風寒時會感到疼痛，而小便次數會增加，但尿量會減少；若本經氣虛，患者可能會有肩背疼痛、氣短、小便顏色異常等症狀。

❹手太陰肺經的病變導因於經氣亢盛，治療上要使用瀉法；經氣不足則要用補法；屬於熱性就要用速針法；屬於寒性就要用留針法；屬於陽氣內衰而導致脈道虛陷，就要用灸法。

Chapter 6

第三節 手陽明大腸經的病變與治療

大腸的經脈稱為手陽明大腸經，起始於食指指端，沿食指上緣經過拇指與食指之間的合谷穴，往上行經腕的兩筋凹陷處，再沿著前臂上方至手肘外側，之後經肩峰前緣，出於背，與諸陽經會合於大椎穴，向前聯絡肺，下膈處又能結合大腸。另有一條支脈從缺盆處向上至頸部，貫穿頰部後進入下齒齦，再繞行至嘴唇旁，左右兩脈相會於人中穴，之後左脈走右，右脈走左，上行於鼻孔兩側，在鼻翼旁的迎香穴與足陽明胃經相接。

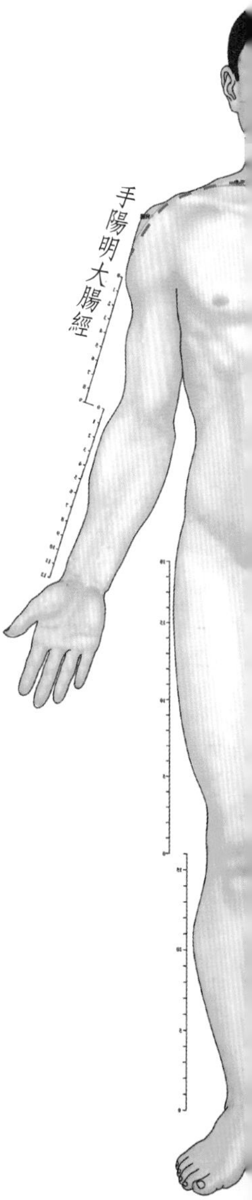

養生關鍵 小補充

何謂「陽經」與「陽脈」？

指經脈中的陽經，包括手足三陽經、督脈、陽維脈、陽蹺脈等。

大腸的特性

◆與肺互為表裡

《黃帝內經》云：「大腸者，肺之腑。」肺主氣，也主通調水道，開竅於鼻，在味為辛，在液為涕，在志為悲。大腸經與肺經互為表裡，二者間的關係與功能密切。

◆排泄廢物

大腸的主要生理功能是轉化體內的廢物，排泄糞便，小腸消化吸收後的食物殘渣運送到大腸後，大腸會進一步吸收殘渣的剩餘水分，形成糞便排出體外。

外邪侵犯手陽明大腸經所生病變

大腸經多氣、多血，當外邪侵犯手陽明大腸經所引發的病變為牙齒痛，頸部腫大。此外，手陽明大腸經上的穴位主治津液不足方面的疾病。

若是大腸經受到外邪侵犯，其症狀還包括眼睛發黃、口乾、鼻

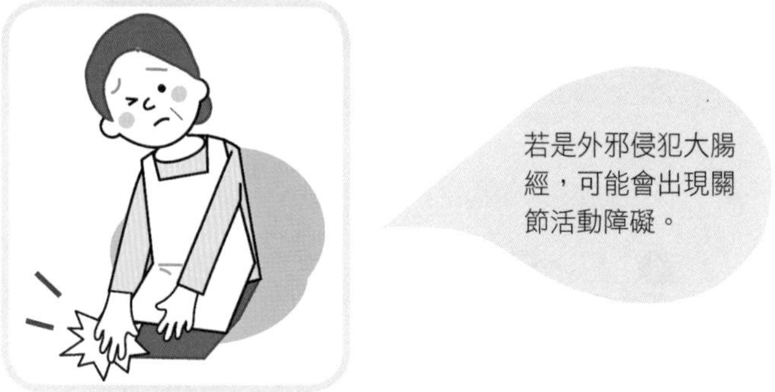
若是外邪侵犯大腸
經，可能會出現關
節活動障礙。

塞、流鼻血、喉頭腫痛、肩上臂疼痛或食指疼痛而導致無法活動等。

◆與頭面部有關的疾病

牙痛、頭痛、面頰腫脹、三叉神經痛、耳鳴、結膜炎。

◆與呼吸道有關的疾病

口乾、鼻塞、鼻炎、流出清澈透明的鼻水或鼻血、支氣管癌、喉嚨痛、發燒、咳嗽、眼睛昏黃。

◆與皮膚有關的疾病

皮膚搔癢、蕁麻疹、神經性皮炎。

◆其他疾病

關節活動障礙。

◆治療方式

若患者本身為氣有餘的實證，在本經經脈運行所經過的部位上會出現發熱、腫等症狀；而經氣不足時，會出現發冷、顫抖等症狀。若病症屬實就用瀉法，屬虛則用補法；屬熱性用速刺法，屬寒性用留針法；脈虛陷則用灸法。

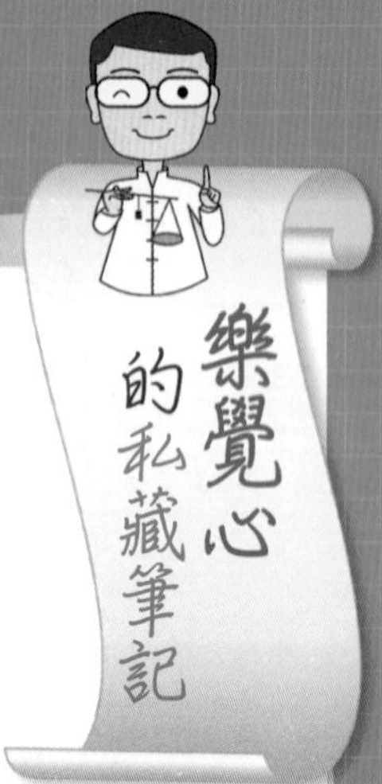

主治大腸病症的手陽明大腸經

❶大腸的經脈稱為手陽明大腸經。

❷平時若常按摩迎香穴，能促進嗅覺靈敏度，並且減少鼻子過敏或呼吸道感染的機會，所以古人說：「不聞香臭從何治，迎香二穴可堪攻。」

❸手陽明大腸經多氣、多血，當外邪侵犯大腸經所引發的病變為牙齒痛，頸部腫大。

❹手陽明大腸經上的穴位主治津液不足方面的疾病，若是大腸經受到外邪侵犯，相關症狀還包括眼睛發黃、口乾、鼻塞、流鼻血、喉頭腫痛、肩上臂疼痛或食指疼痛所導致的難以動彈。

❺若患者本身為氣有餘的實證，在手陽明大腸經經脈運行所經過的部位上會出現發熱、腫等症狀。若病症屬實就用瀉法，屬虛就用補法；屬熱性用速刺法，屬寒性用留針法；脈虛陷則用灸法。

Chapter **6**

第四節 足陽明胃經的病變與治療

胃的經脈稱為足陽明胃經，起自頭部鼻旁，上行後左右相交於鼻梁上端凹陷處，至眼睛下方的睛明穴後下行，再沿著鼻外側入上齒齦，環繞嘴唇後，相交於承漿穴（唇下中間），沿腮後再上行至耳前，最後沿髮際至額顱部。

足陽明胃經有五支支脈

◆面部支脈

從下頷前方向下行至頸部，再沿喉嚨進入缺盆，向下貫穿橫膈膜至胃，並聯絡與胃經互為表裡的脾臟。

◆缺盆部直行支脈

直行的一條經脈，向下行經胸、腹，接著經過氣衝穴。

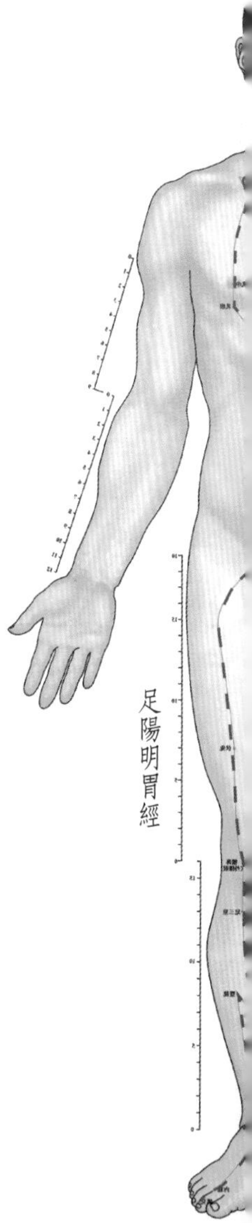

足陽明胃經

御醫養生帖

何謂「氣衝」？何謂「氣街」？

「氣衝」為足陽明胃經穴，位於大腿根部內側，腹股溝上方，肚臍下約五寸。「氣街」則是指經氣聚集與通行的道路。

◆胃下口部支脈

起始於胃幽門，沿著腹部內側下行到達**氣街**，再沿大腿外側前緣到髀關穴，而後直達伏兔穴，再下行至膝蓋，沿著小腿腿脛外側前緣下行至足背，最後進入足中趾與第二趾內側。

◆脛部支脈

自膝下三寸處，向下進入足中趾外側。

◆足背部支脈

從足背衝陽穴出，向外斜走至足大趾，直行到足大趾末端與足太陰脾經相接。

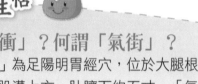

胃的特性

胃主受納、脾主運化，胃氣宜降、脾氣宜升，而脾胃升降功能的好壞主宰胃腸蠕動能力的強弱。胃經是經絡系統當中非常重要的經脈，聯繫的臟腑與器官很多，主要支配的是脾胃功能。而胃的功能是暫時屯積食物，並且配合小腸的消化狀況，將食物送到十二指腸，而且必須將食物與胃液充分混合。

◆胃氣主降

胃氣下降，身體所攝取的水分與食物才能順利下行，便於消化吸收與排泄，假如胃氣上逆，容易出現噁心、嘔吐、呃逆等症狀。

◆喜潤惡燥

胃性喜潤惡燥，熱邪若侵犯胃，容易傷胃津，出現口舌乾燥、口渴等症狀。

外邪侵犯足陽明胃經所生病變

當外邪侵犯足陽明胃經時，主要會反應在頭、面、鼻、齒、喉及腦部方面的疾病，產生的病變包含發冷、顫抖、哈欠連連、畏光、容易驚懼不安、額部暗黑，還可能出現流汗、鼻塞、鼻出血、嘴角歪斜、嘴唇生瘡、頸部腫大、喉部閉塞、腹部腫脹、膝部腫痛等症狀。由於足陽明胃經沿著胸、乳、氣街、大腿前緣、足脛外緣、足背等處循行，若相關部位疼痛，可能導致足中趾無法屈伸。

若胃經氣盛則胸腹部發熱，胃熱盛則容易出現飢餓感，小便顏色偏黃；若本經經氣不足，會產生胸腹發冷症狀；若胃中陽虛有寒，運化無力，很容易導致腹部脹滿的病症。

◆與面部有關的疾病

嘴歪、脣生瘡、青春痘等病症。

◆與頭部有關的疾病

偏頭痛、焦慮等病症。

◆與呼吸系統有關的疾病

感冒、發熱寒、流鼻涕、扁桃腺發炎、頸腫喉痛等病症。

◆與腸胃有關的疾病

胃痛、腹脹鳴叫、容易感到飢餓、胃寒而脹滿等病症。

◆與熱病有關的疾病

流鼻血、偏癱（半身不遂）、哈欠連連、易受驚嚇、心跳快速、發狂等病症。

◆與眼部有關的疾病

白內障、青光眼。

日常生活如何養胃

胃的主要功能為容納與消化食物，「脾胃衰而百病由生」，換句話說，脾胃消化功能的好壞將會直接影響人體健康。現代人的生活緊張又忙碌，飲食往往不定時亦不定量，或者因貪快而狼吞虎嚥，導致消化不良，都會造成胃部多餘的負擔。中醫認為，想要促進胃的消化或吸收，必須從日常起居的小細節做起，重視養胃四原則：定時定量，冷熱適宜，起居有節，保護胃氣。

◆胃病患者的養胃原則

★飲食定時定量

避免攝取過於油膩或辛辣之物。

★食物軟硬、冷熱適宜

宜攝取易消化、富含營養的食物。

★起居有節

順應四時變化來調節起居，如春天時節陽氣升發，胃病有動血之虞，此時宜保持恬靜的心情，避免發怒等負面情緒，飲食宜清淡；夏天時節氣候炎熱，溼氣重，溼困脾胃的表現為消化不良、食慾不振、胃脹、嘔吐、腹瀉等，飲食忌生冷與油膩；秋天時節天氣轉涼，飲食不節可能會導致腹瀉，此時宜攝取甘寒柔潤的食物；冬天時節宜健身、重保暖並服用適量補品。

★保護胃氣

脾胃功能弱時，即使是適合進食的食物也盡量不要攝取，因為進食後，若脾胃功能弱而導致消化不佳，反損脾胃。

◆穴位按摩

★天樞穴

在腹中部，位於肚臍左右兩側三指寬處。指壓時需平躺，並按摩此處約二分鐘，有助於緩解消化不良、噁心、胃脹、腹痛、腹瀉、腹痛、腸鳴等症狀。

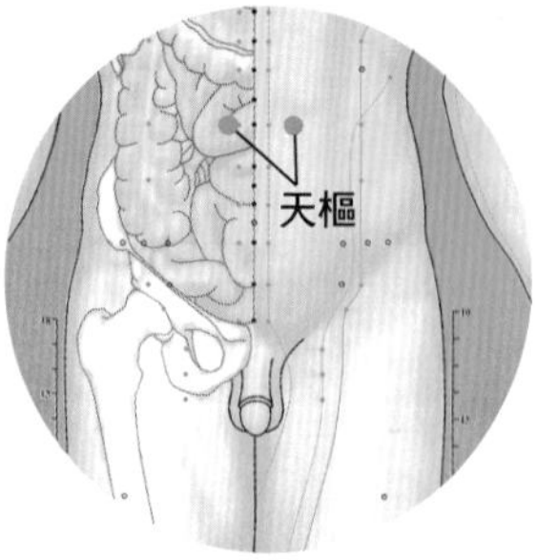

天樞穴

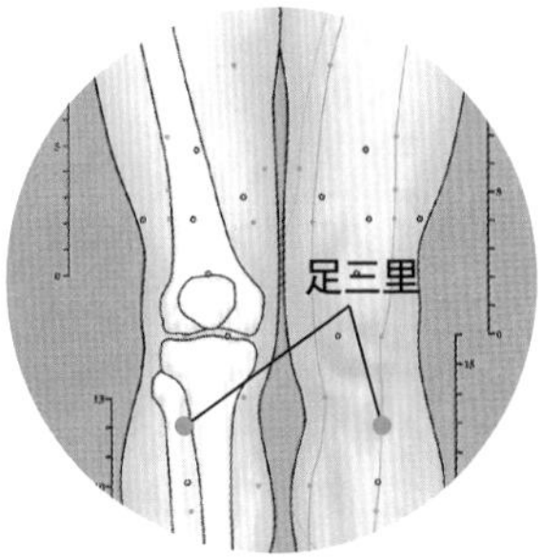

足三里穴

★足三里穴

位於小腿前外側，於犢鼻穴下三寸，距脛骨前脊一橫指（中指）處，為全身四大總穴之一。按壓足三里穴約六秒，將手移開，此一動作重複約十次，有助於促進胃酸分泌，消除胃部不適，還具有止痛效果。同時具有健脾胃、補中氣、通經絡、和氣血等功效，還能增加體力、提高免疫力、抗癌、延緩老化、緩解疲勞、預防頭痛、頭暈、鼻炎、腹瀉、嘔吐及過敏性疾病等；甚至還能舒筋通絡，治療下肢痠痛、痲木及癱瘓等病症。

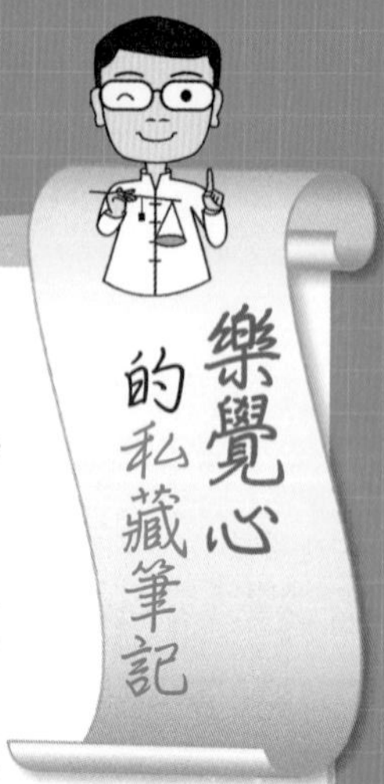

主治胃病症的足陽明胃經

❶胃的經脈稱為足陽明胃經。胃經是經絡系統中非常重要的經脈，聯繫的臟腑與器官相當多，主要支配脾胃功能。

❷當外邪侵犯足陽明胃經時，主要會反應在頭、面、鼻、齒、喉及腦部的疾病，可能產生的病變包含發冷、顫抖、哈欠連連、畏光、驚懼不安、額部暗黑，還可能出現流汗、鼻塞、鼻出血、嘴角歪斜、嘴脣生瘡、頸部腫大、喉部閉塞、腹部腫脹、膝部腫痛等症狀。

❸足陽明胃經沿著胸、乳、氣街、大腿前緣、足脛外緣、足背等處循行，若是相關部位疼痛，可能會導致足中趾無法屈伸。

❹若胃經氣盛則胸腹部發熱，胃熱盛則容易飢餓，小便顏色偏黃；若本經經氣不足，會出現胸腹發冷症狀；若胃中陽虛有寒，運化無力，就會出現腹部脹滿的病症。

❺養胃四原則：定時定量，冷熱適宜，起居有節，保護胃氣。

❻人在忙碌緊張、焦急壓力時，經常會感覺到胃部絞痛，主要是因為肝屬木，脾胃屬土，而情緒又與肝氣相關，心情浮躁、激動或抑鬱不暢，會使得肝火旺盛，因木剋土，導致脾胃之氣被剋而生病，最後引起胃痛。

Chapter 6

第五節 足太陰脾經的病變與治療

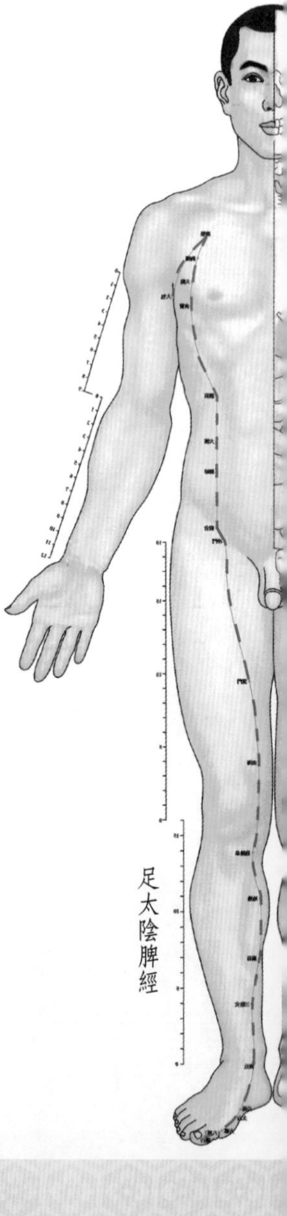
足太陰脾經

脾的經脈稱為足太陰脾經，起始於足大趾末端，經過足大趾本節後方，上行至足內踝，再進入小腿肚內側，沿脛骨後方穿過足厥陰肝經，經過膝蓋、大腿內側前緣後進入腹內，再向上穿過橫膈膜至咽喉，連到舌根部，散布於舌下。另有一支脈在胃部分出，上行穿過橫膈膜後注入心中，與手少陰心經相接。

脾臟的特性

◆主運化

所謂的運化就是運輸和消化，是指由胃初步消化的食物經脾臟進一步分解，再透過氣血運行的方式，將營養物質從脾臟傳送至肺臟，進而運送至全身各處，以滋養人體各組織器官。

◆傳送與調節體內水分

脾臟喜燥而惡溼，中醫有「諸溼腫滿，皆屬於脾」的說法，當脾臟傳送與調節水分的功能發生障礙時，體內水分便呈現滯留狀態，如停滯於頭部會覺得頭重；停滯於胸膈處則感到胸悶、噁心；停滯於肺部則成為痰；停滯於身體可能會產生胸水或腹水；停滯於腸道內便容易腹瀉；停滯於皮膚，便有水腫現象。

◆能益氣

所謂的氣是指人體活動的動力。中醫認為，人體最重要的氣為真氣，真氣與脾、肺有關，因為脾臟會將水氣傳送至肺臟，與肺臟內的清氣結合成真氣，所以中醫才會說脾臟益氣。

◆主統血

脾臟的真氣能統攝全身血液，若脾氣充足，能讓體內血液正常運行；若脾氣不足，氣不攝血，血不循經，便可能產生出血現象，如慢性皮下出血、便血、月經量過多等。

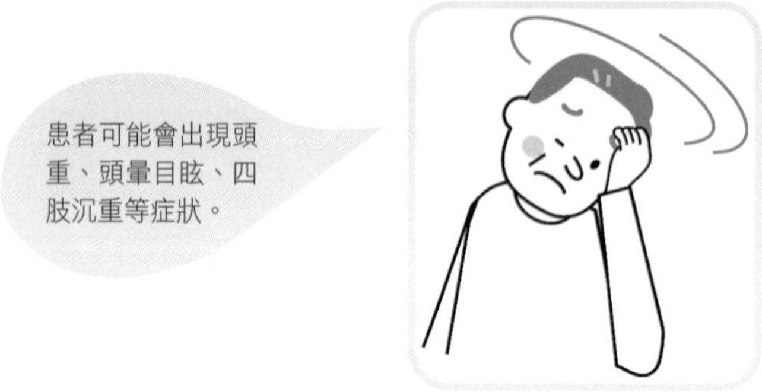
患者可能會出現頭重、頭暈目眩、四肢沉重等症狀。

◆脾氣主升

脾氣上升，可將水分與食物傳送至肺臟，再傳送到其他臟腑，以達化生氣血的目的，如脾氣下陷則容易出現氣短、久瀉、脫肛、子宮脫垂，以及其他內臟下垂等症狀。

外邪侵犯足太陰脾經所生病變

外邪侵犯足太陰脾經而產生的病變，主要有嘔吐、腹脹、全身沉重，同時可能出現舌根疼痛，身體無法移動、食慾不振、心煩、心痛、下痢、小便不通、黃疸、失眠、股膝腫脹冰冷、足大趾無法活動等病症。

中醫認為，脾臟具有消化吸收、調節體液和掌管血行運作的功能，而脾、胃相互連結，脾屬陰，胃屬陽；脾主升，胃主降；脾喜燥，胃喜潤，脾與胃彼此依賴並互相制約，因此，如果脾臟不健康，勢必會影響到胃的吸收狀況，胃失常也會影響脾臟的運作，再加上脾胃同病的特性，醫師治療時，通常會兼顧二者。

◆與溼氣有關的疾病

脾臟喜燥而惡溼，若脾臟為溼氣所困，就會出現頭重、頭暈目眩、四肢沉重、食慾不振、消化不良、胃悶、腹悶、腹瀉、舌苔白膩等症狀。

◆與氣血相關的疾病

若是脾氣不足，氣不攝血，可能會導致各種出血現象，如慢性皮下出血、血尿、便血、月經量過多等症狀。

如何在日常生活養脾

古代醫家提出「補腎不如補脾」的說法，對於脾胃虛弱的病患或中老年人來說，「益氣」或「補中」可以加強後天的體力與抵抗力，讓身體的體質更好。

原則上，藥補不如食補，如果是身體健康的人，養生調理當以食補為先，但若是身體虛弱或年老之人，藥補的功效會勝過食補。

以下提供有益補脾、健脾的穴位：

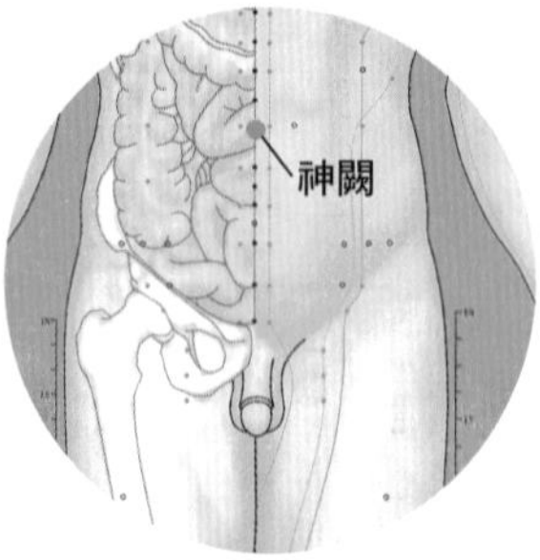

神闕穴

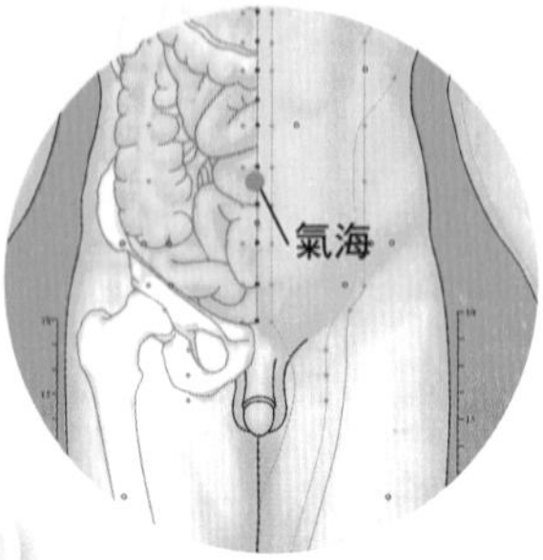

氣海穴

◆穴位按摩

★神闕穴

在人體腹中部，即肚臍中央，為任脈經穴，具有溫通元陽、健脾胃、提高免疫力與抗癌力等功效。

★氣海穴

位於肚臍下方約一寸半處，具有補元氣、暖脾陽、促進腸胃蠕動、氣血順暢、袪病強身、延年益壽等功效。

養生關鍵 小補充

氣海穴

氣海顧名思義，就是「元氣之海」，即元氣變動的匯集處。氣海穴主要與元氣及生殖系統的保健有關，尤利於男性，是男性的「生氣之海」。按摩氣海穴，除了可以健脾外，亦可治療經痛、月經不順、下痢、頻尿等病症。

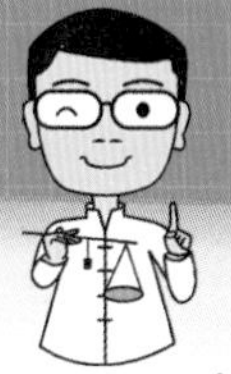

樂覺心的私藏筆記

主治脾病症的足太陰脾經

❶ 脾的經脈稱為足太陰脾經。

❷ 外邪侵犯足太陰脾經所產生的病變主要有嘔吐、腹脹、全身沉重，同時可能出現舌根疼痛，身體無法移動、食慾不振、心煩、心痛、下痢、小便不通、黃疸、失眠、股膝腫脹冰冷、足大趾無法活動等病症。

❸ 脾臟具有消化吸收、調節體液和掌管血行運作的功能，而脾、胃相互連結，脾屬陰，胃屬陽；脾主升，胃主降；脾喜燥，胃喜潤，脾與胃彼此依賴並互相制約，因此，如果脾臟不健康，勢必會影響胃的吸收狀況，而胃失常也會影響脾臟的運作，再加上脾胃經常同病的特性，醫師治療時通常會兼顧二者。

❹ 氣海穴顧名思義，就是「元氣之海」。按摩氣海穴，除了可以健脾之外，亦可治療經痛、月經不順、下痢、頻尿等病症。

Chapter 6

第六節 手少陰心經的病變與治療

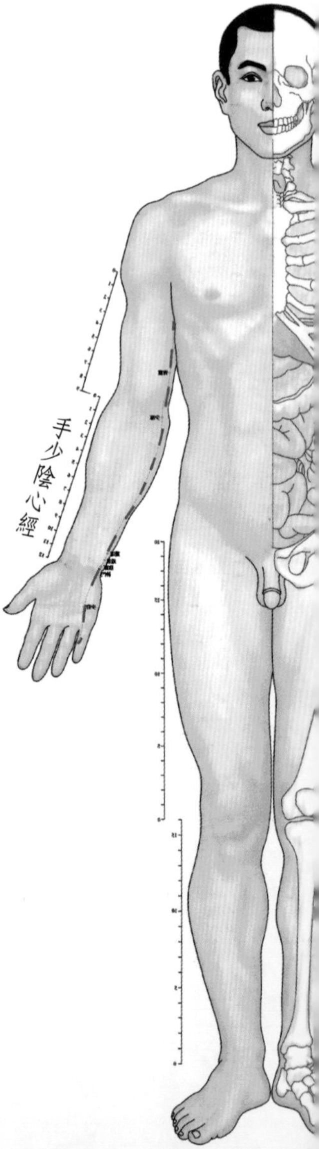

心的經脈稱作手少陰心經，起自心中，向下穿過橫膈膜，聯絡小腸。另有一條支脈從心的脈絡向上行於咽喉兩旁，接著與眼球連結於腦的脈絡。直行的脈則是從心的脈絡上行至肺，橫出脅下，再沿上臂內側後緣，行至手太陰肺經和手厥陰心包經的後面，下行至手肘內側，再沿手臂後緣到掌內小指尖端，再入手掌內側，沿小指至尖端，與手太陽小腸經相接。

心臟的特性

中醫所說的心臟包括血液循環、中樞神經等。心臟是人體生命的主宰，五行中屬火，統管身體各部臟腑，在臟腑中居於首要地位，心臟外有心包，作用為保護心臟，中醫認為，如果外邪侵入心臟，會先影響心包，接著才會侵犯心臟。

◆主神志

包括精神狀態、意識與思維活動等。心臟掌管神志的功能如果發生障礙，可能會出現失眠、多夢、健忘、精神失常、胡言亂語、意識不清、神志昏迷等症狀。

◆主血脈

心臟主血脈，使得血液能夠循環不息，運行於全身，主要是靠心氣的推動。而臉部的色澤能反映心氣與心血的盛衰狀況，當心臟正常時，臉部看來紅光滿面，若心血虛弱，臉部看來比較蒼白；脈與心臟相連，也是血液運行的通道，心氣的強弱、心血的盛衰都會影響血液運行，心氣不足時則脈象無力、心氣衰弱。

外邪侵犯手少陰心經所生病變

當外邪侵犯手少陰心經時，就會出現咽喉乾燥、頭痛、口渴等症狀。若本經所主心臟發生病變時，會出現眼睛發黃、脅肋脹滿疼

痛、上臂和下臂內側疼痛、暈厥發冷或掌心熱痛等症狀。

◆與中樞神經相關的病症

失眠、多夢、健忘、精神失常、胡言亂語、意識不清、神志昏迷等症狀。

◆與血液循環相關的疾病

心臟主血脈，若血氣不足，容易出現失眠、多夢、健忘、胸悶、心悸、疲乏等症狀，反之，若過度消耗體力，可能耗傷心血而導致心血不足。

◆治療方式

若患者本身為氣有餘的實證，在本經經脈運行所經過的部位上會出現發熱、腫等症狀；本經經氣不足時，會出現發冷、顫抖等症狀。若病症屬實就用瀉法，屬虛則用補法；屬熱性用速刺法，屬寒性用留針法；脈虛陷則用灸法。

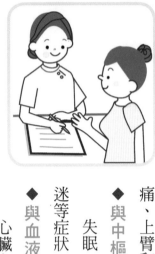

御醫養生帖

✦爲什麼冬天容易手腳冰冷？

許多人在秋冬季節有手腳冰冷的困擾，主要原因是血液循環不佳，嚴重者甚至會引發高血壓、心臟病等心血管疾病。另外，抽菸、缺乏運動、貧血和自律神經失調、保暖不佳也是手腳冰冷的可能因素。血液循環不佳的主要原因有四：

1. 心臟過於衰弱，血液無法順利運送至身體末梢，導致血液循環不佳。
2. 血液量不足，體內血紅素和紅血球的數量偏低。
3. 血管阻塞、發燒、感冒等症狀可能影響大腦的中樞神經，造成手腳冰冷。
4. 交感神經出現異常狀況，肌肉遇冷而無法緊縮，以致於缺乏熱能禦寒。

✦改善血液循環不佳的方法

1. 飲食：多食用能夠改善血液循環的食物包含蛋、牛奶、花生、薑、辣椒、大蒜、芝麻、香菇、胡蘿蔔、韭菜、甘藍、菠菜、堅果類食物（如芝麻、松子、核桃仁）、當歸、山椒、人參、紅棗、枸杞、銀杏、木瓜、桃子等。
2. 運動：最好養成定期運動的習慣，如有氧運動等，建議一週運動五次，每次約三十分鐘。

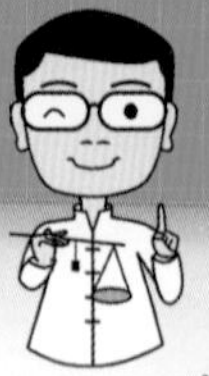

樂覺心的私藏筆記

主治心臟病症的手少陰心經

❶心的經脈稱為手少陰心經，起自心中，向下通過橫膈膜，聯絡小腸。

❷心臟是人體生命的主宰，五行中屬火，統管身體各部臟腑，在臟腑中居於首要地位，心臟外有心包，作用為保護心臟，中醫認為，如果外邪侵入心臟，會先侵犯心包。

❸當外邪侵犯手少陰心經時，就會出現咽喉乾燥、頭痛、口渴等症狀。若心臟發生病變時，將會產生眼睛發黃、脅肋脹滿疼痛、上臂和下臂內側疼痛、發冷或掌心熱痛等症狀。

❹若患者本身為氣有餘的實證，在手少陰心經經脈運行所經過的部位會出現發熱、腫等症狀；本經經氣不足時，會出現發冷、顫抖等症狀。

Chapter 6

第七節 手太陽小腸經的病變與治療

小腸的經脈稱為手太陽小腸經，起自小指外側尖端，沿手外側後緣循上行走，通過腕部後的小指側，再向上往前臂後骨下緣出手肘後內側兩筋中間，沿著上臂外側後緣出肩後骨縫，再行至肩胛處，前行相交於肩，之後進入缺盆，深入體內，與手太陽小腸經互為表裡的心臟相連，再順著咽喉往下行，穿過橫膈膜至胃部，向下連結小腸。

此外，有一支脈從缺盆沿頸部、臉頰至眼睛外側，轉入耳內。另一條支脈則從臉頰而出，至眼眶下方到達鼻部，然後進入內眼角，從內眼角向外斜行至顴骨，與足太陽膀胱經相接。

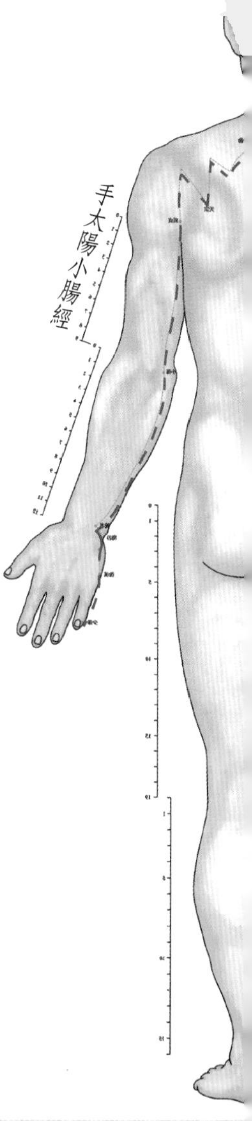

生化氣血的小腸經

《黃帝內經．素問．靈蘭祕典論》中提到：「小腸者，受盛之官，化物出焉。」是指小腸能夠將胃輸送來的食物，進行加工，分清泌濁，清者化生成氣血津液，為全身供應營養。小腸經是「主液所生病者」。「液」包含了月經、乳汁、白帶、精液以及不同臟器所分泌的液體等，所以凡是與「液」有關的疾病，都可以從小腸經來尋求解決辦法。

小腸經的特性

◆與心臟互為表裡

體表的寒氣一旦進入體內就會化熱，心臟無法承受寒氣的衝擊。小腸經屬於太陽經，因此太陽經所具備的特性，小腸經也有。小腸經不喜歡接觸寒氣，若寒氣進入體內，甚至長期停留，容易形成鼻竇炎或其他慢性疾病，嚴重時會覺得脖子轉動困難、頭昏，而此時病症已經轉入心臟。

◆心經的調節水庫

小腸經是心經的調節水庫，心臟與腎都屬於少陰，假如心臟出

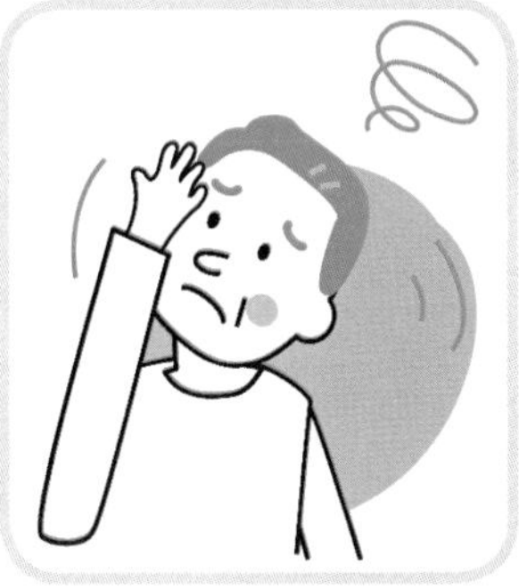

現問題，腎功能也會有異狀，而腎陰不足，肝陰也會不足，導致肝陽上亢，造成心火過旺，等於是不斷地惡性循環。

外邪侵犯手太陽小腸經所生病變

當外邪侵犯手太陽小腸經時，主要表現於外的症狀有咽喉疼痛、癲癇、痙攣、下頷腫，頭頸難以側轉、肩臂疼痛等症狀。此外也可能產生耳聾，眼睛發黃等症狀。

治療方式

若患者本身為氣有餘的實證，在本經經脈運行所經過的部位上會出現發熱、腫等症狀；本經經氣不足時，會出現發冷、顫抖等症狀。若病症屬實就用瀉法，屬虛則用補法；屬熱性用速刺法，屬寒性用留針法；脈虛陷則用灸法。

御醫養生帖

✦過勞死與小腸經有關？

猝死與年齡及舊有病史沒有絕對的關係。一般人對於「過勞死」這個名詞習慣以西醫說法為主，把過勞的主因放在心臟方面的疾病上，並認為過勞原因多半為持續工作，而使生活節奏混亂，缺乏充分休息與休閒，導致長期疲勞，使原有的心血管疾病快速惡化而突然發病，最後因心臟衰竭而死亡。

事實上，就中醫的角度來看，過勞死前的症狀與小腸經有關，患者可能會先出現肩背痠痛的問題，或是感覺胸悶等，之後聽力受損，再來就會產生無法克制地流口水症狀。

中醫認為，小腸經不通是過勞死的主因，尤其是久坐辦公室且需要動腦的工作者，因為勞心、動腦機會多，身體動得少，肩背容易出現疼痛症狀，而肩頸處有天宗穴、秉風穴和曲垣穴，若此處經氣不能上達，提供心臟運作的血液、養分等也會受阻。

此外，勞心者多半有失眠的困擾，通常與頸椎有關，一旦此處經絡不通，不通的位置會沿著經絡方向走，往上延伸，繼之會出現耳鳴症狀。

接下來，位於顴骨下緣凹陷處的顴髎穴也會出問題，因為小腸經的經氣在這裡冷降，如果前面穴道的經氣上不來，顴髎穴就會失去濡養的功能，導致嘴巴無法順利開合，口水就會不停往外流，此時表示過勞症狀已經相當嚴重了。

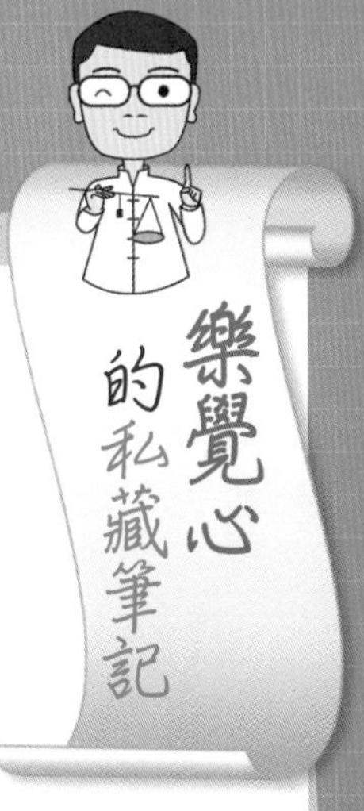

主治小腸病症的手太陽小腸經

❶小腸的經脈稱為手太陽小腸經。小腸經屬於太陽經，所以太陽經的特性，小腸經也有。小腸經不喜歡接觸寒氣，若寒氣進入體內且長期停留，容易形成鼻竇炎或其他慢性疾病，嚴重時會覺得脖子轉動困難、頭昏，而此時病症已經轉入心臟。

❷小腸經是心經的調節水庫，心與腎都屬於少陰，假如心臟功能出問題，腎功能也會有問題，而腎陰不足，肝陰也會不足，導致肝陽上亢心火過旺，形成惡性循環。

❸當外邪侵犯手太陽小腸經時，主要表現於外的症狀有咽喉疼痛、癲癇、痙攣、下頷腫，頭頸難以側轉、肩臂疼痛等症狀。

❹中醫認為，小腸經不通是過勞死的主因，尤其是久坐辦公室與需要動腦的工作者，勞心、動腦的機會多，身體動得少，導致肩背容易出現疼痛症狀，而肩頸處有天宗穴、秉風穴和曲垣穴，若此處經氣不能上達，提供心臟運作的血液、養分也會受阻。

Chapter 6

第八節 足太陽膀胱經的病變與治療

膀胱的經脈稱為足太陽膀胱經，起於眼內睛明穴，上行至額部，交會於頭頂。足太陽膀胱經有幾條支脈：直行的經脈從頭頂處向內深入腦髓後再離開，然後沿著肩胛內側行於脊柱兩旁，抵達腰部，再沿脊柱旁肌肉深入腹內，聯絡與足太陽膀胱經互為表裡的腎臟與膀胱。

另一條支脈從左右肩胛骨處分出，向下貫穿肩胛骨，再沿著脊柱兩側下行至大腿外側，向下通過小腿肚內，再沿足小趾後的圓骨到達足小趾外側末端，與足少陰腎經相接。

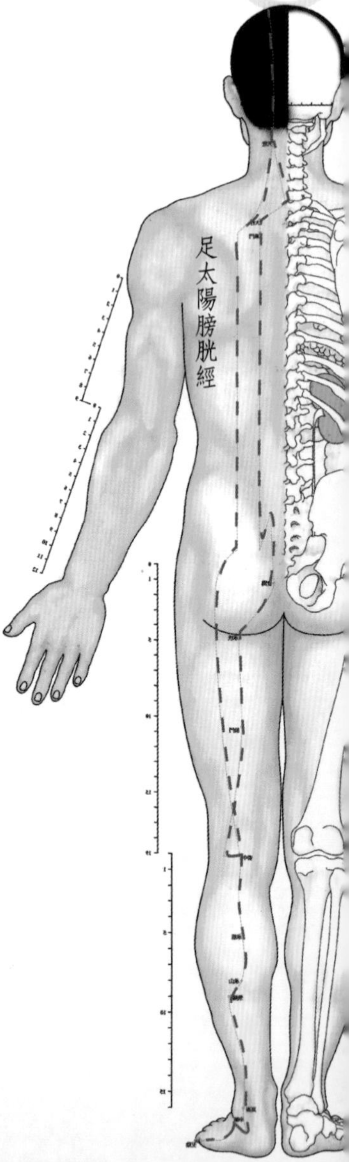

膀胱經的特性

膀胱經主要影響的臟腑是膀胱，如果膀胱發生病變或者異常，

御醫養生帖

何謂「膕（音ㄍㄨㄛˊ）窩」？

膕窩是位於膝後方的菱形凹陷，內含重要血管和神經，其中包含脛神經、膕靜脈和膕動脈。

會導致泌尿系統出現異狀，如頻尿、小便時有灼熱與疼痛感，而膀胱經與腎經互為表裡，所以，膀胱經異常也可能導致腎經病變，由此可知，多數腎病是由膀胱經異常所致。

外邪侵犯足太陽膀胱經所生病變

當外邪侵犯足太陽膀胱經時，患者會出現明顯的頭痛、頭重、大腿無法屈伸，膕窩不能隨意活動等症狀，此外，還可能有痔瘡、瘧疾、眼睛發黃、流淚、鼻塞、鼻出血、狂躁、癲癇等病症。

◆腰痠背痛與足太陽膀胱經有關

除了前述病症之外，還有一種人人皆曾經歷過的病症，亦與足太陽膀胱經有關，那就是「腰痠背痛」。因為膀胱經主「筋」，凡人體中牽涉到「筋」的疾病，大多與此經有關，而透過按摩膀胱經上的穴位能夠達到治療或緩解的效果。

不僅如此，許多病症皆可依靠按摩此經，來舒緩不適效果，因為膀胱經從頭上的睛明穴開始走到足小趾端的至陰穴，左右各有六十七個穴位，是十二經絡中穴位最多的一經，因此，膀胱經上的穴位所主治的疾病範圍，相當廣泛。

如何在日常生活中保養膀胱

許多上班族為了在期限之內完成工作，都養成憋尿的習慣，狀況輕微的話，會造成尿道、膀胱發炎，若是情況加劇，將會導致腎臟發炎，甚至長期住院，由此可知，「不憋尿」為保養膀胱與腎臟的首要條件，以下將提供足太陽膀胱經上的重要穴位。

◆穴位按摩

★睛明穴

位於眼頭外0.1寸（約0.1公分處，鼻梁旁凹陷處即是）。可以治療假性與輕度近視、視神經方面的疾病。

★委中穴

位於膝蓋後方菱形凹陷區的橫紋中點，在股二頭肌腱的中點，可治療腰背痠痛、小腿抽筋、小腿疼痛、膝關節退化等病症。

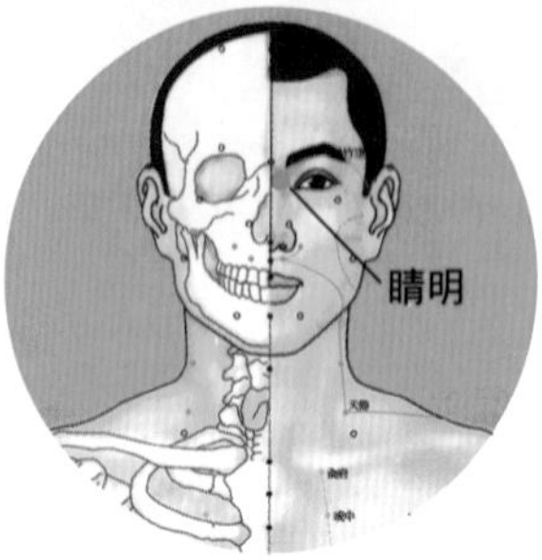

睛明穴

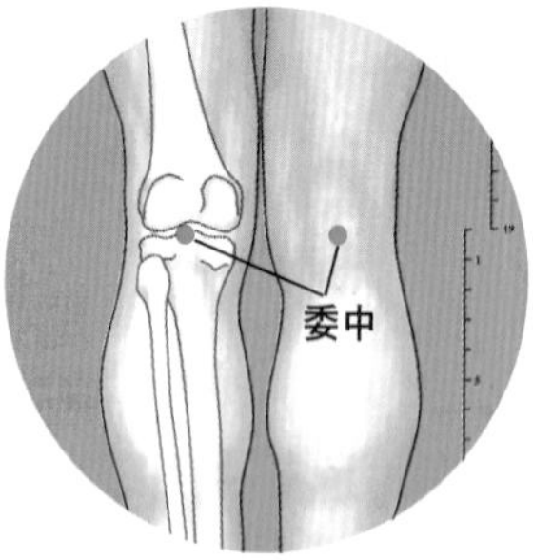

委中穴

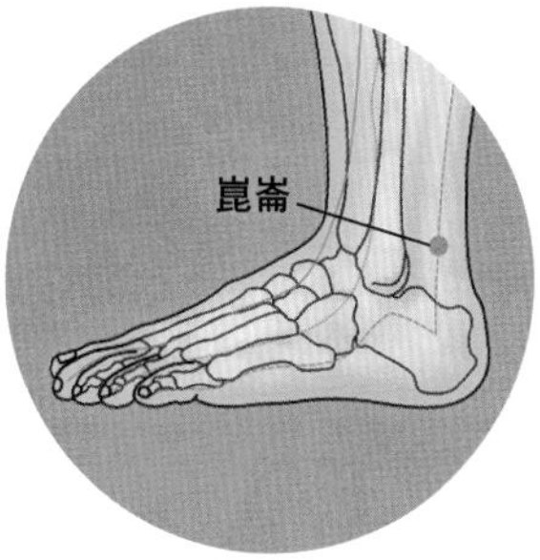

崑崙穴

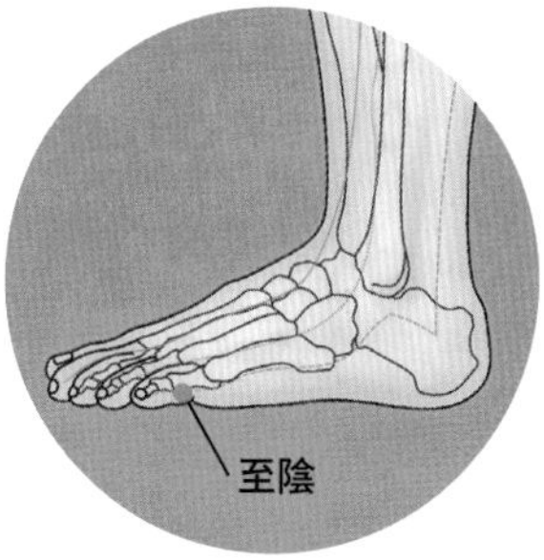

至陰穴

★崑崙穴

位於足部外踝後方，在外踝尖與跟腱之間的凹陷處，偏頭痛疾病者可按壓此穴，主要可治療背痛、氣喘、缺鈣現象、腳踝疼痛與男性泌尿道相關疾病。

★至陰穴

位於足小趾末節外側，距趾甲角約0.1寸。可治療月經不調、更年期綜合症、產後排尿困難、半身不遂、足關節炎等病症，不過懷孕中的婦女應該避免按摩此穴。

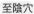

御醫養生帖

✦癲癇的急救方式

根據西醫的觀點，癲癇是一種再發性的腦部細胞瞬間活動異常所引發的現象，每次發作大約會持續數十秒至三分鐘，通常伴隨著意識障礙、肢體抽搐、舉動異常、皮膚感覺異樣等症狀。中醫的說法為，癲癇與飲食不均衡，脾胃受損，醞釀成痰而矇蔽心竅，或者與腦部受傷有關。

若遇到身邊的人癲癇發作，先不必驚慌，可把握以下要點進行急救：

1. 讓病人側臥，並且保持呼吸道通暢。
2. 保護病人的頭部，移開可能造成傷害的物品，以防止病人意外碰撞。
3. 解開病人身上約束的衣物，如領帶或過緊衣物等。
4. 當病人牙關緊閉時，切勿強行撬開病人的牙關，以免牙齒脫落或傷害唇舌。壓舌板不一定要放，如來得及，應放在（左或右側）的臼齒間。
5. 不要強行壓制病人抖動的肢體，以免造成骨折等其他傷害。
6. 在病人尚未完全清醒前，請勿餵食或服藥，並且不要試圖中止發作。
7. 發作結束後，讓病人安靜休息，在病人尚未完全清醒前，請勿離開患者身邊。
8. 病人如有呼吸障礙、連續發作、受傷情況，必須立即送醫院治療處理。

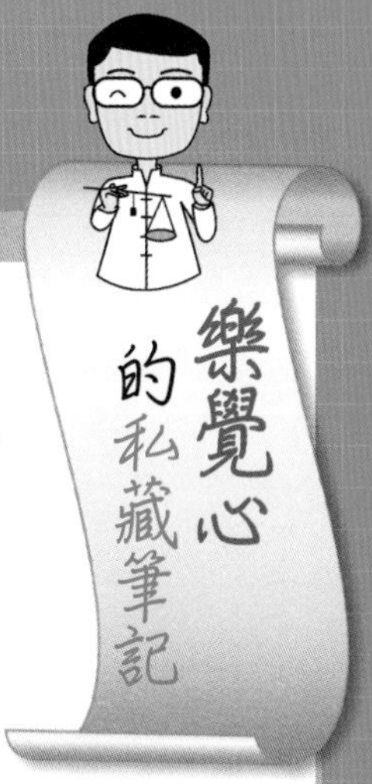

主治膀胱病症的足太陽膀胱經

❶ 膀胱的經脈稱為足太陽膀胱經，起於眼內睛明穴，上行至額部，交會於頭頂。

❷ 膀胱經主要影響的臟腑是膀胱，如果膀胱發生病變或異常，會產生泌尿系統的問題，如頻尿、小便時有灼熱與疼痛感，而膀胱經與腎經互為表裡，由此可知，膀胱經異常可能會導致腎經病變，而多數腎病都是膀胱經異常所致。

❸ 當外邪侵犯足太陽膀胱經時，患者會出現明顯的頭痛、頭重、大腿無法屈伸，膕窩不能隨意活動，此外，還會出現痔瘡、瘧疾、眼睛發黃、流淚、鼻塞、鼻出血、狂躁、癲癇等病症。

❹ 腰痠背痛亦與足太陽膀胱經有關，因為膀胱經主「筋」，凡人體中牽涉到與「筋」相關的疾病，大多與此經有關，而透過按摩膀胱經上的穴位，能夠達到治療或緩解的效果。

❺事實上，許多病症皆可以靠著按摩足太陽膀胱經而得到舒緩效果，因為膀胱經從頭部的睛明穴開始走到足小趾端的至陰穴，左右各有六十七個穴位，是十二經絡當中，穴位最多的一經，由此可知，膀胱經上的穴位所主治的疾病範圍相當廣泛。

Chapter 6

第九節 足少陰腎經的病變與治療

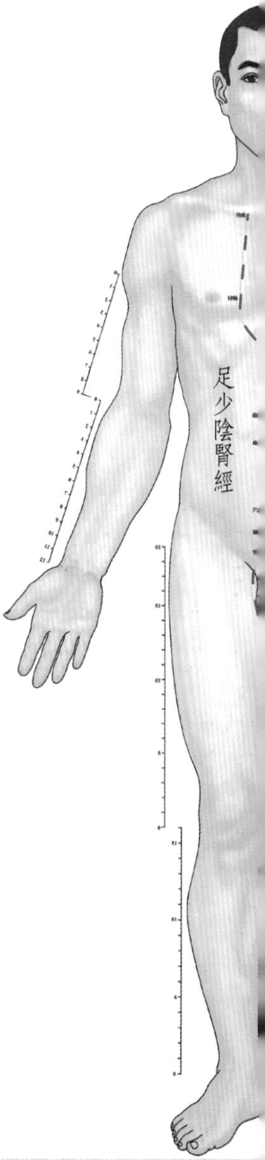

腎的經脈稱為足少陰腎經，起自於足小趾下，斜走足心，出內踝前大骨的然谷穴下方，沿著內側踝骨後轉入足跟，上行經小腿肚內側，出膕窩內側，再循著大腿內側後緣貫穿脊柱，與互為表裡的膀胱相連結。

直行的經脈從腎臟向上行，貫穿肝臟與橫膈膜後進入肺臟，再沿著喉嚨上行於舌根部。另有一條支脈從肺臟出，聯絡心臟，與手厥陰心包經相接。

腎臟的特性

◆腎主藏精

腎精包括先天之精和後天之精，是人體生長發育及活動的物質基礎，也是生命力旺盛與否的展現。《黃帝內經》云：「腎者主蟄，封藏之本。」說明腎臟適宜收藏精氣而不宜泄瀉的特色；腎臟又主宰腎陽（又稱元陽），為命火，更應該藏而不顯。

◆腎主納氣

「肺為氣之主，腎為氣之根，肺主出氣，腎主納氣，陰陽相交，呼吸乃和。」人體的呼吸功能主要由肺臟負責，但吸入之氣必須由腎臟攝納，唯有肺、腎相互協調，才能維持正常的呼吸運作。

◆腎主水

腎臟負責全身津液的代謝，藉此調節水分平衡，而其功能是依靠腎陽通過氣化作用，將體內水分傳送至全身，同時將各臟腑與組織代謝後的廢物排出體外。

◆腎主骨

髓藏於骨骼中，稱為骨髓；腎精則具有促進骨骼生長、發育與修復的作用。所謂「腎藏精，精生髓，髓養骨。」由此可知，唯有腎精充足，才能使骨髓滋長，並能促進血液含量。如果骨骼能獲得充沛的骨髓做為養分，才會強壯、堅固。

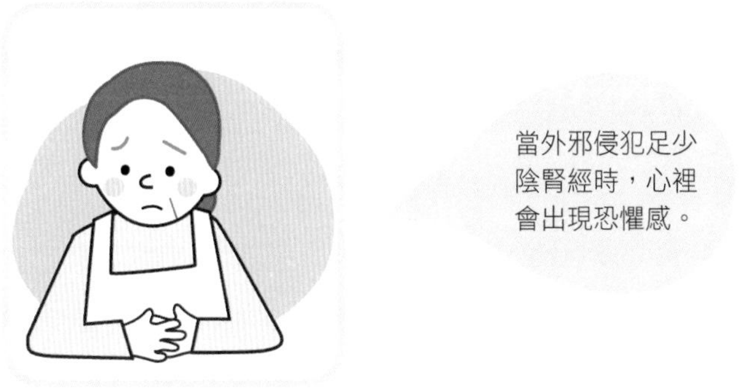

◆其華在髮

中醫認為，頭髮為血液的延伸，並且受到血液滋養。由於腎藏精，精能化血，精盛則血旺，血旺則毛髮潤澤，因此，毛髮健康或潤澤與否能夠直接反映腎精的充盈狀態。年輕人精血足，毛髮光澤柔潤，老年人精血虛，毛髮花白枯槁，又容易脫落。

外邪侵犯足少陰腎經所生病變

當外邪侵犯足少陰腎經時，會有食慾不振、咳嗽帶血、喘息、面色黑、視力模糊等症狀，心裡時常出現不踏實與恐懼感，心跳也比較快。

其他病變包括口乾、喉嚨乾而疼痛、咽喉腫、氣喘、心煩意亂、心痛、水腫、黃疸、便祕、痢疾等症，此外，腰部、背脊與大腿內側後緣會有疼痛感，並且渴望睡眠。

◆與腎氣衰弱有關的疾病

腎氣虛衰會出現呼氣多而吸氣少的情況，也就是吸氣困難，稍一活動就很容易氣喘，此外，也會有自發性出汗、精神疲憊等病症。

◆與腎精不足有關的疾病

腎精不足則骨髓空虛，容易出現骨骼軟弱無力，甚至會導致骨骼發育出現障礙。

腎經上的重要穴位

腎臟不僅是人體的根基，還與精力的旺盛有密切的關聯性，因此平常必須要呵護腎經，其上也布滿諸多的重要穴位，事實上，只要時常刺激腎經上的穴位，就是保養腎經以及保持活力的方法，所以不妨經常按摩以下幾個穴道：

★湧泉穴

位於足底前部凹陷處，第二、三趾的趾縫紋頭端和足跟連線的前三分之一處。湧泉穴是腎經的第一大穴，如果內分泌不足而導致生長發育遲緩，或因為長期疲倦而出現頭痛、口乾、咽喉腫痛等

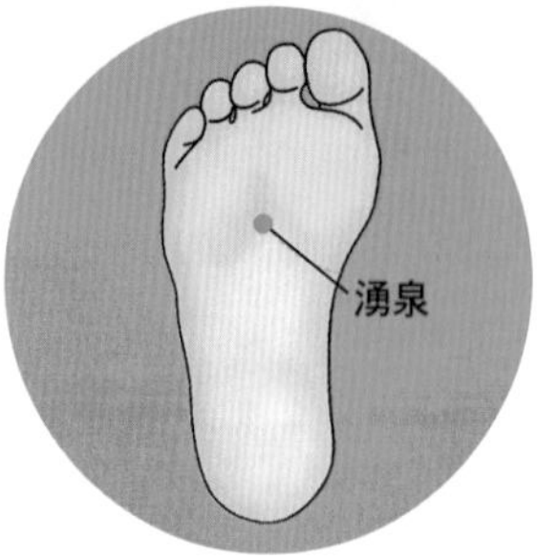

湧泉穴

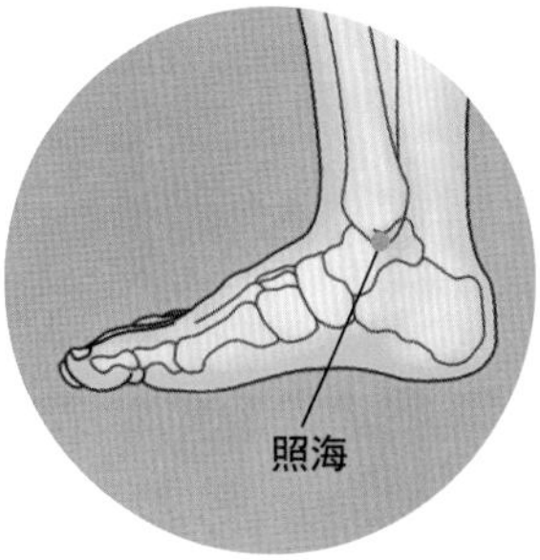

照海穴

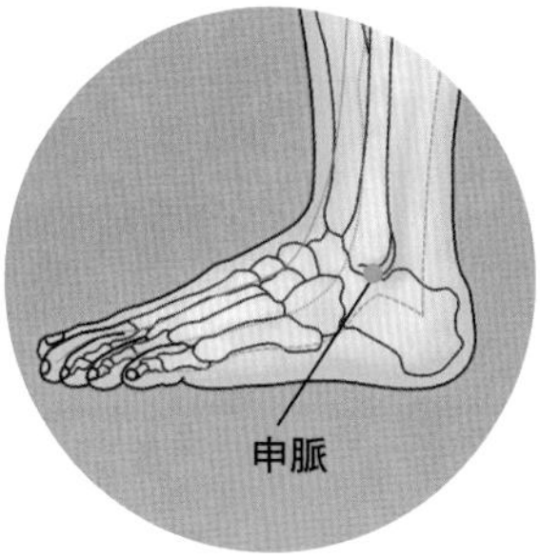

申脈穴

症狀，只要經常按摩湧泉穴，便有保養與促進健康的效果。

★照海穴

照海穴位於足內踝尖正下凹陷處，可以治療眼疾，如果有尿道炎或攝護腺疾病、胃脹氣、便祕、扁桃腺炎、胸悶等症狀，只要按摩照海穴都能有良好的療效。

★申脈穴

長期失眠者，可以按壓位於腳後跟外踝骨尖下凹陷處的申脈穴，有助於安眠與治療神經衰弱症。

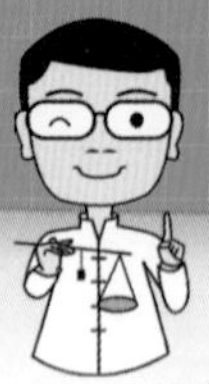

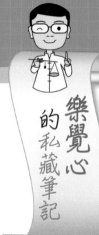

樂覺心的私藏筆記

主治腎臟病症的足少陰腎經

❶腎的經脈稱為足少陰腎經，起自足小趾下，斜走足心，出內踝前大骨的然谷穴下方，沿內側踝骨後轉入足跟，上行經小腿肚內側，出膕窩內側，再沿大腿內側後緣貫穿脊柱，與互為表裡的膀胱相連結。

❷當外邪侵犯足少陰腎經時，會有食慾不振、咳嗽帶血、喘息、面色黑、視力模糊、心裡不踏實等恐懼感。其他病變包括口乾、喉嚨乾而疼痛、咽喉腫、氣喘、心煩意亂、心痛、水腫、黃疸、便祕、痢疾等病症，腰部、背脊與大腿內側後緣會有疼痛感，而且嗜睡。

❸腎經與身體精力的旺盛具有密切的關聯性，其上也布滿諸多重要穴位，若要保養腎經，不妨經常按摩湧泉、照海、申脈等三穴。

Chapter 6

第十節 手厥陰心包經的病變與治療

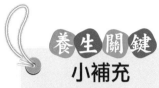

心包的經脈稱為手厥陰心包經，起於胸中，出則屬心包絡，下橫膈膜後，依次聯絡上、中、下三焦。另有一條支脈從胸中橫出至脅部，抵達腋窩，然後沿著上臂內側在手太陰肺經與手少陰心經的中間向下行，進入肘中，再朝著前臂內側兩筋中間下行至掌中，最後沿中指達其末端。另外還有一支脈從手掌內由無名指到達指尖處，與手少陽三焦經相接。

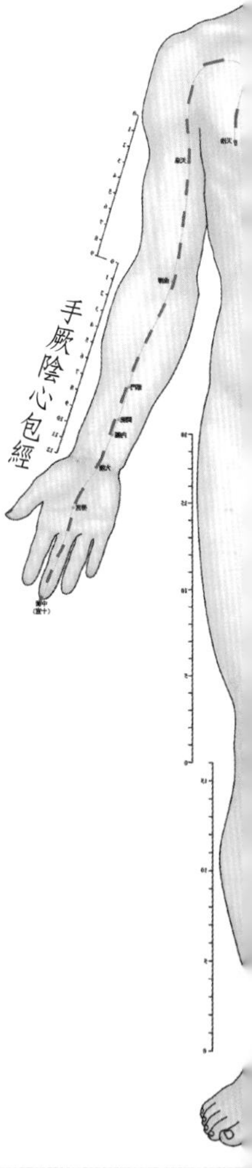

養生關鍵

小補充

何謂三焦？

三焦是人體六腑之一，並非獨立的器官。橫膈膜以上為上焦，包括心臟與肺臟；橫膈膜以下到肚臍為中焦，包括脾臟與胃；肚臍以下為下焦，包括肝臟、腎臟、大腸、小腸與膀胱等。

心包經的特性

中醫認為，心經與神經及精神系統有關，心包經則與心臟循環系統相關。心包經涵蓋胸腔與心包膜，與心臟功能的強弱有密切的關係，主治「主脈所生病者」，也就是心包經與循環系統方面的疾病。另外，依照手厥陰心包經的循行路徑來看，其與心悸、心痛、心煩、胸悶、胸痛、**脅肋**脹痛等病症都有關聯。

> **養生關鍵 小補充**
>
> 何謂脅肋?
>
> 脅肋是指胸壁兩側從腋下至肋間，肝膽經脈循行之處。

外邪侵犯手厥陰心包經所生病變

「心包經起於胸中，出屬心包，下膈，曆絡三焦。」根據「經脈所過，主治所病」的原則，由前文可以看出心包經能夠通治上、

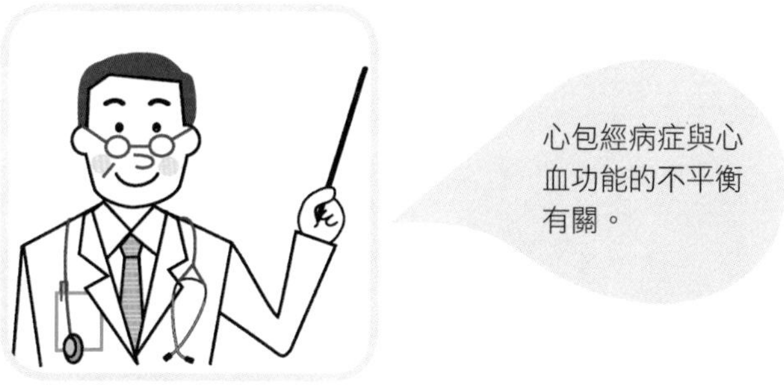

中、下三焦的病症。

手厥陰心包經主治心、胸、胃、神志（精神）等病症。當外邪侵犯手厥陰心包經時，容易出現掌心發熱、臂肘關節拘攣（手腳抽筋）、腋下腫脹、胸脅脹滿、心悸、心神不寧、面赤、眼黃、煩躁等症狀。心包經病症與心血功能的不平衡有關，中醫認為，心藏神，神就是指精神活動與思維能力，因此，若是心包經出現問題，也可能與癲狂等精神病症有關。

心包經上的重要穴位

現代人因為生活作息與飲食習慣不正常、壓力過大等因素而導致心火上升。事實上，口臭或失眠等困擾，與心包經也有關聯，由此可知，透過按壓手厥陰心包經上的穴位，如內關、大陵穴等，可以有效緩解病症。

◆穴位按摩

★內關穴

位於前臂掌側，腕橫紋上兩寸，在橈側腕屈肌腱與掌長肌腱之間。內關是心包經中的大穴，心、胸、胃等病症都與此穴位相關，如胸悶、胃炎、腹瀉、精神疾病等。此外，若暈車、暈船者按壓內關穴，亦能收奇效。

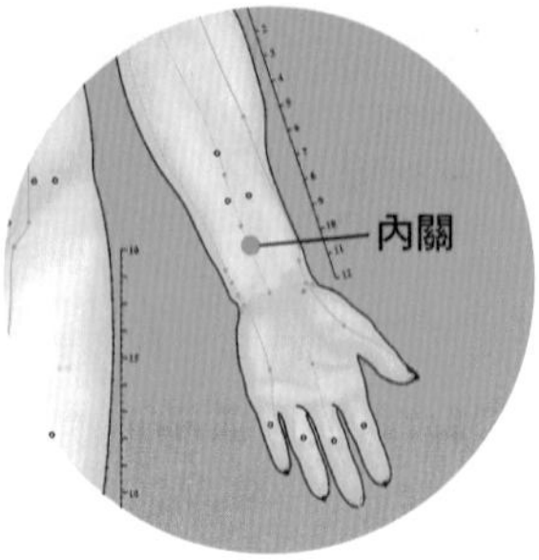

內關穴

★大陵穴

位於腕掌橫紋的中點處，於掌長肌腱與橈側腕屈肌腱之間。現代人的工作壓力大，導致心火上升，而有口臭、口破、失眠等症狀，按壓此穴，可以解除這些困擾，對於足跟痛、足底筋膜炎等病症，也有不錯的療效。

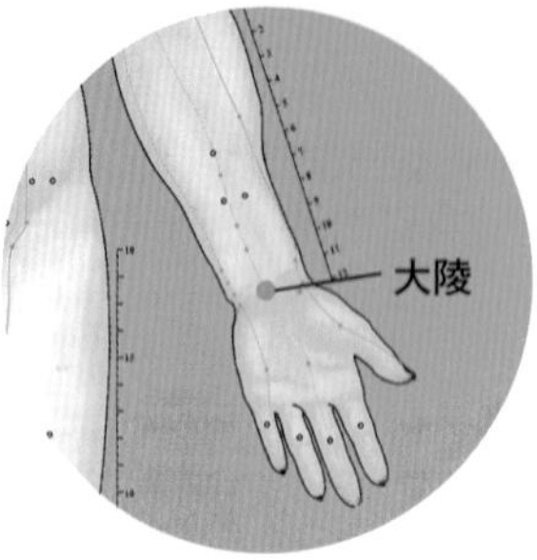

大陵穴

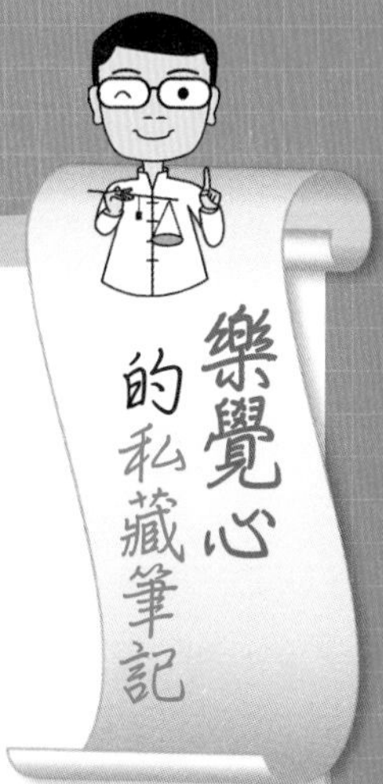

主治心臟病症的手厥陰心包經

❶心包的經脈稱為手厥陰心包經，起於胸中，出則屬於心包絡，下橫膈膜後，依次聯絡上、中、下三焦。

❷心包經涵蓋胸腔以及心包膜，與心臟功能的強弱有密切關係，主治「主脈所生病者」，也就是心包經與循環系統的疾病。

❸當外邪侵犯手厥陰心包經，容易出現掌心發熱、臂肘關節拘攣、腋下腫脹、胸脅脹滿、心悸、心神不寧、面赤、眼黃、煩躁等症狀。

❹心包經病症與心血功能的不平衡有關，中醫認為，心藏神，神就是指精神活動與思維能力，因此，若是心包經出現問題，可能與癲狂等精神病症有關。

❺現代人因為生活作息和飲食習慣不正常、壓力過大等因素而導致心火上升，常會出現口臭或失眠等困擾，只要透過按壓心包經上的穴位，如內關、大陵穴等，將能有效緩解病症。

Chapter 6

第十一節

手少陽三焦經的病變與治療

三焦的經脈稱為手少陽三焦經，起自於無名指指尖，上行至小拇指與無名指中間後，沿手背上腕部，出前臂外側兩骨中間，穿過手肘後，沿上臂外側到達足少陽膽經後入缺盆，行於膻中，與心包相連，之後朝著橫膈膜依次連接上、中、下焦。

另有一條支脈從胸部膻中處上行，出缺盆，向上行至頸項到耳後，再直上出於耳上角，下行繞頰部後到達眼眶下方。另有一支脈從耳後入耳中，再出耳前，行經足少陽膽經前方，與前一條支脈交會於頰部，再上行至外眼角，與足少陽膽經相接。

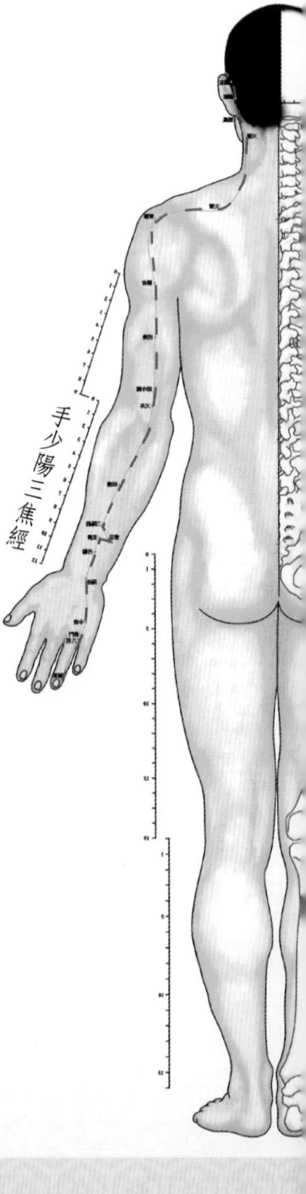

御醫養生帖

何謂缺盆？

位於鎖骨上的凹陷處，缺盆穴主治胸熱症狀，並且具有消炎作用。

三焦的特性

《黃帝內經》云：「上焦如霧，中焦如漚，下焦如瀆。」點出三焦的特性。三焦被認為是營養及水分的運送通道。《黃帝內經》提到：「三焦者，決瀆之官，水道出焉。」由此得知，三焦負責水分的疏導，因此，三焦方面的疾病常引發水腫或小便不利等症狀。

◆上焦具有宣發功能

上焦包括心臟與肺臟，氣、血及津液都會被宣發，並且傳布至全身。

◆中焦具有消化功能

中焦包括脾臟與胃，人體攝取的食物與營養等，會被脾胃所分解消化。

◆下焦具有排泄功能

下焦包括肝臟、膽、腎臟、膀胱、大腸與小腸，負責清理並區分體內清（營養成分）與濁（廢物）的部分，同時將身體的廢物排出體外。

御醫養生帖

何謂網球肘？

網球肘又稱為投手肘。網球肘在醫學上稱為「肱骨外上髁炎」，症狀大多是肘關節外側附近有壓痛感，並且延伸至前臂、手腕或上臂，導致無法提重物，甚至連端水、提筆都會引起疼痛。

外邪侵犯手少陽三焦經所生病變

手少陽三焦經直通面部，所以此經的症狀多表現在頭部和臉部，而三焦經的症狀多與情緒有關，且好發於脾氣暴躁之人。此外，趁早打通此經，還能預防更年期綜合症。

當外邪侵犯手少陽三焦經時，可能出現耳聾、耳鳴、水腫、腹脹、小便不利、盜汗等症狀，還可能引發外眼角、面頰疼痛，耳後、肩、上臂、前臂、手肘等部位外緣處都可能發生疼痛症狀，無名指也無法靈活運動。

一般來說，三焦經主「氣」，也就是頭面上的熱氣，如面皰、皮膚炎、口乾舌燥、耳聾、眼部疾病、偏頭痛等症狀都與三焦有關，故與「氣」相關的疾病或者與上肢相關的疾病，都可以藉由按壓三焦經上的穴位緩解症狀，例如：因長時間上網而引發的**網球肘**，經由按壓手少陽三焦經上的外關穴，能夠獲得改善。

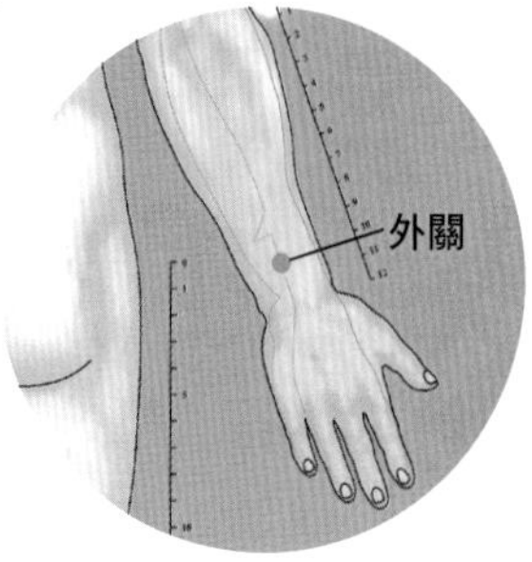

外關穴

◆穴位按摩

★外關穴

外關穴在手腕外側橫紋上約三橫指距離，位於兩骨之間，若是因氣鬱所造成的頭痛、氣上衝而導致的噁心、嘔吐等症狀，氣不通所造成的耳聾、耳鳴等症狀，皆可藉由按壓此穴獲得改善。另外，與上肢相關的疾病也可以按摩此穴，像是手部扭傷、手麻、關節炎、網球肘等。

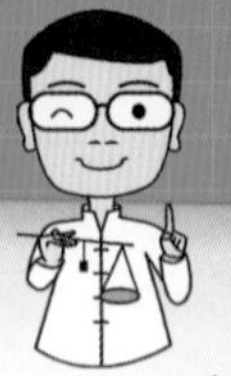

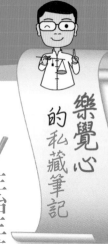

樂覺心的私藏筆記

主治三焦部位病症的手少陽三焦經

❶三焦的經脈稱為手少陽三焦經，起自於無名指指尖，上行至小拇指與無名指中間後，沿手背上腕部出前臂外側兩骨中間，穿過手肘後，朝著上臂外側到達肩膀，出足少陽膽經後入缺盆，行於膻中，與心包相連，接著依次連接上、中、下焦。

❷三焦被認為是營養及水分的運送通道。《黃帝內經》說：「三焦者，決瀆之官，水道出焉。」可以得知三焦負責水分的疏導，因此，三焦方面的疾病經常引發水腫或小便不利等症狀。

❸當外邪侵犯手少陽三焦經時，可能出現耳聾、耳鳴、水腫、腹脹、小便不利、盜汗等症狀，還可能引發外眼角、面頰疼痛，耳後、肩、上臂、前臂、手肘等部位外緣處，都有可能出現疼痛症狀，甚至無法靈活運用無名指。

❹三焦經主「氣」，也就是頭面上的熱氣，如面皰、皮膚炎、口乾舌燥、耳聾、眼部疾病、偏頭痛等症狀都與三焦有關，故與「氣」相關的疾病或者與上肢相關的疾病，都可以按壓三焦經上的穴位。

❺由於長時間上網而引發的網球肘，可以透過按壓手少陽三焦經上的外關穴來獲得改善。

Chapter 6
第十二節 足少陽膽經的病變與治療

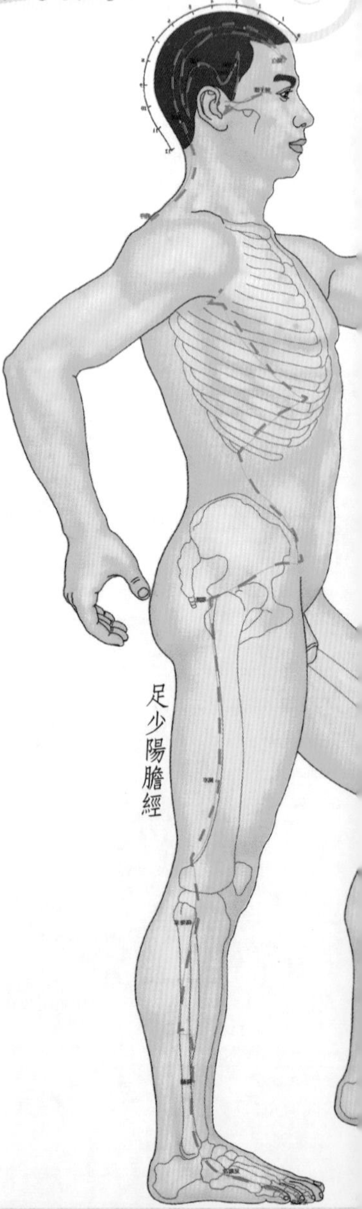

膽的經脈稱為足少陽膽經，起自於外眼角，上行至額角處，再向下轉至耳後，沿頸部行於手少陽三焦經前，到達肩上，再交叉行至手少陽三焦經後，入於缺盆。

足少陽膽經的其他支脈

足少陽膽經另有四條支脈：一條支脈從耳後進入耳中，再行至耳前方到外眼角後方。

另一支脈從外眼角處分出，下行至大迎穴，然後會合於手少陽三焦經至眼眶下方，下行經頰車，在頸部與本經前入缺盆之脈相會合，再進入胸中，穿過橫膈膜與互為表裡的肝臟相連結，再沿著脅內下行經小腹兩側氣街，橫行進入環跳穴。

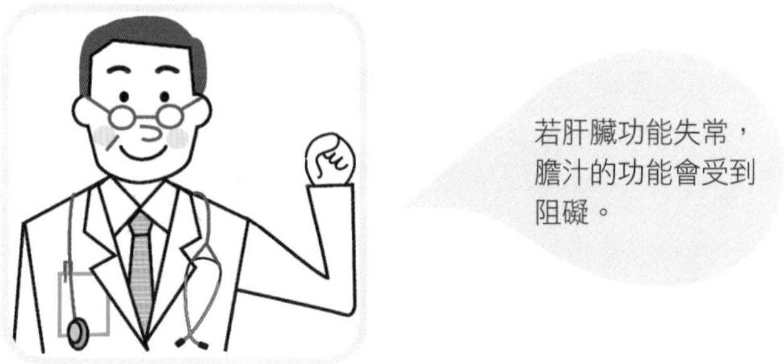

第三條則為直行的經脈，主要從缺盆下行至腋部，與前一支脈會合於環跳穴，再沿著大腿外側到達膝外側，經過腓骨前方至外踝上方腓骨的末端凹陷處，再向下出外踝前方，接著沿足背進入第四趾外側端。

而最後一條支脈則是從足背分出，沿第一、第二蹠骨間行至足大趾末端，再返回穿過趾甲，出大敦穴，與足厥陰肝經相接。

膽的特性

◆負責貯存和分泌膽汁

透過肝的疏洩，膽汁能注入小腸，幫助食物的消化與吸收。

◆與肝功能狀況好壞密切相關

若是肝的疏洩功能正常，膽汁便充足，脾胃功能也會比較健康與順暢；反之，若肝臟功能失常，膽汁的分泌與排泄功能便會受到阻礙，進而影響消化功能。此外，膽的疾病也經常引發黃疸的症狀如目黃、皮膚黃等，這些症狀正是膽汁外溢肌膚所致。

◆膽主決斷

中醫認為膽主決斷，與勇氣有關，因此，某些與神志相關的症狀，如膽怯、易受驚嚇等，可能與膽功能失常有關。

外邪侵犯足少陽膽經所生病變

當外邪侵犯足少陽膽經時，可能出現口苦、胸脅痛、心情鬱悶等症狀，嚴重時，患者的面色看似灰暗而無光澤，皮膚枯槁，其他症狀還包括頭痛、頷部與外眼角疼痛、缺盆腫痛、腋下腫脹、盜汗、畏寒、瘧疾及關節疼痛等，有時會出現足部第四趾無法活動的情況。

◆治療方式

若患者本身為氣有餘的實證，在本經經脈運行所經過的部位上會出現發熱、腫等症狀；本經經氣不足時，會出現發冷、顫抖等症狀。若病症屬實就用瀉法，屬虛則用補法；屬熱性用速刺法，屬寒性用留針法；脈虛陷則用灸法。

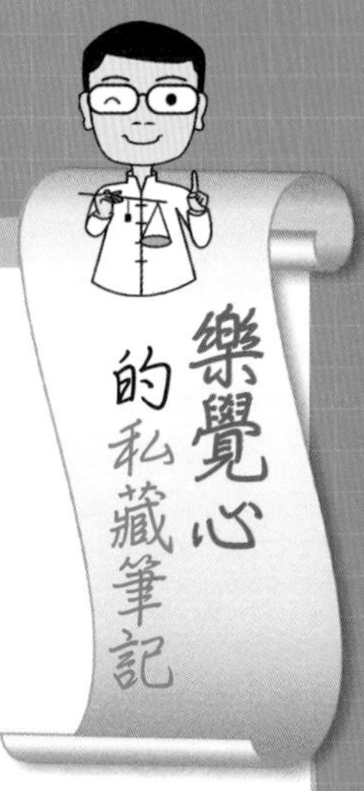

主治膽病症的足少陽膽經

❶ 膽的經脈稱為足少陽膽經，起自於外眼角，上行至額角處，再向下轉至耳後，沿頸部行於手少陽三焦經前，到達肩上，再交叉行至手少陽三焦經後，入於缺盆。

❷ 當外邪侵犯足少陽膽經時，可能出現口苦、胸脅痛、心情鬱悶等症狀，嚴重時，患者的面色看似灰暗而無光澤，皮膚枯槁，其他症狀還包括頭痛、頷部與外眼角疼痛、缺盆腫痛、腋下腫脹、盜汗、畏寒、瘧疾及關節疼痛等，有時會有足部第四趾無法活動的狀況產生。

❸ 膽主決斷，與勇氣有關，因此，某些與神志相關的症狀，如膽怯、易受驚嚇等，可能與膽功能失常有關。

Chapter 6

第十三節 足厥陰肝經的病變與治療

肝的經脈稱為足厥陰肝經，起自於足大趾二節間的邊緣，沿著足背上行至內踝前約一寸，再至踝上約八寸，出於足太陰脾經後，上行沿膕內緣沿大腿內側入陰廉穴，左右交叉，抵達腹部，挾行於胃的兩旁，與互為表裡的膽相連結，向上穿過橫膈膜，再沿著喉嚨後繞至喉嚨上竅，出額部，與督脈相交於頭頂百會。

另有一條支脈從眼球聯絡於腦部脈絡處，向下行至頰部內，環繞嘴脣內側。另外又有一支脈從肝臟穿過橫膈膜入於肺，與手太陰肺經相接。

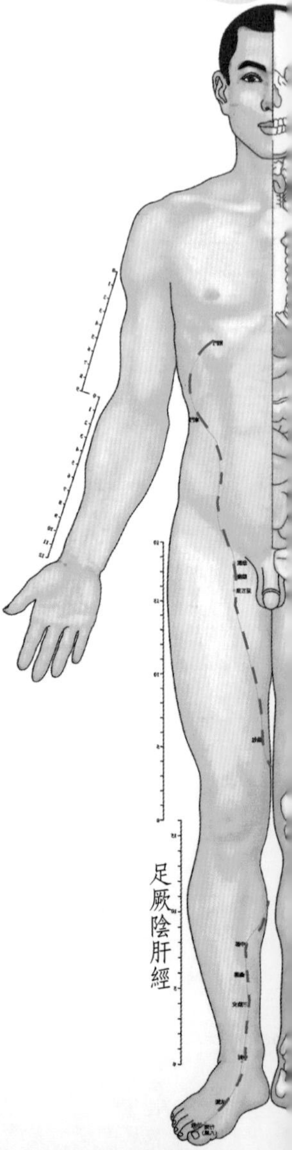

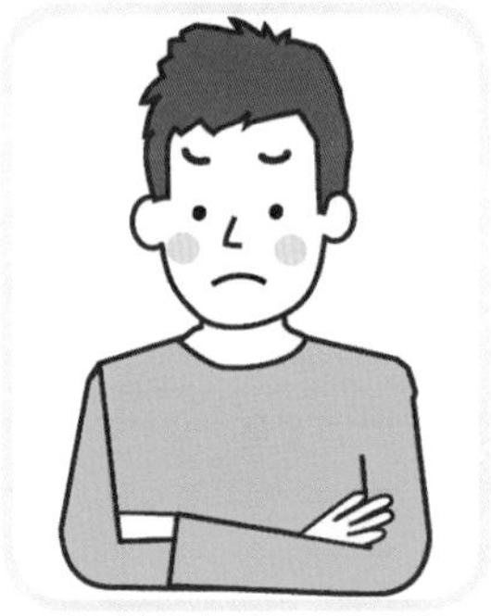

肝臟的特性

◆肝主生發

肝主升生之氣，五行屬木，通於春氣。由於肝氣主生發，因此與肝臟有關的病變多以升洩太過為多，以肝陽上亢、肝氣上逆等病理變化較為常見。

◆肝為剛臟

意思是指肝氣主升與主動，具有剛強、急躁的生理特性，五行屬木，木性曲直，肝氣具有通達、伸展、舒暢之特性；肝還有疏洩的功能，性喜通達而惡抑鬱。

外邪侵犯足厥陰肝經所生病變

當外邪侵犯足厥陰肝經時，可能會出現腰部疼痛，前後俯仰皆不良於行的狀況，男子還可能罹患疝病，女子則是小腹腫脹，若病情嚴重，會出現喉嚨乾燥，面部暗無光澤等症狀。此外，還可能有胸悶、嘔吐、腹瀉、消化不良、疝氣、遺尿或小便不利等症狀。

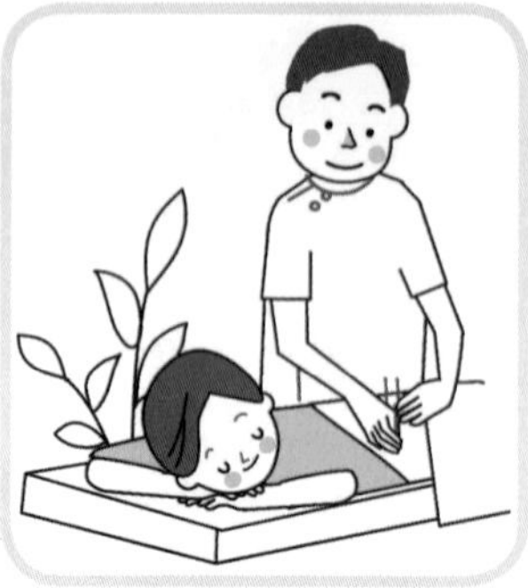

肝病患者多有肝氣太過的病理變化，如肝氣上逆、肝火上炎、肝陽上亢和肝風內動等，表現於外的症狀包括眩暈、面赤、煩躁易怒、筋脈拘攣、抽搐等症狀，反映出肝氣的剛強與急躁特性。另外，肝氣主左升，肺氣主右降，若是肝氣升動太過，肺氣肅降不及，就會出現肝火犯肺的病理變化。

◆治療方式

若患者本身為氣有餘的實證，在本經經脈運行所經過的部位上會出現發熱、腫等症狀；本經經氣不足時，會出現發冷、顫抖等症狀。若病症屬實就用瀉法，屬虛則用補法；屬熱性用速刺法，屬寒性用留針法；脈虛陷則用灸法。

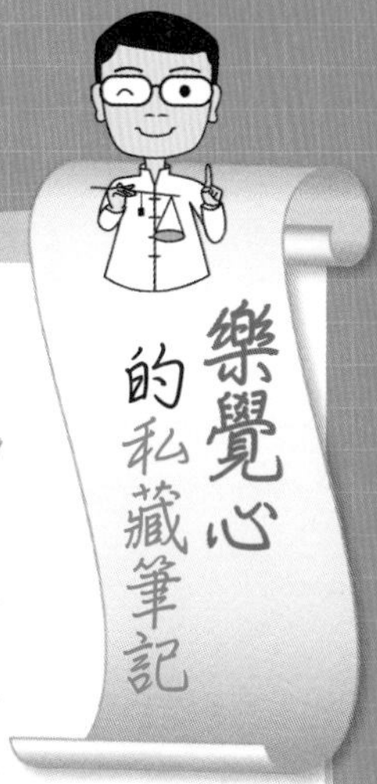

主治膽病症的足厥陰肝經

❶當外邪侵犯足厥陰肝經時，可能會出現腰部疼痛，前後俯仰皆不良於行的狀況，男子還可能罹患疝氣，女子則出現小腹腫脹等症狀，若病情沒有改善，可能導致喉嚨乾燥，面部暗無光澤。此外，還可能有胸悶、嘔吐、腹瀉、消化不良、疝氣、遺尿或小便不利等症狀。

❷肝病患者多有肝氣太過的病理變化，如肝氣上逆、肝火上炎和肝風內動等表現於外的症狀，包括暈眩、面赤、煩躁易怒、筋脈拘攣、抽搐等症狀，反映了肝氣的剛強與急躁特性。

❸肝氣主左升，肺氣主右降，若肝氣升動太過，肺氣肅降不及，就會出現肝火犯肺的病理變化。

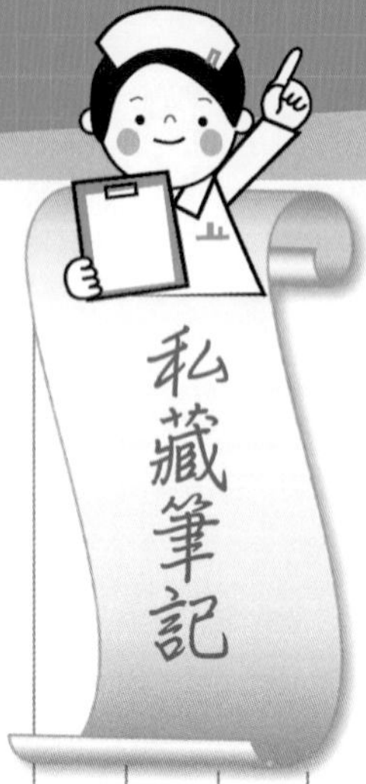
私藏筆記

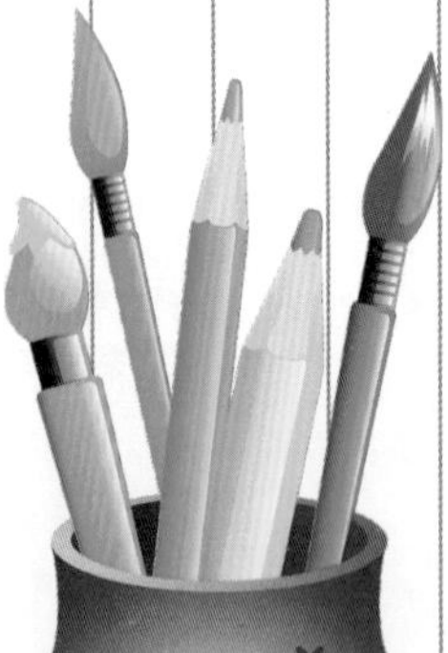

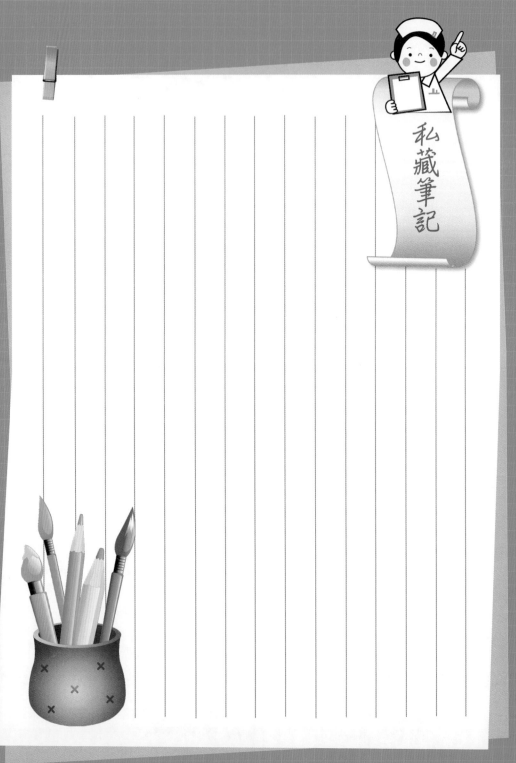

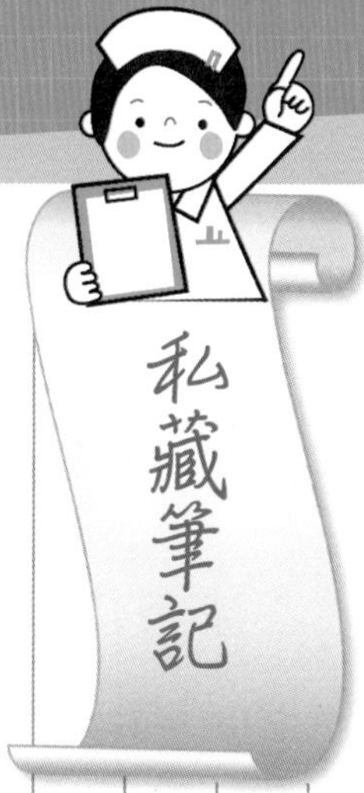
私藏筆記

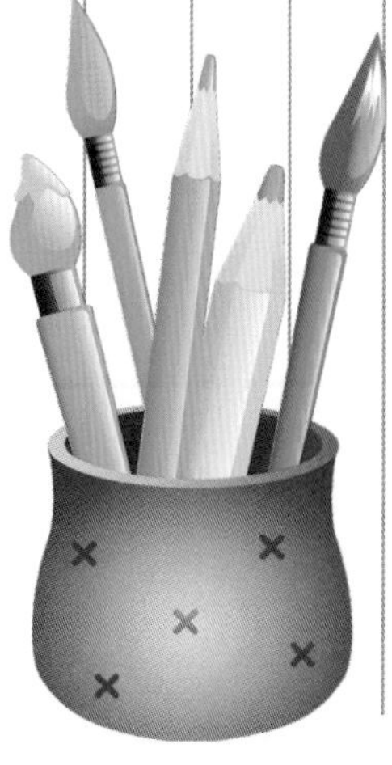

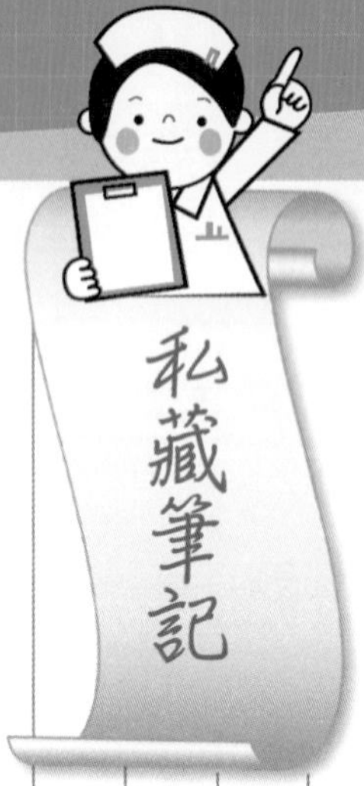
私藏筆記

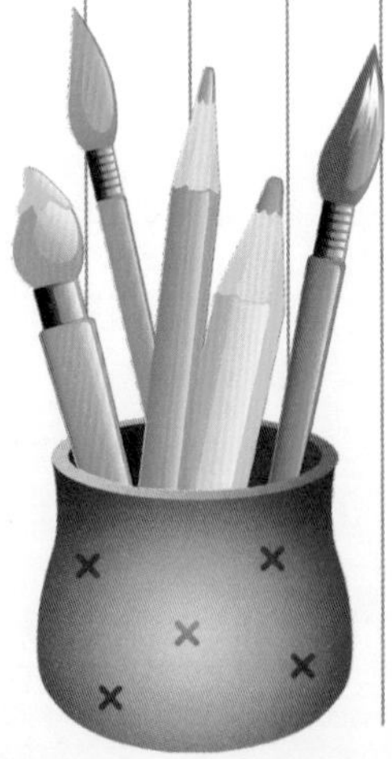

第七章

CHAPTER 7

不老御醫的料理講堂

市面上的藥方多到數不清，但如何調配得更加完善，可是一門絕學功夫。正宗大清藥王傳人——樂覺心，嚴選十四道樂氏宮廷補養漢方，讓你一次網羅流傳至今的精華祕方！

寧神蛤蜊雞湯

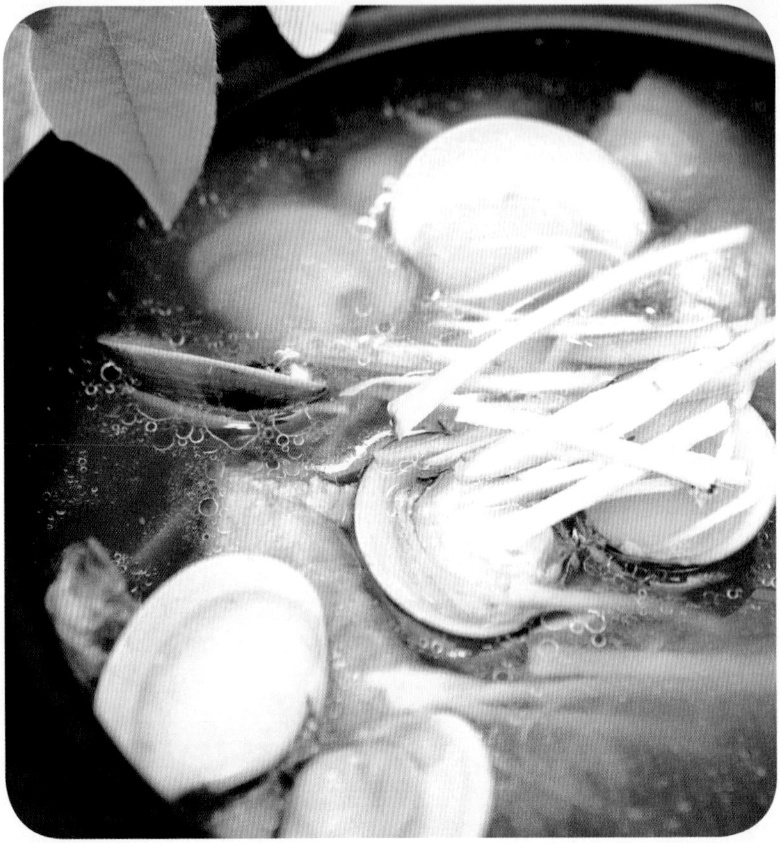

份量
3人份

藥材

茯神15克、酸棗仁（打碎）15克、玉竹15克、蓮子10顆、當歸5克、黃耆5克。

茯神

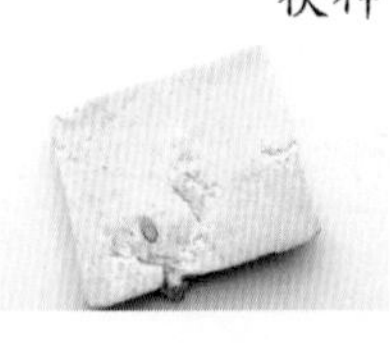

酸棗仁

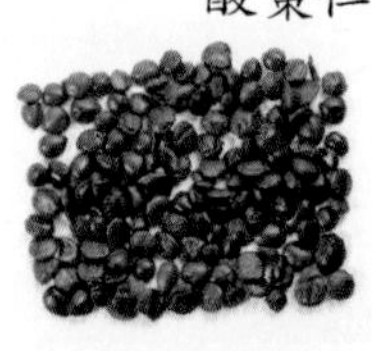

玉竹

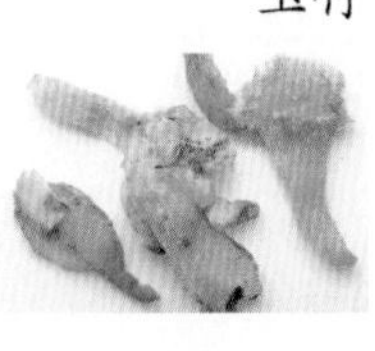

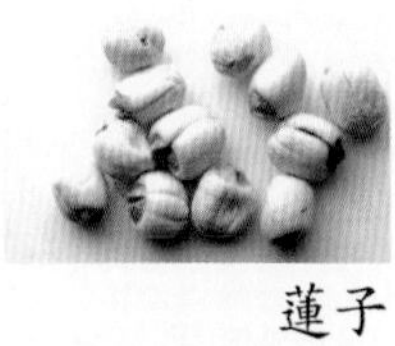

蓮子

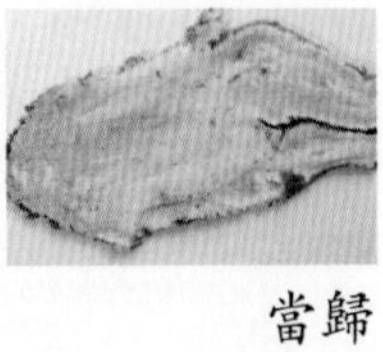

當歸

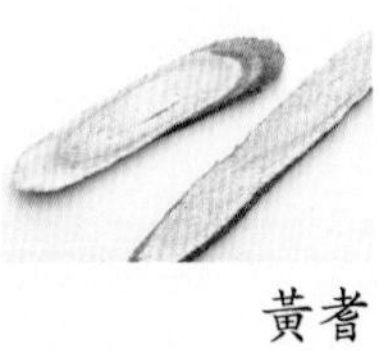

黃耆

食材

雞半隻、鮮蛤蜊半斤、薑絲半碗、米酒與鹽適量。

做法

1 將雞切塊，洗淨後汆燙備用；鮮蛤蜊置於清水中，使其吐沙乾淨，蓮子泡水三十分鐘備用。

2 將全部藥材洗淨後，與雞塊一起放入鍋中，倒入約三千毫升的清水，以大火煮滾後，轉小火燜煮約兩小時。

3 接下來，加入鮮蛤蜊、薑絲、鹽及灑一點米酒調味，轉大火煮熟即可食用。

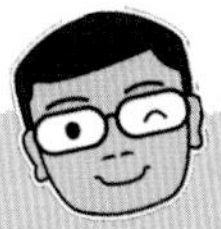

御醫絕學

當歸的補血功能強，所以常與黃耆搭配以改善血虛體弱；蓮子可退心火，並能安心養神，故針對容易焦慮緊張、失眠者大有助益；酸棗仁是安心養神的首選藥材，具有鎮定效果，本藥膳具備了潤肺養肺、生津安神、滋陰除悶的作用。一般人、免疫力不佳者尤為適用，不過，感冒的人不可以食用。

鮑魚肉片粥

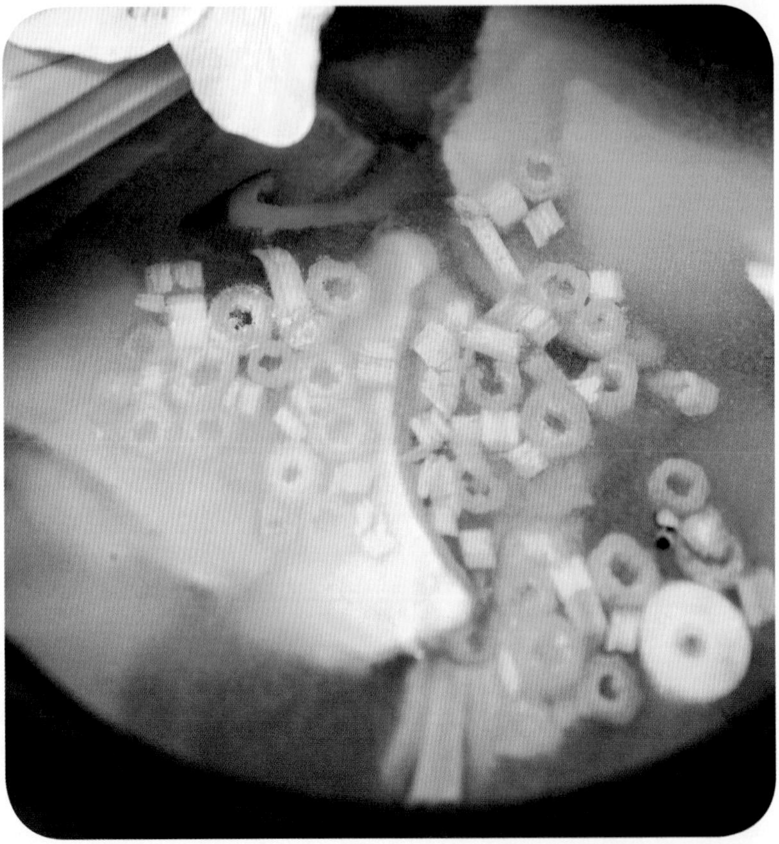

藥材

人參5克（體質較燥熱者，可改參鬚）、丹參5克、遠志（炮製）6克、茯神10克、枸杞6克、當歸5克。

份量
3人份

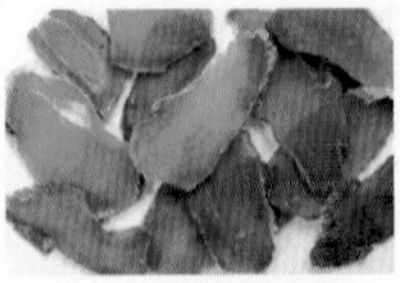
人参

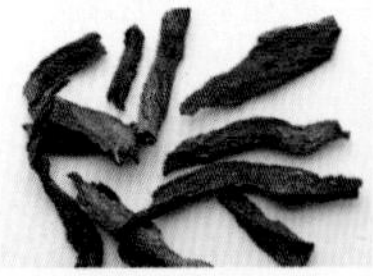
丹参

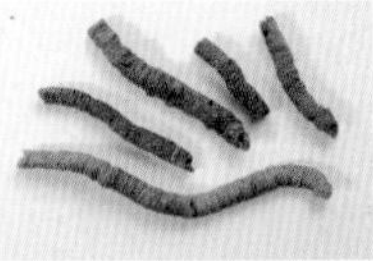
遠志

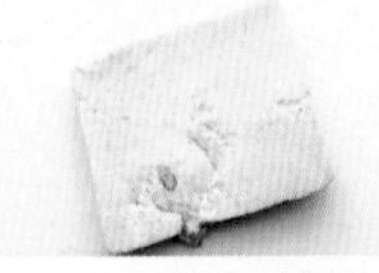
茯神

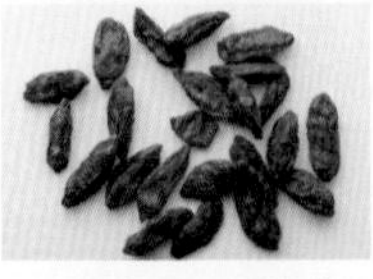
枸杞

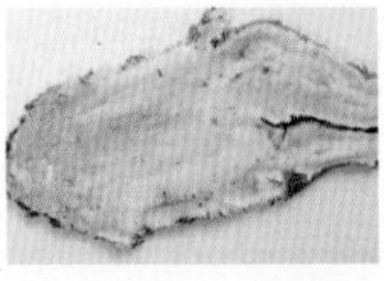
當歸

食材

鮑魚罐頭一罐、瘦肉兩百克、香菇兩朵、芹菜少許、糙米一百克、鹽與米酒適量。

做法

1 瘦肉切薄片；香菇洗淨，泡軟切絲、芹菜洗淨切丁備用。

2 將全部藥材洗淨後，與瘦肉、香菇、糙米放入鍋中，倒三千毫升的清水，以大火煮滾後，轉小火燜煮約兩小時。

3 加入鮑魚，轉大火煮熟，放入適量的鹽、芹菜及灑一點米酒調味稍煮即可食用。

御醫絕學

人參是中藥裡的藥王，能夠調整膽固醇，增強免疫力，還具有強身及治百病的功效。但若是體質偏向燥熱者，可使用性平的參鬚，具有益氣、生津的效果。而遠志可益智安神，改善多夢失眠、咳痰不爽等症狀。本藥膳不僅可以補元氣、安神定志、增強免疫力，還具有抗衰老作用。此外，食用粥最好的時間為早、晚餐，亦可作為點心食用。

蓯蓉香菇雞絲粥

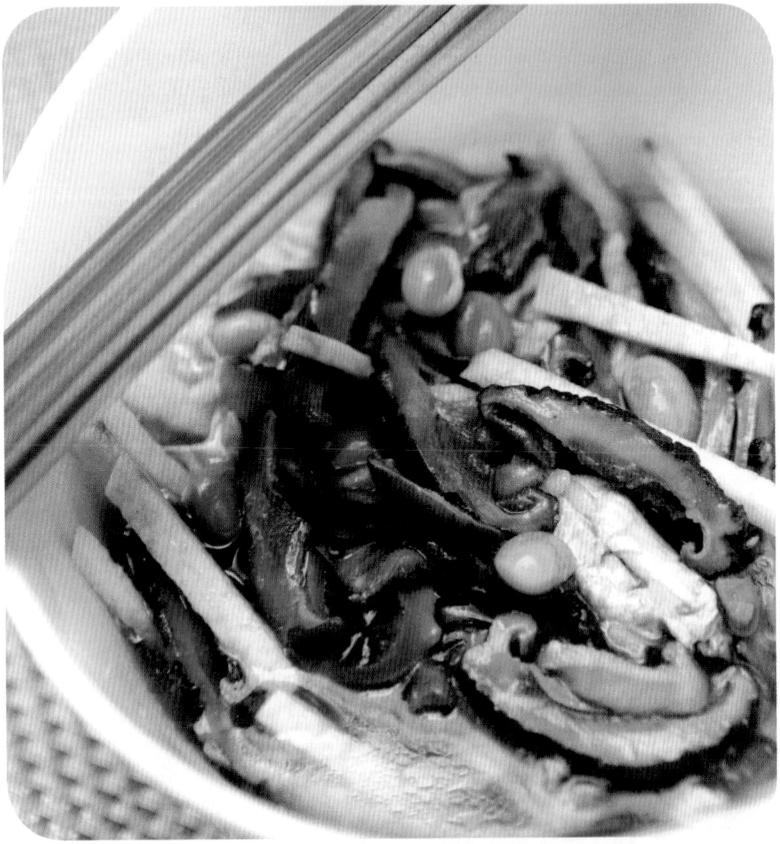

藥材 肉蓯蓉6克、茯苓8克、巴戟天10克、菟絲子10克、白朮6克、玉竹10克。

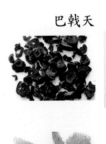

份量 3人份

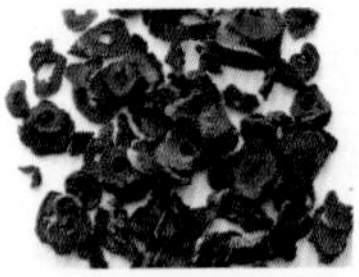
巴戟天

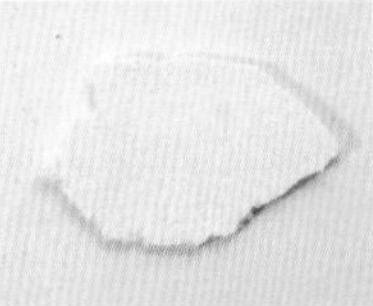
茯苓

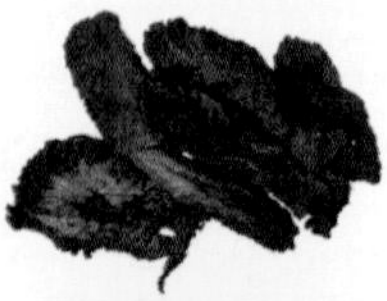
肉蓯蓉

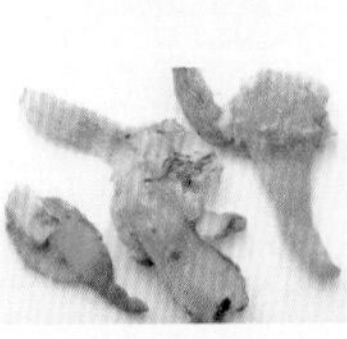
玉竹

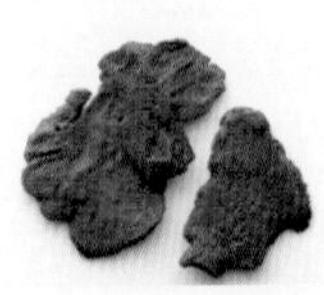
白朮

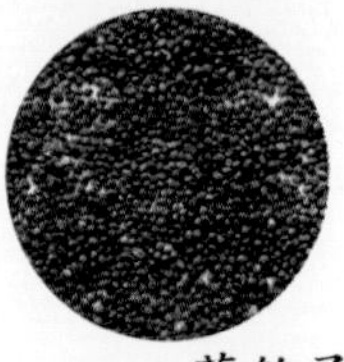
菟絲子

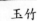

食材

白米一杯、新鮮山藥絲一小碗、雞肉絲一碗、乾香菇絲半碗、毛豆兩湯匙、蠔油一湯匙、油兩湯匙、鹽適量、麻油少許、黑胡椒粉少許。

做法

1 將全部藥材洗淨裝入紗布袋中。在鍋中倒入約六百五十毫升的冷水，煮沸後，轉小火熬煮約四十五分鐘，去渣取藥汁。

2 將藥汁與白米、新鮮山藥絲、雞肉絲一起熬煮，並加入適量的鹽。

3 接著，毛豆洗淨，去除外層薄膜，並以滾水燙熟，撈出備用。乾香菇絲則先泡水至完全發透後備用。

4 另起炒鍋，放兩湯匙的油於炒鍋內爆香香菇絲，加入蠔油及適量香菇水。

5 接下來，轉小火煮滾一分鐘後熄火，放麻油及黑胡椒粉，再加入毛豆後，配料即完成。

6 將步驟二煮好的山藥肉絲粥盛出放在碗中，再加入步驟五的配料即可。

御醫絕學

肉蓯蓉與雞肉都有補氣效果，搭配巴戟天、菟絲子可增智益精，對於腎虛者有補養功效，而玉竹有美顏抗老的效果，可保養皮膚。故本品具有補中益氣、益腎精，養陰潤肺的效用。此外，感冒者與兒童不可食用。

韭菜海參羹

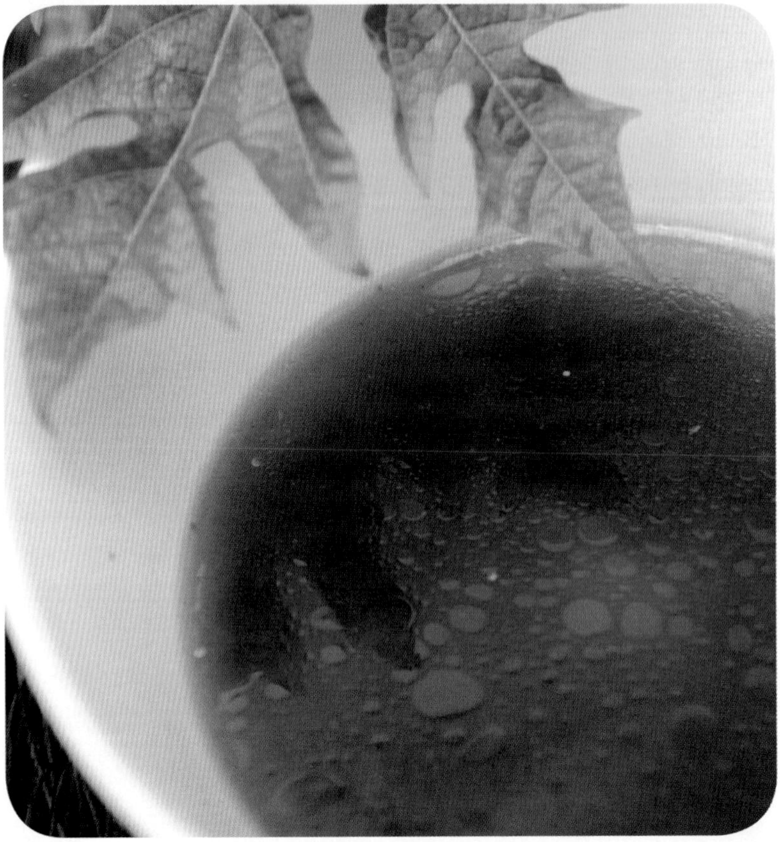

藥材

淫羊藿15克、何首烏10克、人參4克、枸杞10克、白芍10克。

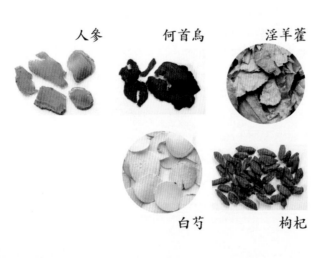

人參

何首烏

淫羊藿

白芍

枸杞

份量
3人份

食材

韭菜適量、海參一至二條（適量即可）、鵪鶉蛋八至十顆、紅蘿蔔片少許、小玉米少許、太白粉、醬油及鹽適量。

做法

1 韭菜洗淨切段；海參用水泡開後，洗淨切塊。

2 將全部藥材洗淨，除了人參、枸杞外，其餘藥材裝入紗布袋中。接著，將人參、枸杞與藥袋，以及海參、鵪鶉蛋放入鍋中，加適量醬油全部藥材及五百毫升的冷水，以大火煮滾後，轉小火燜煮約四十五分鐘。

3 待熬煮好後，放入韭菜及其他食材，加適量的鹽與調味料，煮約三分鐘後，淋上太白粉水煮開，熄火即可。

御醫絕學

本藥膳具有補中益氣、益腎精、養陰潤肺的功效。而韭菜為現今的「威而鋼」，因其具有溫補肝腎、助陽固精的作用，古人甚至稱其為「起陽藥」，可見其壯陽功效。淫羊藿同樣也屬於補陽藥，可補肝溫腎，且有益氣強志等功效，還能增強性腺功能，兩者共同搭配，效果更為顯著。值得注意的是，感冒者、兒童不宜食用。

杜仲腰花湯

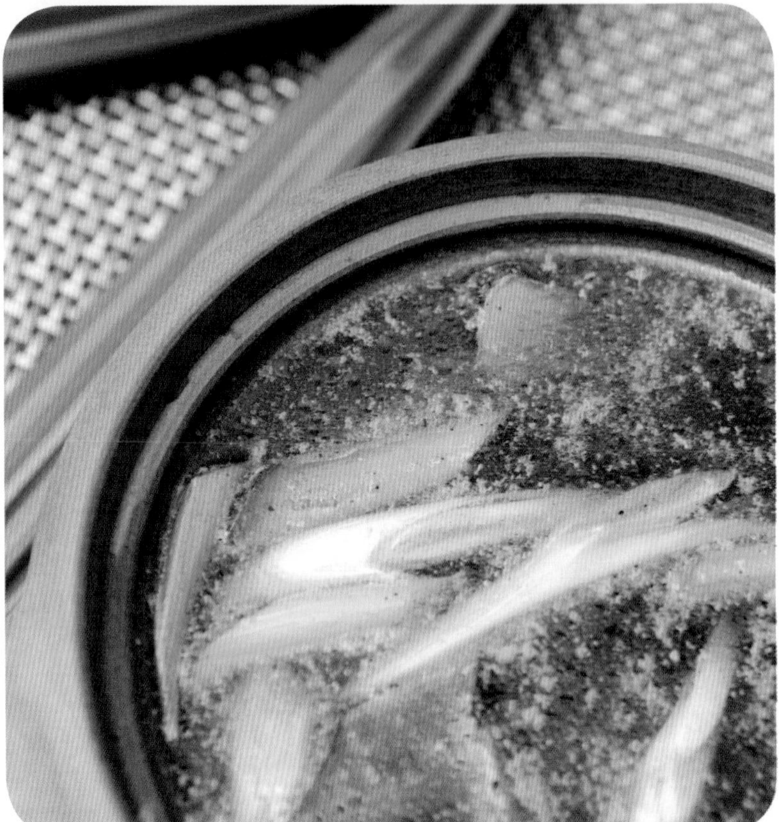

藥材 杜仲30克、黃精10克、菟絲子10克、補骨脂10克、枸杞6克、黃耆4克、黑棗6個。

份量 3人份

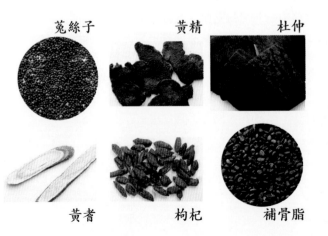

菟絲子

黃精

杜仲

黃耆

枸杞

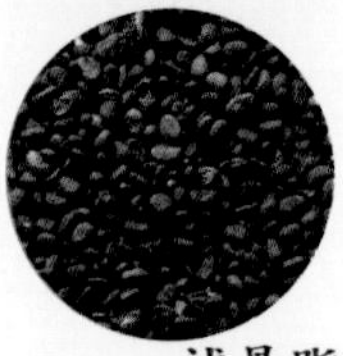

補骨脂

食材

豬腰一對、蔥、薑適量。

做法

1. 將全部藥材洗淨，除了杜仲外，將其餘藥材裝入紗布袋中。在鍋裡加水約一千兩百毫升，放入藥袋與杜仲，以大火煮滾後，轉小火燉煮約一小時，去渣取藥汁備用。
2. 豬腰剖開清理、洗淨，切成腰花；蔥切段、薑切片備用。另起炒鍋，倒入適量油，待油熱後，放入蔥段、薑片爆香，接著加入腰花快炒。最後，倒入熬好的藥汁及青蔥稍煮，加適量鹽即可。

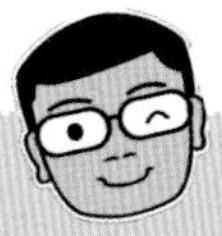

御醫絕學

豬腰具有補腎、強腰、益氣、止消渴的作用，可改善腎虛腰痛、水腫、耳聾等症，而藥材中的杜仲、補骨脂有補肝腎的作用，故本品能補中益氣、益腎精、強筋骨、抵抗衰老，以促進肌膚新陳代謝等功效。此外，感冒者與兒童不宜食用，而血脂偏高、高膽固醇者應忌食。

黑棗

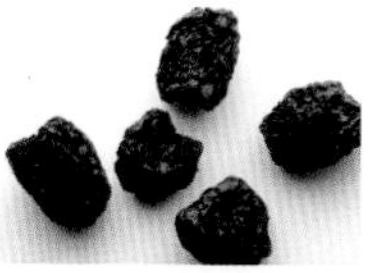

茯苓安眠茶

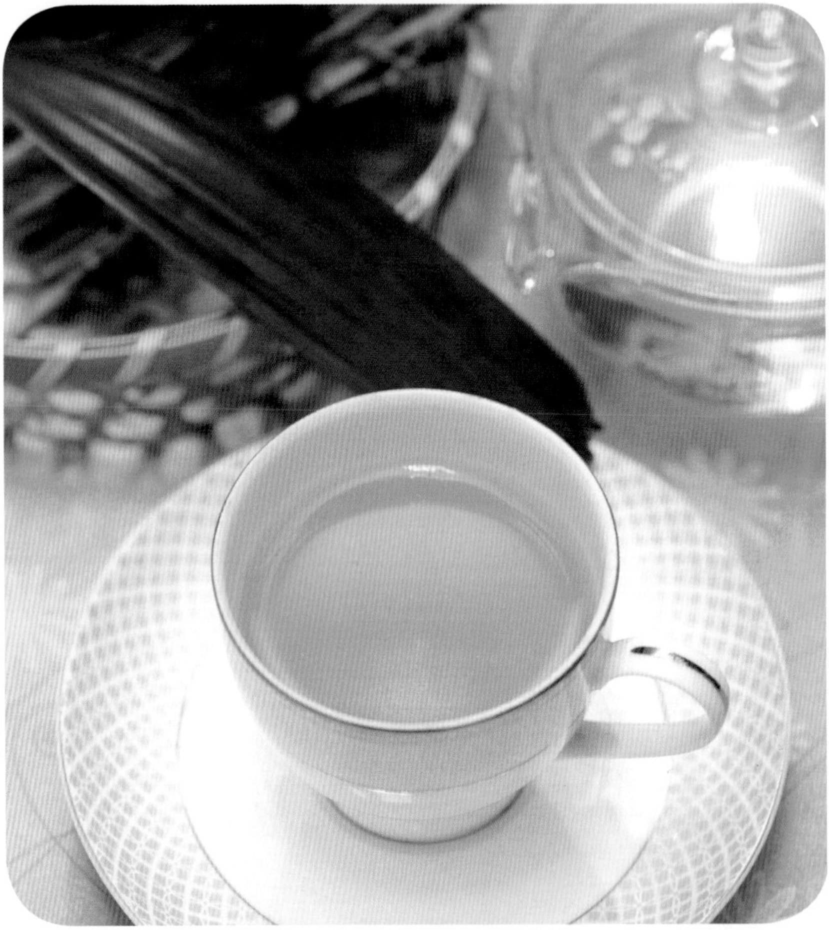

份量
1包份

食療祕訣

遠志的功效較偏向於安定心神，但遠志生用會刺激咽喉，故多外用；唯炮製過後的遠志，能消除刺喉的不適，故以內服居多。而炙甘草可補脾和胃，益氣複脈。對於胃寒氣弱、血虧陰虛者皆適用。

藥材

茯苓3克、薄荷1克、白芷2克、丹參2克、炙甘草1克、遠志（炮製）2克、酸棗仁3克、茉莉花1克、紅棗3顆。

做法

1 請中藥房將茉莉花另外放，並壓碎其餘藥材，裝入紗布袋內。把藥袋與茉莉花一起放入茶壺中。用滾燙的熱開水直接沖泡即可。

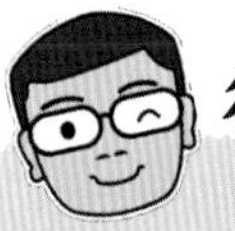

御醫絕學

事實上，清朝慈禧太后最常使用的長壽補益藥材的就是茯苓，不但能夠健脾和胃、寧心安神、保護肝臟，還能增強免疫力。這道茶飲可以疏肝解鬱、寧心安神、祛痰開竅，不過，感冒者不可飲用。

茯苓

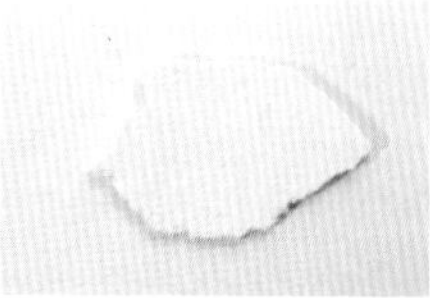

薄荷

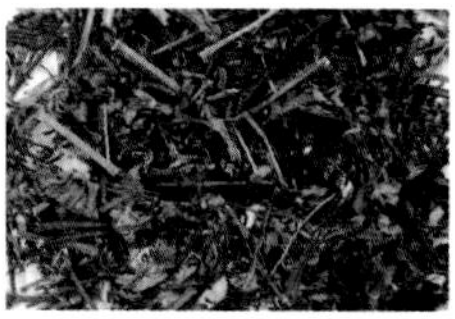

白芷

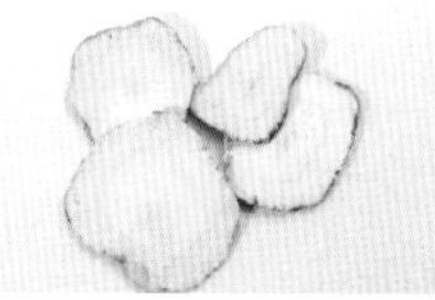

丹參

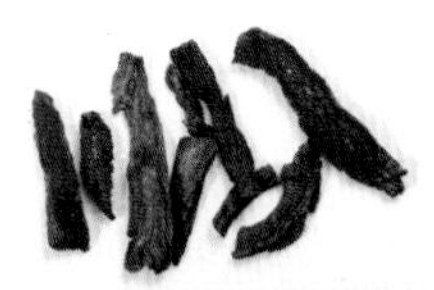

炙甘草

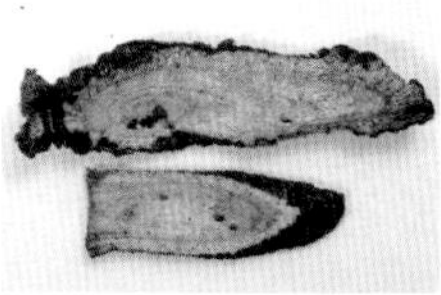

遠志

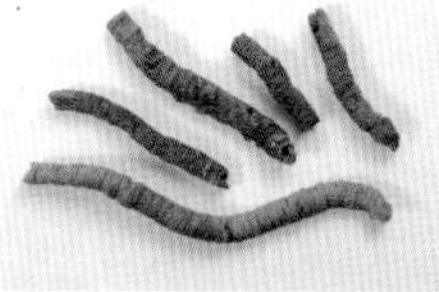

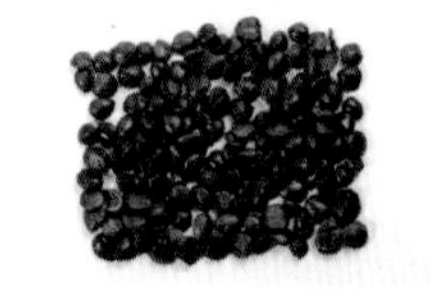

酸棗仁

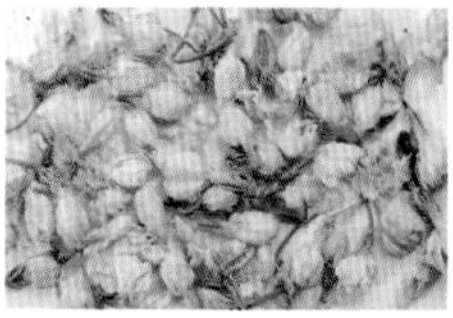

茉莉花

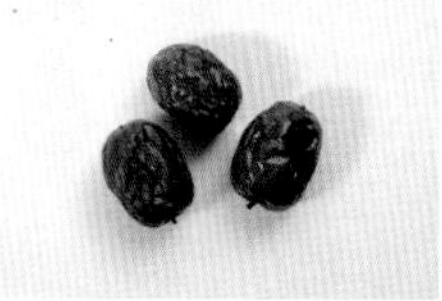

紅棗

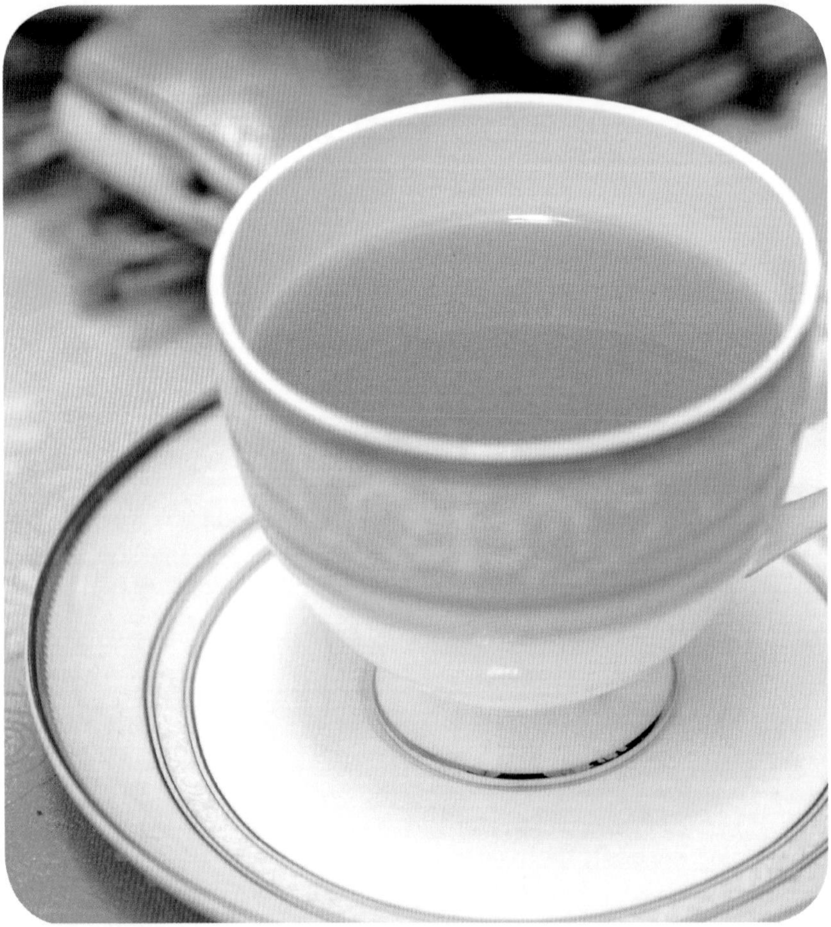

舒壓茶

食療祕訣

東洋參具有補充元氣、安神益智、提神醒腦、增強免疫的功能，適合寒熱體質交錯者服用。而麥門冬為養陰生津的良藥，有潤肺止咳的作用，但肺虛內熱、脾胃虛寒、肝火偏旺者不宜使用。

份量
1包份

藥材

茯神2克、麥門冬（去心）2克、天門冬2克、炙甘草1克、東洋參2克、枸杞3克、菊花2克。

做法

1 請中藥房將菊花另外放，並壓碎其餘藥材，裝入紗布袋內，放入茶壺中，用滾燙的熱開水直接沖泡，燜約二十分鐘，即可飲用。

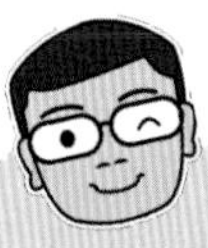

御醫絕學

本茶飲具有補氣滋潤、安神益智、清心安眠的作用。由於現代人壓力龐大，容易出現失眠、記憶力減退、內分泌失調等不適症狀，故本品添加能安眠的茯神、醒腦的東洋參、養肝的枸杞以有效調理臟腑機能，不過，感冒的人不可飲用。

茯神

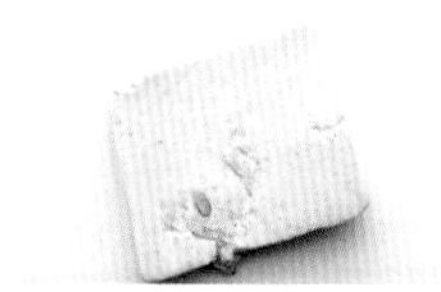

麥門冬

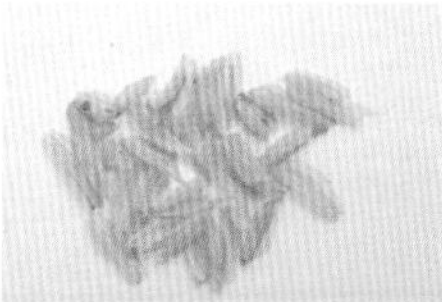

天門冬

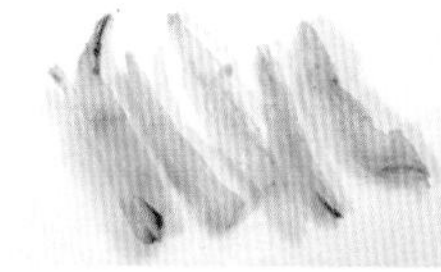

炙甘草

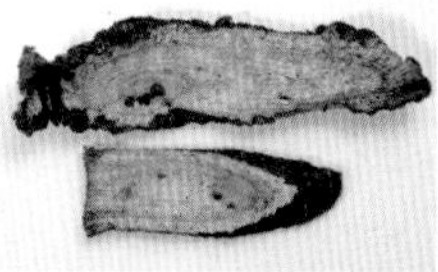

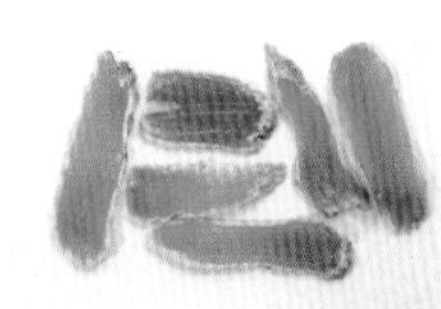

東洋參

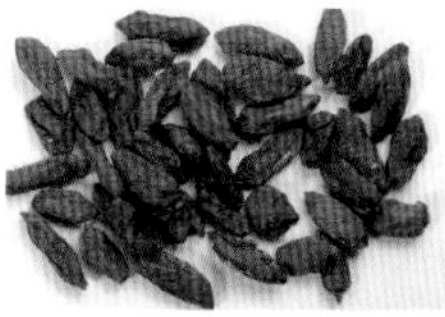

枸杞

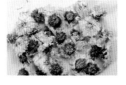

菊花

解鬱茶

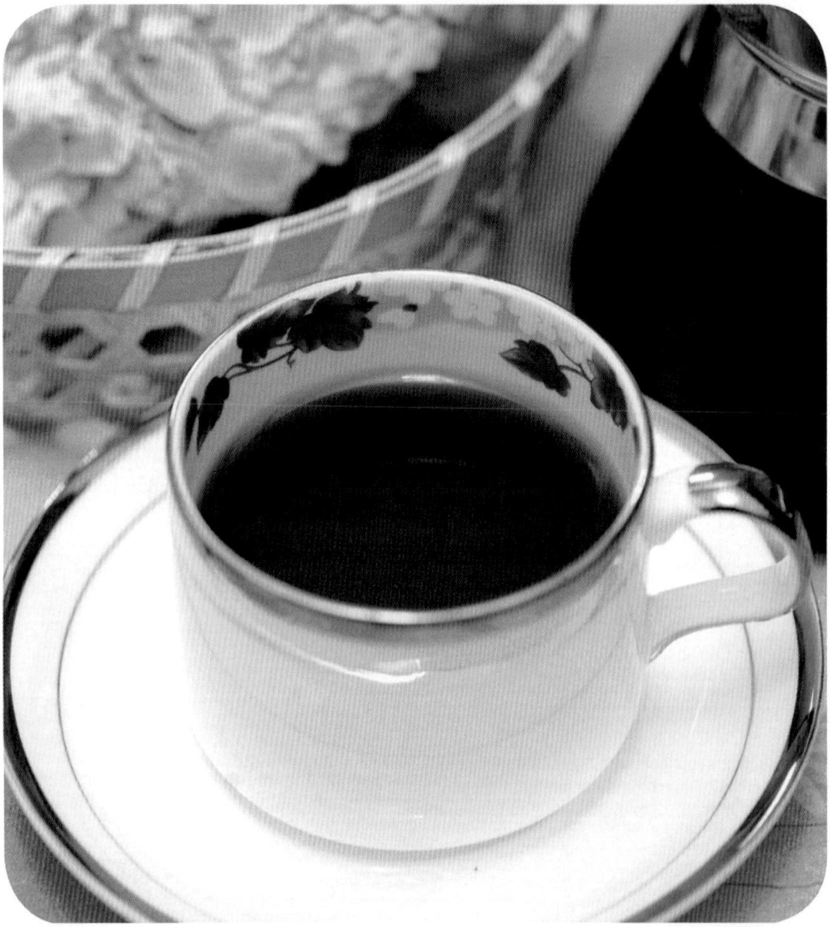

份量
1包份

食療祕訣

浮小麥能益氣，養心除熱，且具有斂汗止汗、退熱除煩的作用，而西洋參可改善氣虛陰虧、內熱、咳喘痰血、虛熱煩倦、消渴、口燥咽乾等不適。此外，桂圓可以益脾健胃，並有烏髮的功能。

藥材

柴胡2克、浮小麥2克、西洋參2克、桂圓3克、紅玫瑰花2克。

做法

1 請中藥房將紅玫瑰花另外放，並壓碎其餘藥材，裝入紗布袋內，與紅玫瑰花一同放入茶壺中。

2 用滾燙的熱開水直接沖泡，燜約二十分鐘，即可飲用。

御醫絕學

情志鬱悶容易出現焦慮煩躁、胸脘悶而不舒，故服用本茶飲具有疏肝解鬱、養心安神、潤澤皮膚的作用。其中，柴胡不僅能解鬱安神，還有調經的功效。而西洋參有補肺養陰、清虛火的作用，能改善氣虛陰虧、內熱、咳喘痰血等不適。此外，紅玫瑰花有收斂止瀉的作用，能改善情緒鬱悶、腸胃不適、痛經等症。不過，感冒的人不可飲用本茶飲。

柴胡

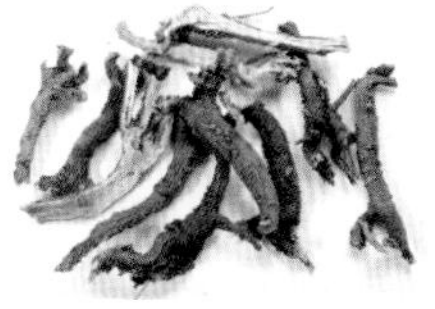

浮小麥

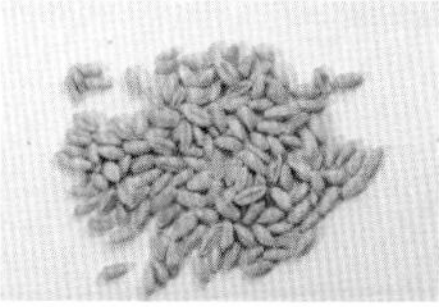

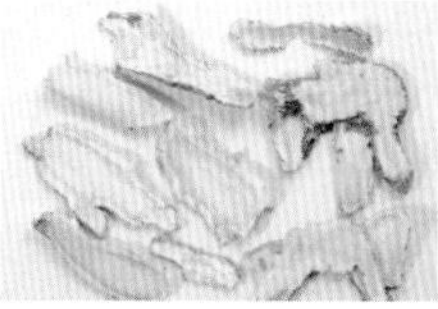

西洋參

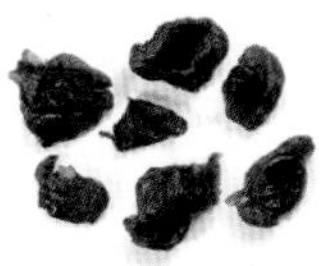

桂圓

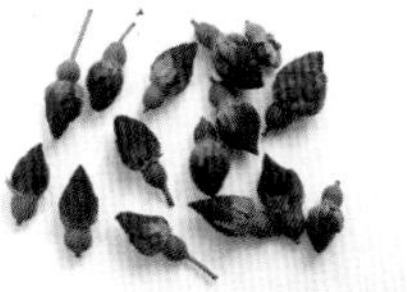

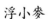

紅玫瑰花

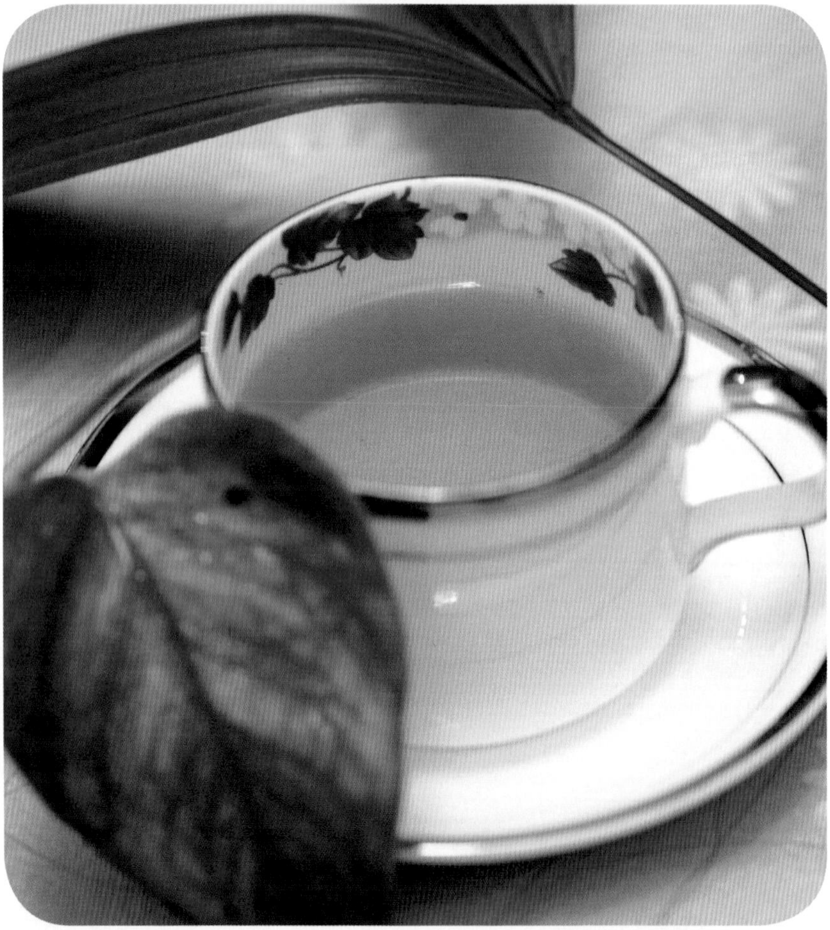

清香平肝茶

食療祕訣

黃精有補中益氣、健脾潤肺、養陰生津、強壯健腦；且有益腎精、強筋骨、抗疲勞、護肝強心、駐顏的功效。而生白芍有補血滋潤、營養筋脈、燥溼利水、消痰止水、保護肝臟的功效。

份量
1包份

藥材

柴胡3克、車前草2克、黃精4克、薄荷2克、紅玫瑰花3克、生白芍3克。

做法

1. 除了紅玫瑰花以外，將其餘中藥材洗淨放入紗布袋中。
2. 接著，倒入四百五十毫升的清水煮沸後，轉小火熬煮二十五分鐘。
3. 熄火，放入紅玫瑰花燜約兩分鐘，去渣即可飲用。

御醫絕學

中醫認為「肝」能夠管理人體氣、血、水的疏洩，有調節氣血，幫助脾胃消化食物、吸收營養，負責人體新陳代謝以及調節情志的作用，故此茶可以補中益氣、疏肝解鬱，並有益腎精、強筋骨等功效，每天皆可飲用，但不宜過量，另外，感冒者、兒童不可飲用。

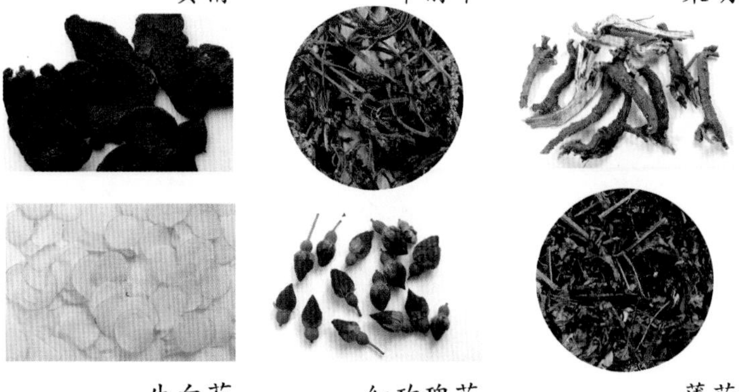

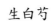

柴胡　車前草　黃精

薄荷　紅玫瑰花　生白芍

補氣活力茶

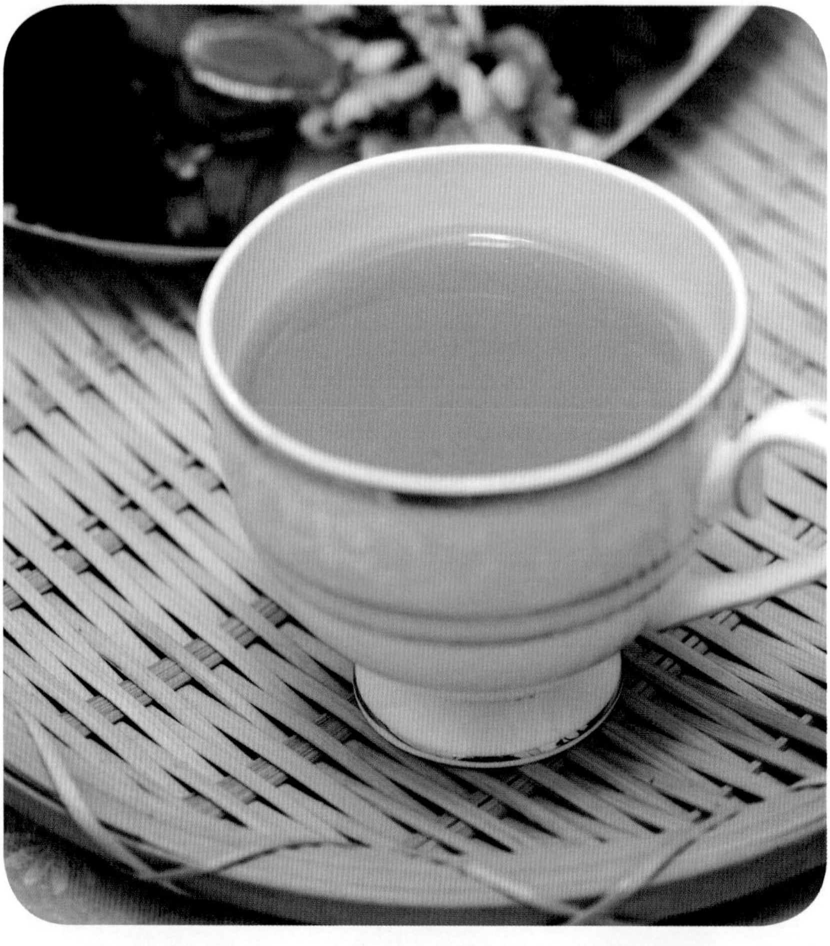

份量
1包份

食療祕訣

人參可以大補元氣，補肺益脾，安神定志，抗疲勞與衰老，可改善勞傷虛損、食少倦怠、反胃吐食等不適。而枸杞有補腎益精、養肝明目、潤肺止咳的功效；並能輕微抑制脂肪在肝細胞內沉積，有促進肝細胞新生的作用。

藥材

人參3克、當歸3克、菟絲子3克、玉竹5克、枸杞5克、黃耆3克。

做法

1 將中藥材洗淨放入紗布袋中。

2 將藥袋放入壺中，倒入四百五十毫升的清水煮沸。

3 接著，轉小火熬煮二十五分鐘，去渣即可飲用。

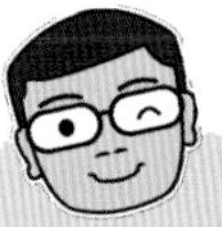

御醫絕學

人參和黃耆皆能補氣，但有所區別，人參可生津與安神，為黃耆所不具備；而黃耆補氣不及人參，但卻偏於走表，有升陽固表的作用。故此茶搭配兩者，有補中益氣、養陰潤肺、疏肝解鬱，以及益腎精的功效，此飲品每天皆可飲用，但不宜過量，另外，感冒者、兒童不可飲用。

人參

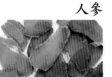

當歸

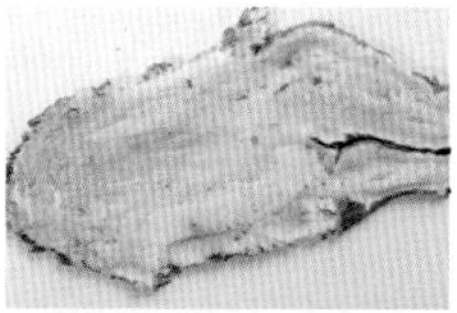

菟絲子

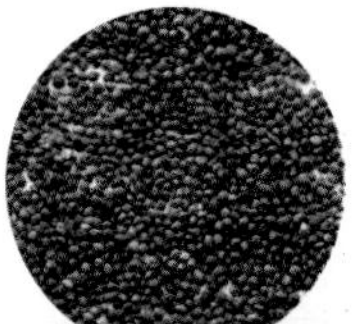

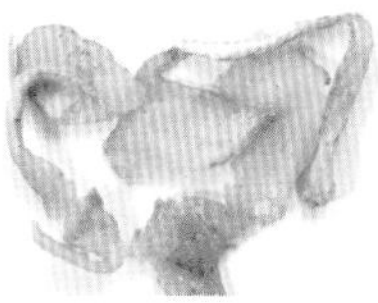

玉竹

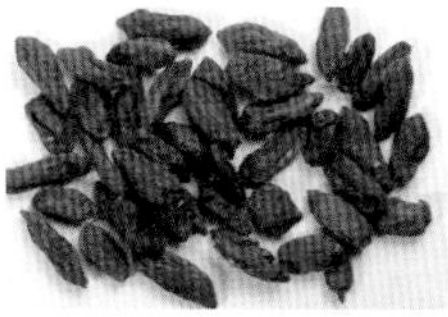

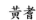

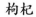

枸杞

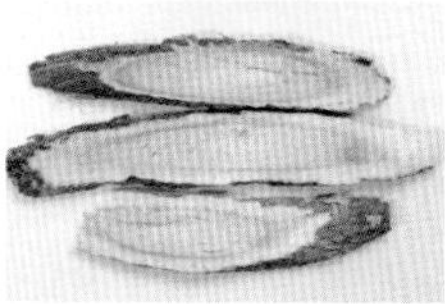

黃耆

紅棗蓮子麥片粥

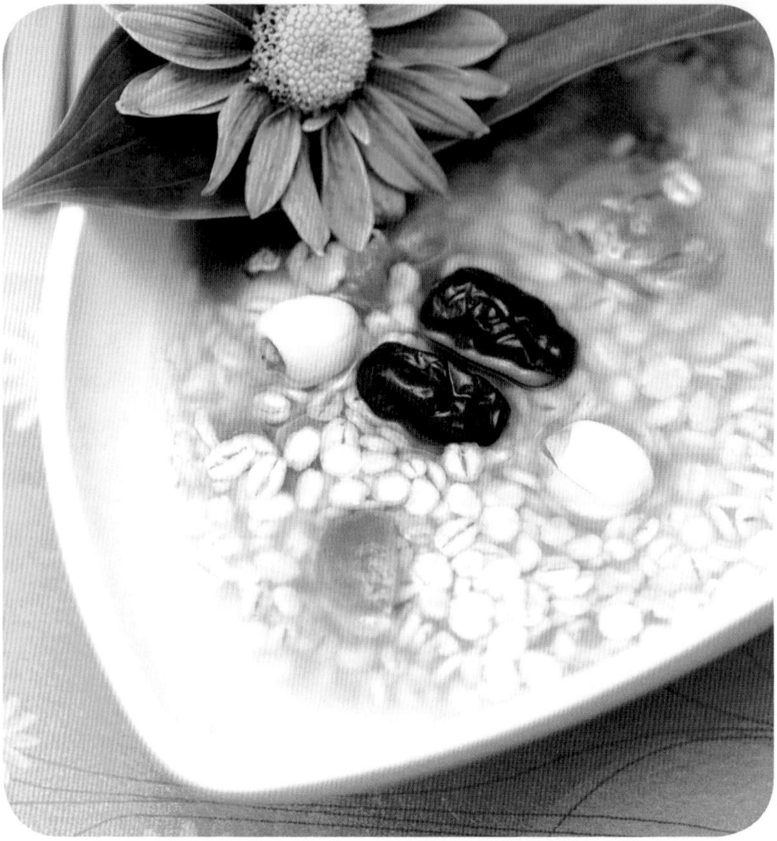

份量
2人份

藥材 合歡皮6克、茯苓10克、柏子仁10克、桂圓10克、蓮子8顆、紅棗6顆。

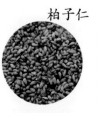

柏子仁

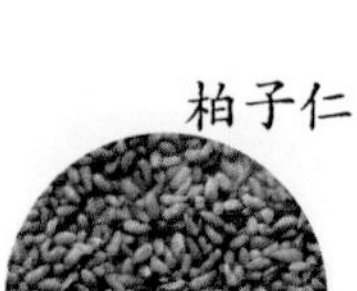

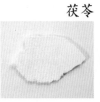

茯苓

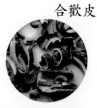

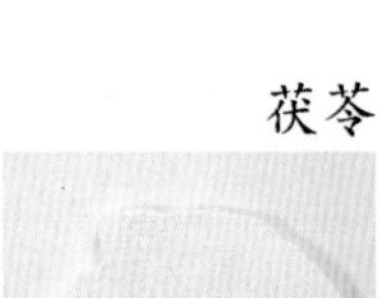

合歡皮

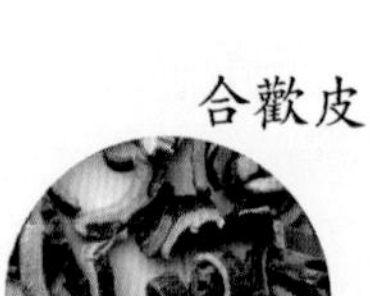

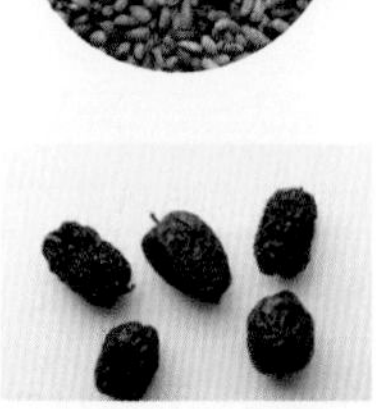

紅棗

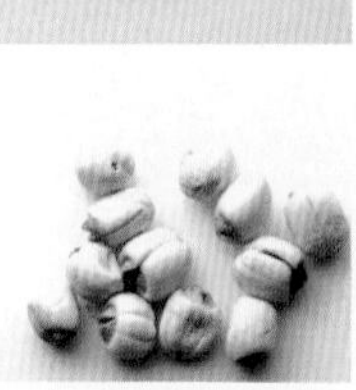

蓮子

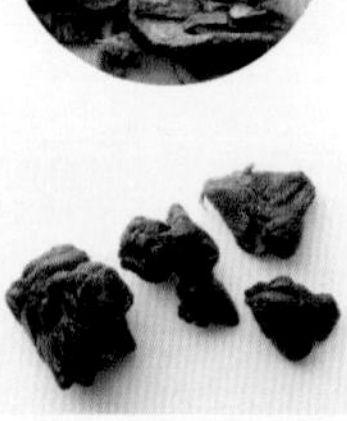

桂圓

食材

麥片七十克（適量）、冰糖（或鹽）適量。

做法

1 除了桂圓、蓮子、紅棗以外，將其餘藥材洗淨裝入紗布袋中。

2 將藥袋及桂圓、蓮子、紅棗放入鍋中，倒入約六百五十毫升的清水，以大火煮沸後，改小火燜煮四十五分鐘。

3 取出藥袋，將麥片放入湯汁中煮沸。

4 加適量冰糖（或鹽）調味即可。

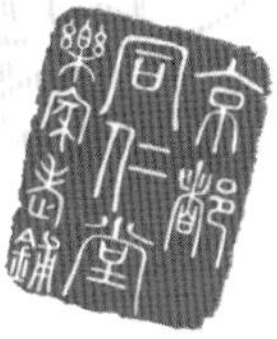

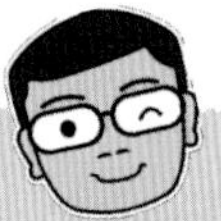

御醫絕學

「合歡皮」顧名思義具有善解肝鬱、安心神的作用，意即可調理因憂鬱、失眠、情志所出現的忿怒憂鬱，虛煩不安，健忘失眠等症，因此加入合歡皮具有寧心安神、養心益腎、助眠等功效。柏子仁有寧心安神，通腸潤便的作用，能夠改善驚悸、失眠、健忘、腸燥便祕等病症。此外，感冒的人不可食用，糖尿病患者不宜多吃。

百合舒壓銀耳湯

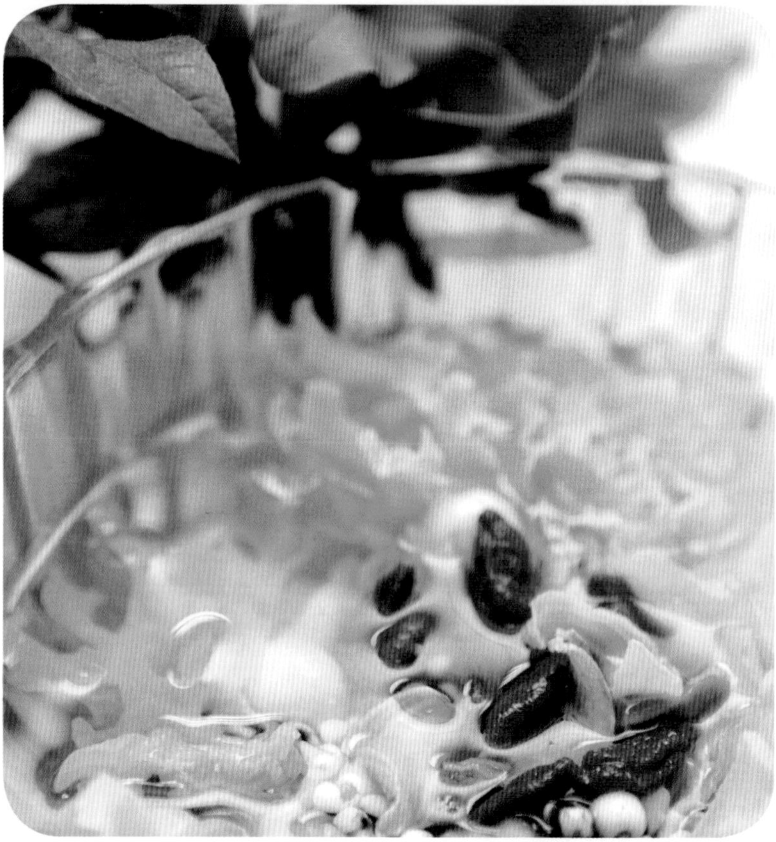

藥材

桂圓10克、薏仁10克、枸杞10克、蓮子10克、白木耳10克、百合10克、紅玫瑰花2克。

份量
1人份

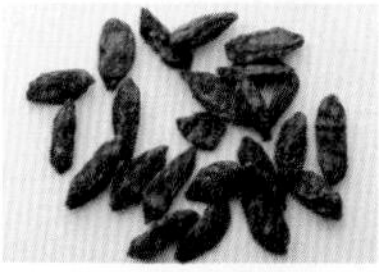

枸杞

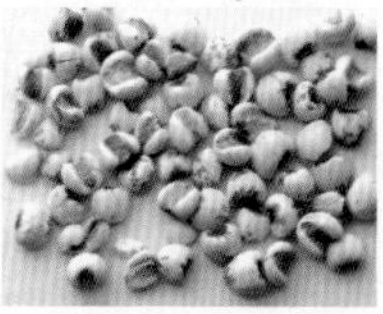

薏仁

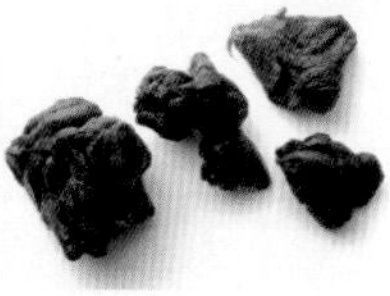

桂圓

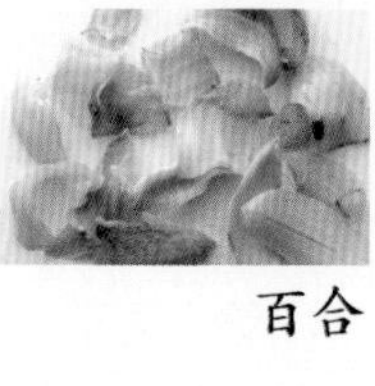

百合

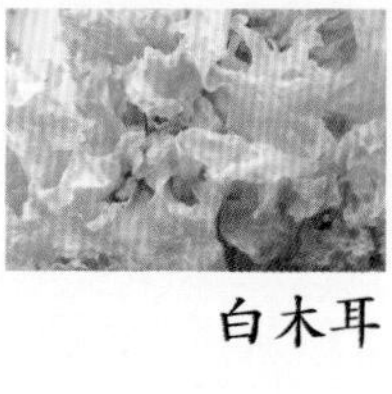

白木耳

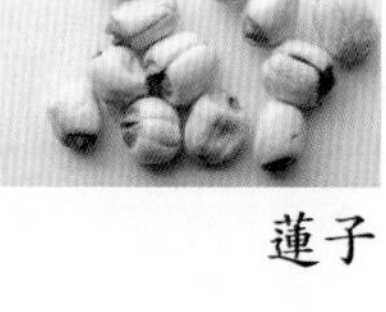

蓮子

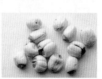

冰糖適量。

做法

1 白木耳洗淨，去渣泡水備用，將薏仁、蓮子放入鍋中，倒約六百五十毫升的清水，燉煮約四十五分鐘至薏仁熟軟。

2 接著，加入白木耳、枸杞、百合、紅玫瑰花共煮，直到白木耳變軟即可。

3 依個人口味加適量冰糖，即可飲用。

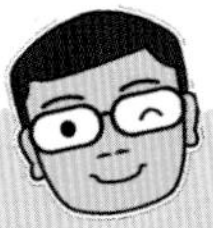

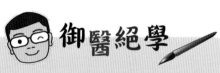

御醫絕學

白木耳其實就是「銀耳」，有潤肺、養元氣的作用，其功效等同於燕窩。而蓮子能去心火、養心氣，且具有解煩助眠的效果。因此，失眠者服用本甜品不僅能舒緩情緒，還有除煩安眠、寧心等效果。

紅玫瑰花

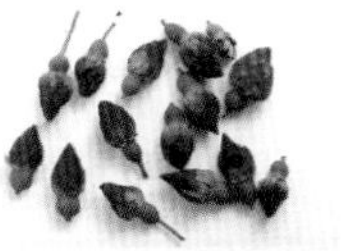

山藥甜粥

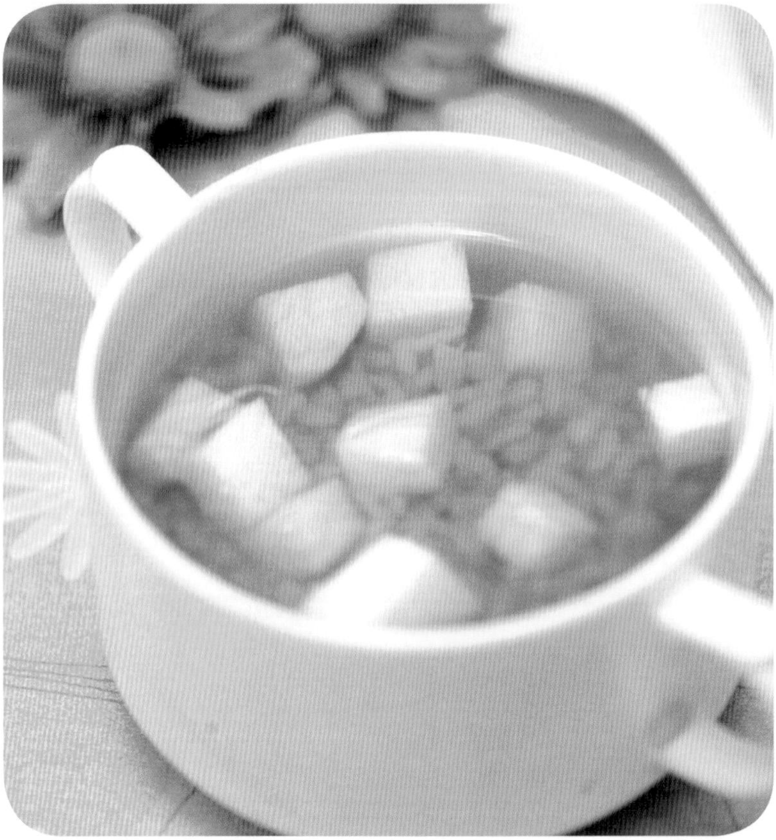

熟地

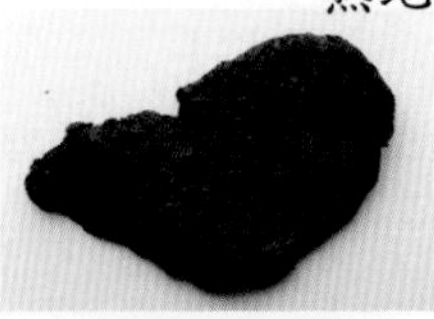

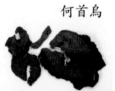

何首烏

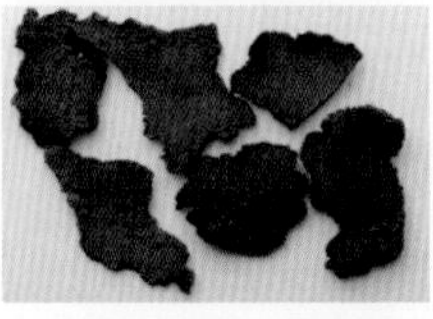

鎖陽

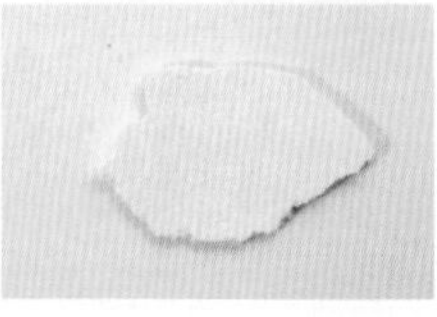

茯苓

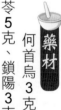

藥材 何首烏3克、熟地5克、茯苓5克、鎖陽3克。

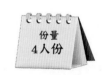

份量
4人份

食材

鮮山藥三十克、白米一杯、冰糖適量。

做法

1 將前述藥材洗淨放入紗布袋中；鮮山藥切丁備用。

2 將藥袋放入約七百毫升的清水內煮沸，接著轉小火熬煮四十五分鐘，去渣取汁。

3 將白米倒入藥汁內煮成稀飯後，加入切丁的山藥、冰糖。

4 接著，繼續燜煮約五分鐘即可。

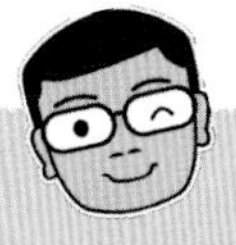

御醫絕學

何首烏可分為制首烏與生首烏，制首烏有滋養補血，調經安胎的功效，本甜品即用制首烏。而生首烏可促進紅血球生成，並能強心、抗衰老、健腦安神，還有減輕動脈硬化的功效。由於何首烏可滋養補血，烏鬚安神；鎖陽則有補腎強肝、強壯骨質的作用，故有補氣血、固腎益精、疏肝解鬱的功效。此外，凡是感冒者、生理期婦女以及兒童，皆不可食用。

幸福桂圓凍

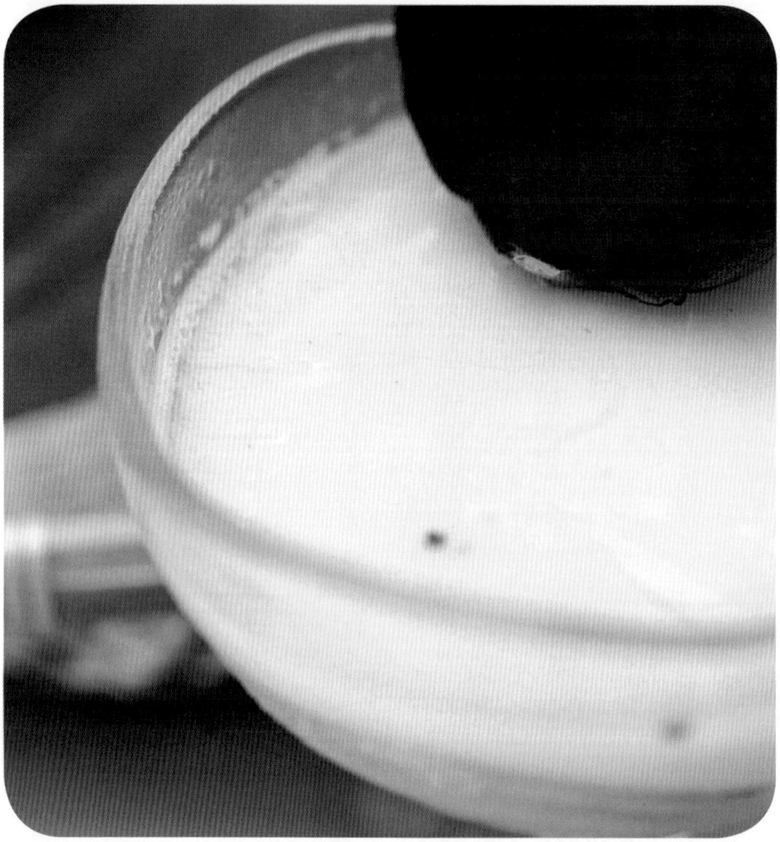

藥材 黃精5克、桂圓15克、西洋參2克、桑葚5克、紅棗5個、枸杞5克。

份量
3人份

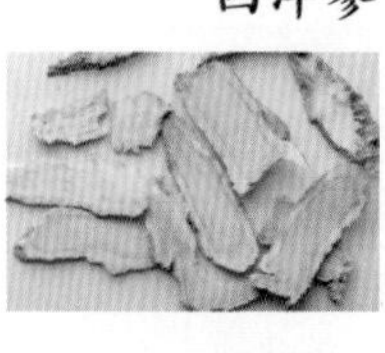
西洋參

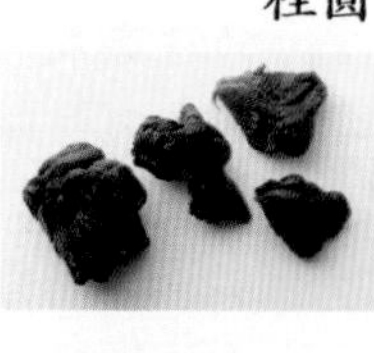
桂圓

黃精

枸杞

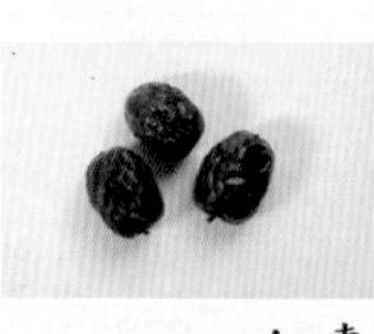
紅棗

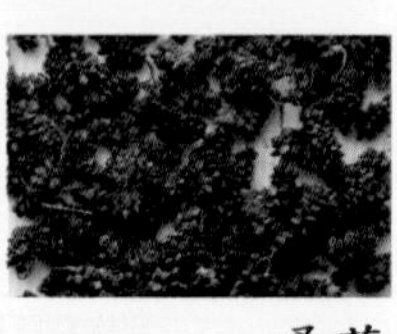
桑葚

食材

果凍粉適量、微溫牛奶一百五十毫升、冰糖適量。

做法

1. 將黃精、西洋參、桑葚洗淨後，放入紗布袋中。
2. 將藥袋放入四百五十毫升的清水煮沸，接著轉小火熬煮四十五分鐘，去渣取汁。
3. 將紅棗、枸杞、桂圓放入藥汁中，待滾沸後，轉小火燜煮約十五分鐘。
4. 接著加入果凍粉、微溫牛奶、冰糖拌勻後熄火，倒入容器中，稍涼後放入冰箱，待形成果凍即可食用。

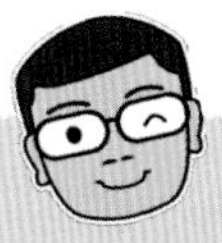

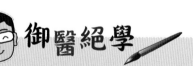

御醫絕學

西洋參有補氣滋潤、清虛火、養胃生津、強壯體力，以及寧心安神的功效。而紅棗有補氣、緩和藥性的功效。黃精、桂圓、西洋參對人體具有強壯與滋補的效果。尤其黃精可以強壯健腦，桂圓能強身安眠，西洋參可補益鎮靜。故本品有強身健體、補氣益精的作用。對身體虛弱、精氣不足者尤佳。凡是感冒、發燒、腹部脹滿、大便祕結者與兒童，皆不可食用。

我們改寫了書的定義

創辦人暨名譽董事長　王擎天
總經理暨總編輯　歐綾纖　　印製者　和楹印刷公司
出版總監　王寶玲

法人股東　華鴻創投、華利創投、和通國際、利通創投、創意創投、中國電視、中租迪和、仁寶電腦、台北富邦銀行、台灣工業銀行、國寶人壽、東元電機、凌陽科技(創投)、力麗集團、東捷資訊

台灣出版事業群　新北市中和區中山路2段366巷10號10樓
TEL：02-2248-7896
FAX：02-2248-7758

北京出版事業群　北京市東城區東直門東中街40號元嘉國際公寓A座820
TEL：86-10-64172733
FAX：86-10-64173011

北美出版事業群　4th Floor Harbour Centre P.O.Box613
GT George Town, Grand Cayman,
Cayman Island

倉儲及物流中心　新北市中和區中山路2段366巷10號3樓
TEL：02-8245-8786
FAX：02-8245-8718

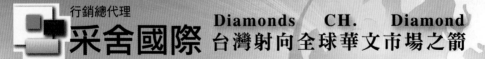

國家圖書館出版品預行編目資料

同仁堂樂覺心教你的無齡養生法 ／樂覺心編著
初版一新北市中和區：活泉書坊 2012
面；公分；一(健康新亮點09)
ISBN 978-986-271-158-3(平裝)

1.內經　2.中醫理論　3.養生

413.11　100023481

活泉書坊

同仁堂樂覺心
教你的無齡養生法

出 版 者 活泉書坊
作　　者 樂覺心
總 編 輯 歐綾纖　　美術設計 李家宜
文字編輯 陳顗如　　人物插畫 李嘉瑩

郵撥帳號 50017206 采舍國際有限公司（郵撥購買，請另付一成郵資）
台灣出版中心 新北市中和區中山路2段366巷10號10樓
電話 （02）2248-7896　　傳真 （02）2248-7758
物流中心 新北市中和區中山路2段366巷10號3樓
電話 （02）8245-8786　　傳真 （02）8245-8718
ISBN 978-986-271-158-3
出版日期 2012年最新版

全球華文市場總代理／采舍國際
地址 新北市中和區中山路2段366巷10號3樓
電話 （02）8245-8786　　傳真 （02）8245-8718

新絲路網路書店
地址 新北市中和區中山路2段366巷10號10樓
網址 www.silkbook.com
電話 （02）8245-9896
傳真 （02）8245-8819

本書採減碳印製流程並使用優質中性紙（Acid & Alkali Free）最符環保需求。